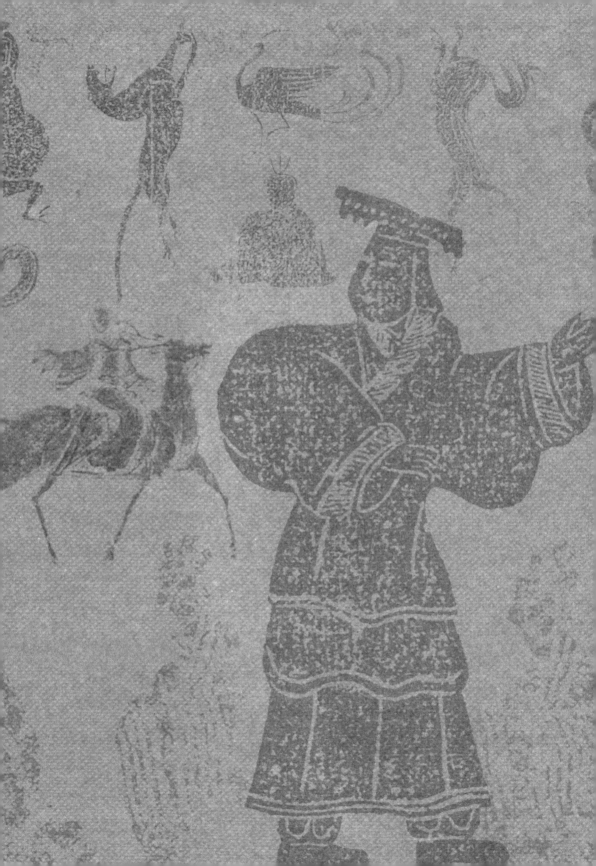

中国古医籍整理丛书

本 草 汇 纂

清·屠道和　著

苗彦霞　赵宏岩　校注

中国中医药出版社

·北　京·

图书在版编目（CIP）数据

本草汇纂/（清）屠道和著；苗彦霞，赵宏岩校注.—北京：中国中医药出版社，2016.11

（中国古医籍整理丛书）

ISBN 978 - 7 - 5132 - 2223 - 5

Ⅰ.①本… Ⅱ.①屠… ②苗… ③赵… Ⅲ.①本草 - 中国 - 清代 Ⅳ.①R281.3

中国版本图书馆 CIP 数据核字（2014）第 289164 号

中 国 中 医 药 出 版 社 出 版
北京市朝阳区北三环东路 28 号易亨大厦 16 层
邮政编码　100013
传真　010 64405750
三河市鑫金马印装有限公司印刷
各地新华书店经销

＊

开本 710×1000　1/16　印张 23　字数 200 千字
2016 年 11 月第 1 版　2016 年 11 月第 1 次印刷
书　号　ISBN 978 - 7 - 5132 - 2223 - 5

＊

定价　65.00 元
网址　www.cptcm.com

国家中医药管理局
中医药古籍保护与利用能力建设项目
组织工作委员会

项目专家组

顾　问　马继兴　张灿玾　李经纬

组　长　余瀛鳌

成　员　李致忠　钱超尘　段逸山　严世芸　鲁兆麟
　　　　郑金生　林端宜　欧阳兵　高文柱　柳长华
　　　　王振国　王旭东　崔　蒙　严季澜　黄龙祥
　　　　陈勇毅　张志清

项目办公室（组织工作委员会办公室）

主　任　王振国　王思成

副主任　王振宇　刘群峰　陈榕虎　杨振宁　朱毓梅
　　　　刘更生　华中健

成　员　陈丽娜　邱　岳　王　庆　王　鹏　王春燕
　　　　郭瑞华　宋咏梅　周　扬　范　磊　张永泰
　　　　罗海鹰　王　爽　王　捷　贺晓路　熊智波

秘　书　张丰聪

前 言

中医药古籍是传承中华优秀文化的重要载体，也是中医学传承数千年的知识宝库，凝聚着中华民族特有的精神价值、思维方法、生命理论和医疗经验，不仅对于传承中医学术具有重要的历史价值，更是现代中医药科技创新和学术进步的源头和根基。保护和利用好中医药古籍，是弘扬中国优秀传统文化、传承中医学术的必由之路，事关中医药事业发展全局。

1949 年以来，在政府的大力支持和推动下，开展了系统的中医药古籍整理研究。1958 年，国务院科学规划委员会古籍整理出版规划小组在北京成立，负责指导全国的古籍整理出版工作。1982 年，国务院古籍整理出版规划小组召开全国古籍整理出版规划会议，制定了《古籍整理出版规划（1982—1990）》，卫生部先后下达了两批 200 余种中医古籍整理任务，掀起了中医古籍整理研究的新高潮，对中医文化与学术的弘扬、传承和发展，发挥了极其重要的作用，产生了不可估量的深远影响。

2007 年《国务院办公厅关于进一步加强古籍保护工作的意见》明确提出进一步加强古籍整理、出版和研究利用，以及

"保护为主、抢救第一、合理利用、加强管理"的方针。2009年《国务院关于扶持和促进中医药事业发展的若干意见》指出，要"开展中医药古籍普查登记，建立综合信息数据库和珍贵古籍名录，加强整理、出版、研究和利用"。《中医药创新发展规划纲要（2006—2020)》强调继承与创新并重，推动中医药传承与创新发展。

2003~2010年，国家财政多次立项支持中国中医科学院开展针对性中医药古籍抢救保护工作，在中国中医科学院图书馆设立全国唯一的行业古籍保护中心，影印抢救濒危珍本、孤本中医古籍1640余种；整理发布《中国中医古籍总目》；遴选351种孤本收入《中医古籍孤本大全》影印出版；开展了海外中医古籍目录调研和孤本回归工作，收集了11个国家和2个地区137个图书馆的240余种书目，基本摸清流失海外的中医古籍现状，确定国内失传的中医药古籍共有220种，复制出版海外所藏中医药古籍133种。2010年，国家财政部、国家中医药管理局设立"中医药古籍保护与利用能力建设项目"，资助整理400余种中医药古籍，并着眼于加强中医药古籍保护和研究机构建设，培养中医古籍整理研究的后备人才，全面提高中医药古籍保护与利用能力。

在此，国家中医药管理局成立了中医药古籍保护和利用专家组和项目办公室，专家组负责项目指导、咨询、质量把关，项目办公室负责实施过程的统筹协调。专家组成员对古籍整理研究具有丰富的经验，有的专家从事古籍整理研究长达70余年，深知中医药古籍整理研究的重要性、艰巨性与复杂性，履行职责认真务实。专家组从书目确定、版本选择、点校、注释等各方面，为项目实施提供了强有力的专业指导。老一辈专家的学术水平和智慧，是项目成功的重要保证。项目承担单位山东中医药大学、南京中医药大学、上海中医药大学、福建中医药大学、浙江省中医药研究院、陕西省中医药研究院、河南省中医药研究院、辽宁中医药大学、成都中医药大学及所在省市中医药管理部门精心组织，充分发挥区域间互补协作的优势，并得到承担项目出版工作的中国中医药出版社大力配合，全面推进中医药古籍保护与利用网络体系的构建和人才队伍建设，使一批有志于中医学术传承与古籍整理工作的人才凝聚在一起，研究队伍日益壮大，研究水平不断提高。

本着"抢救、保护、发掘、利用"的理念，该项目重点选择近 60 年未曾出版的重要古医籍，综合考虑所选古籍的保护价值、学术价值和实用价值。400 余种中医药古籍涵盖了医经、基础理论、诊法、伤寒金匮、温病、本草、方书、内科、外科、女科、儿科、伤科、眼科、咽喉口齿、针灸推拿、养生、医案医话医论、医史、临证综合等门类，跨越唐、宋、金元、明以迄清末。全部古籍均按照项目办公室组织完成的行业标准《中医古籍整理规范》及《中医药古籍整理细则》进行整理校注，绝大多数中医药古籍是第一次校注出版，一批孤本、稿本、抄本更是首次整理面世。对一些重要学术问题的研究成果，则集中收录于各书的"校注说明"或"校注后记"中。

"既出书又出人"是本项目追求的目标。近年来，中医药古籍整理工作形势严峻，老一辈逐渐退出，新一代普遍存在整理研究古籍的经验不足、专业思想不坚定等问题，使中医古籍整理面临人才流失严重、青黄不接的局面。通过本项目实施，搭建平台，完善机制，培养队伍，提升能力，经过近 5 年的建设，锻炼了一批优秀人才，老中青三代齐聚一堂，有效地稳定了研究队伍，为中医药古籍整理工作的开展和中医文化与学术的传承提供必备的知识和人才储备。

本项目的实施与《中国古医籍整理丛书》的出版，对于加强中医药古籍文献研究队伍建设、建立古籍研究平台，提高古籍整理水平均具有积极的推动作用，对弘扬我国优秀传统文化，推进中医药继承创新，进一步发挥中医药服务民众的养生保健与防病治病作用将产生深远影响。

第九届、第十届全国人大常委会副委员长许嘉璐先生，国家卫生计生委副主任、国家中医药管理局局长、中华中医药学会会长王国强先生，我国著名医史文献专家、中国中医科学院马继兴先生在百忙之中为丛书作序，我们深表敬意和感谢。

由于参与校注整理工作的人员较多，水平不一，诸多方面尚未臻完善，希望专家、读者不吝赐教。

国家中医药管理局中医药古籍保护与利用能力建设项目办公室

二〇一四年十二月

许 序

　　"中医"之名立，迄今不逾百年，所以冠以"中"字者，以别于"洋"与"西"也。慎思之，明辨之，斯名之出，无奈耳，或亦时人不甘泯没而特标其犹在之举也。

　　前此，祖传医术（今世方称为"学"）绵延数千载，救民无数；华夏屡遭时疫，皆仰之以度困厄。中华民族之未如印第安遭染殖民者所携疾病而族灭者，中医之功也。

　　医兴则国兴，国强则医强。百年运衰，岂但国土肢解，五千年文明亦不得全，非遭泯灭，即蒙冤扭曲。西方医学以其捷便速效，始则为传教之利器，继则以"科学"之冕畅行于中华。中医虽为内外所夹击，斥之为蒙昧，为伪医，然四亿同胞衣食不保，得获西医之益者甚寡，中医犹为人民之所赖。虽然，中国医学日益陵替，乃不可免，势使之然也。呜呼！覆巢之下安有完卵？

　　嗣后，国家新生，中医旋即得以重振，与西医并举，探寻结合之路。今也，中华诸多文化，自民俗、礼仪、工艺、戏曲、历史、文学，以至伦理、信仰，皆渐复起，中国医学之兴乃属必然。

迄今中医犹为国家医疗系统之辅，城市尤甚。何哉？盖一则西医赖声、光、电技术而于20世纪发展极速，中医则难见其进。二则国人惊羡西医之"立竿见影"，遂以为其事事胜于中医。然西医已自觉将入绝境：其若干医法正负效应相若，甚或负远逾于正；研究医理者，渐知人乃一整体，心、身非如中世纪所认定为二对立物，且人体亦非宇宙之中心，仅为其一小单位，与宇宙万象万物息息相关。认识至此，其已向中国医学之理念"靠拢"矣，虽彼未必知中国医学何如也。唯其不知中国医理何如，纯由其实践而有所悟，益以证中国之认识人体不为伪，亦不为玄虚。然国人知此趋向者，几人？

国医欲再现宋明清高峰，成国中主流医学，则一须继承，一须创新。继承则必深研原典，激清汰浊，复吸纳西医及我藏、蒙、维、回、苗、彝诸民族医术之精华；创新之道，在于今之科技，既用其器，亦参照其道，反思己之医理，审问之，笃行之，深化之，普及之，于普及中认知人体及环境古今之异，以建成当代国医理论。欲达于斯境，或需百年欤？予恐西医既已醒悟，若加力吸收中医精粹，促中医西医深度结合，形成21世纪之新医学，届时"制高点"将在何方？国人于此转折之机，能不忧虑而奋力乎？

予所谓深研之原典，非指一二习见之书、千古权威之作；就医界整体言之，所传所承自应为医籍之全部。盖后世名医所著，乃其秉诸前人所述，总结终生行医用药经验所得，自当已成今世、后世之要籍。

盛世修典，信然。盖典籍得修，方可言传言承。虽前此50余载已启医籍整理、出版之役，惜旋即中辍。阅20载再兴整理、出版之潮，世所罕见之要籍千余部陆续问世，洋洋大观。

今复有"中医药古籍保护与利用能力建设"之工程，集九省市专家，历经五载，董理出版自唐迄清医籍，都 400 余种，凡中医之基础医理、伤寒、温病及各科诊治、医案医话、推拿本草，俱涵盖之。

嘻！璐既知此，能不胜其悦乎？汇集刻印医籍，自古有之，然孰与今世之盛且精也！自今而后，中国医家及患者，得览斯典，当于前人益敬而畏之矣。中华民族之屡经灾难而益蕃，乃至未来之永续，端赖之也，自今以往岂可不后出转精乎？典籍既蜂出矣，余则有望于来者。

谨序。

第九届、十届全国人大常委会副委员长

许嘉璐

二〇一四年冬

王 序

　　中医学是中华民族在长期生产生活实践中，在与疾病作斗争中逐步形成并不断丰富发展的医学科学，是中国古代科学的瑰宝，为中华民族的繁衍昌盛作出了巨大贡献，对世界文明进步产生了积极影响。时至今日，中医学作为我国医学的特色和重要医药卫生资源，与西医学相互补充、相互促进、协调发展，共同担负着维护和促进人民健康的任务，已成为我国医药卫生事业的重要特征和显著优势。

　　中医药古籍在存世的中华古籍中占有相当重要的比重，不仅是中医学术传承数千年最为重要的知识载体，也是中医为中华民族繁衍昌盛发挥重要作用的历史见证。中医药典籍不仅承载着中医的学术经验，而且蕴含着中华民族优秀的思想文化，凝聚着中华民族的聪明智慧，是祖先留给我们的宝贵物质财富和精神财富。加强对中医药古籍的保护与利用，既是中医学发展的需要，也是传承中华文化的迫切要求，更是历史赋予我们的责任。

　　2010 年，国家中医药管理局启动了中医药古籍保护与利用能力建设项目。这既是传承中医药的重要工程，也是弘扬优秀民族文化的重要举措，不仅能够全面推进中医药的有效继承和创新发展，为维护人民健康做出贡献，也能够彰显中华民族的璀璨文化，为实现中华民族伟大复兴的中国梦作出贡献。

相信这项工作一定能造福当今，嘉惠后世，福泽绵长。

国家卫生与计划生育委员会副主任

国家中医药管理局局长

中华中医药学会会长

王国强

二〇一四年十二月

马 序

　　新中国成立以来，党和国家高度重视中医药事业发展，重视古籍的保护、整理和研究工作。自 1958 年始，国务院先后成立了三届古籍整理出版规划小组，分别由齐燕铭、李一氓、匡亚明担任组长，主持制订了《整理和出版古籍十年规划（1962—1972）》《古籍整理出版规划（1982—1990）》《中国古籍整理出版十年规划和"八五"计划（1991—2000）》等，而第三次规划中医药古籍整理即纳入其中。1982 年 9 月，卫生部下发《1982—1990 年中医古籍整理出版规划》，1983 年 1 月，中医古籍整理出版办公室正式成立，保证了中医古籍整理出版规划的实施。2002 年 2 月，《国家古籍整理出版"十五"（2001—2005）重点规划》经新闻出版署和全国古籍整理出版规划领导小组批准，颁布实施。其后，又陆续制定了国家古籍整理出版"十一五"和"十二五"重点规划。国家财政多次立项支持中国中医科学院开展针对性中医药古籍抢救保护工作，文化部在中国中医科学院图书馆专门设立全国唯一的行业古籍保护中心，国家先后投入中医药古籍保护专项经费超过 3000 万元，影印抢救濒危珍、善、孤本中医古籍 1640 余种，开展了海外中医古籍目录调研和孤本回归工作。2010 年，国家财政部、国家中医药管理局安排国家公共卫生专项资金，设立了"中医药古籍保护与利用能力建设项目"，这是继 1982～1986 年第一批、第二批重要中医药古籍整理之后的又一次大规模古籍整理工程，重点整理新中国成立后未曾出版的重要古籍，目标是形成并普及规范的通行本、传世本。

为保证项目的顺利实施，项目组特别成立了专家组，承担咨询和技术指导，以及古籍出版之前的审定工作。专家组中的许多成员虽逾古稀之年，但老骥伏枥，孜孜不倦，不仅对项目进行宏观指导和质量把关，更重要的是通过古籍整理，以老带新，言传身教，培养一批中医药古籍整理研究的后备人才，促进了中医药古籍保护和研究机构建设，全面提升了我国中医药古籍保护与利用能力。

作为项目组顾问之一，我深感中医药古籍保护、抢救与整理工作的重要性和紧迫性，也深知传承中医药古籍整理经验任重而道远。令人欣慰的是，在项目实施过程中，我看到了老中青三代的紧密衔接，看到了大家的坚持和努力，看到了年轻一代的成长。相信中医药古籍整理工作的将来会越来越好，中医药学的发展会越来越好。

欣喜之余，以是为序。

中国中医科学院研究员

马继兴

二〇一四年十二月

马
序
二

校注说明

一、作者简介及著作内容

屠道和，字燮臣，湖北孝感人。自幼习儒，后兼习医药，曾先后在京都、楚南任职。他强调医家、病家必须熟知药性，处方用药方能奏效，而不致为庸医所误。故于道光末年，开始广泛收采《本草经》《本草经集注》《新修本草》《本草图经》，以及金元、明、清各名家本草著作二十余种，辑其精要，校正纂抄，历时3年，于1851年秋完成初稿，后因忙于公务未及修订，直至年逾花甲才重作增补考订，1863年编成《本草汇纂》三卷。本书共收载药物565种，根据药性与功效分为平补、温补、补火、滋水、温肾、温涩、寒涩、收敛、镇虚、散寒、驱风、散湿、散热、吐散、温散、平散、渗湿、泻湿、泻水、降痰、泻热、泻火、下气、平泻、温血、凉血、下血、杀虫、发毒、解毒、毒物31类，又列续增、新增加以补充。附录为日食菜物及脏腑主治药品。书中对药物性味、归经、主治功效、用药宜忌、配伍禁忌以及品种优劣等均有较简要的论述，内容比较精炼，切合临证应用。

另外，屠氏尚著有《脉诀汇纂》二卷，《药性主治》一卷、《分类主治》各一卷，《杂症良方》二卷，《妇婴良方》二卷，与《本草汇纂》合刊为《医学六种》（1863）。

二、版本情况及底本、校本的选择

本书校注整理，以清同治二年（1863）育德堂刻本为底本，以清光绪二十九年（1903）思贤书局刻本（简称思贤书局刻本）、《中国医学大成续集》为校本。

由于本书是古代本草文献的摘录汇编，以《本草纲目》

《本草求真》为主，涉及《本草经》《本草经集注》《证类本草》《本草备要》《医学启源》《仁斋直指方论》《景岳全书》以及金元四大家的著作等，故以上述著作的相关版本为参校本。综合运用校勘的四校方法，以对校为主，慎用理校。

三、校注的具体方法

1. 采用简体横排形式，用现代标点符号，对原文重新加以标点。

2. 凡底本中繁体字、俗字、异体字、古字，予以径改，不出注。底本中通假字，原文不改，于首见处出注说明。难字、生僻字酌加注释。

3. 凡底本中有明显脱衍误倒之处，信而有征者，予以改正，并出校说明；无明显证据者，出校存疑。

4. 凡底本与校本文字有异，义皆可通者，原文不改，出注说明；而校本明显有误者，不再出校注。

5. 凡原文药名作异文者，保留原字，出注说明。本书药名前后不统一，如人参与人葠、苦参与苦葠、黄柏与黄蘗、山楂与山查、绿豆与菉荳等并见，以现代规范药名为准，径改。

6. 原书行文中的注释性文字，以小字加括号的形式，排在正文之中。

7. 原文中所涉人名、地名、书名及专业术语等，较为生疏者出注说明。

8. 凡原文中明引前代文献，简注说明。其中引用与原文无差者，用"语出"；引用与原文有出入者，用"语本"。

9. 原文中典故，较为生疏者简注说明其意义，并注明出处。

10. 底本目录作"第×卷目录"，全部据正文律齐为"卷×"。原书目录与正文有出入者，以正文内容为准，重新编次，不出校记。

序

　　孝感屠君燮臣为余丁酉同年，先后研索十载，订金石交①，最称莫逆②。为人聪明特达，仁惠爱人，诗古文词外，兼及奇门③、金鉴诸书，而尤粹于医学，每临诊悉宗《内经》，神明变化，一时名公卿多引重④之，乃其科名⑤蹭蹬⑥，挟策⑦行游，足迹几徧⑧天下。最后筮仕⑨湘南，补靖州⑩，摄⑪绥宁县事，筹边防，起都市，兴利除弊，悉本活人之术行之，盖良医而通于良吏矣。今年夏，余奉命典试⑫粤东，曾后过金沙观有道，故因出示所纂《本草》，欲付梓⑬，嘱余序。余细阅全书，尽系采取历代各名家，摘其精要，药性宜忌，寓目了然，诚使家置一编，即不知医者览之，亦皆知所从违，决不至为庸医所误，有功于世，所关非小也。夫士君子心存利济，岂必斤斤一途？

---

　　① 金石交：比喻牢不可破的友情。
　　② 莫逆：谓彼此志同道合，交谊深厚。典出《庄子·大宗师》。
　　③ 奇门：即"奇门遁甲"，术数的一种，用以推算吉凶祸福。
　　④ 引重：推重。
　　⑤ 科名：科举功名。
　　⑥ 蹭蹬：失意。
　　⑦ 挟策：拿着书本，喻勤奋读书。
　　⑧ 徧：同"遍"。
　　⑨ 筮仕：古人将做官时必先卜问吉凶，故后称刚做官为"筮仕"。此处指初次出仕做官。
　　⑩ 靖州：州名，其地在今湖南省西南，会同、通道等县。
　　⑪ 摄：代理。
　　⑫ 典试：主持考试之事。
　　⑬ 付梓：指书稿雕版印行。

若君之经纶伟抱①，一旦得所藉手②，何难跻一世于和平？而乃久焉听鼓③，犹思出其绪余，以嘉惠天下后世，其居心仁厚，为何如乎？转盼本此仁心，推行仁政，其拳拳爱民之念，不亦可据斯集而窥见一斑耶？

赐进士出身诰授通奉大夫大理寺④正卿都察院⑤吏科给事中⑥仓场⑦坐粮厅⑧年愚弟贺寿慈拜撰

---

① 经纶伟抱：谓很有学问，抱负远大。
② 藉手：犹借助。借人之手以为己助。
③ 听鼓：谓在官府任职。古时官府入值、下值以鼓为号，因称在官府任职为“听鼓”。
④ 大理寺：掌管刑狱的官署。明清与刑部、都察院为三法司，会同处理重大的司法案件。
⑤ 都察院：官署名。明洪武年间设置。监察弹劾官吏，参与审理重大案件。清因明制。
⑥ 给事中：官名。清代隶属都察院，与御史同为谏官，故又称给谏。省称给事。
⑦ 仓场：官方收纳粮食或其他物资的场所。清代置仓场衙门，以户部侍郎主之，掌京仓（京城内外粮仓）、通仓（通州粮仓）的政令。
⑧ 坐粮厅：清代户部仓场衙门特设的官署。驻通州，掌管漕粮验收、水陆运输及通济库银出纳和北运河的疏濬工程。

前　序

　　道光丁未夏，复上春明①考教习，不售，科名念隳②，即潜心岐黄之学，首读《灵素内经》、越人《难经》，次及张仲景、刘河间、李东垣、朱丹溪四大家书，然后博考名贤，旁搜广集，寻端绎理，往复沉吟，非仅诵说已也。嗣是研求《脉诀》，探源元素、东垣、念莪、期叔③、濒湖④诸书，而悉折衷于《灵》《素》，言言推究，字字揣摩，体会数年，始于四言之诀、二十八法之微，豁然胸中，了然指下矣。至于《本草》林立，互为考求，某药入某经，某药治某病，某体于某药为宜，某体遇某药则忌，手自纂抄，汇成一卷。盖亦如学士温经，平素运化胸中，作文时乃供驱遣。用药如用兵，可轻心以掉哉？夫读书不多，则见闻终陋；察脉不审，则病源难知；本草不详，则制方鲜当。予惟殚心攻苦，枕籍多年，而后熟通经络，洞悉脏腑，望闻问切，体验周详。今虽不敢概期桴应⑤，而寒热虚实，似不至临证茫然。乃叹医道关人性命，投治稍差，祸惨利刃。有志斯道者，未易率尔操觚⑥也。

　　咸丰元年岁次辛亥湖北孝感县屠道和燮臣氏识于京师旅馆

---

　　①　春明：唐代长安有春明门，后用以指京城。

　　②　隳（huī 灰）：指毁坏，败坏。

　　③　期叔：即李延昰。清代医家，初名彦贞，字我生。一字期叔，号辰山。华亭（上海市松江）人，著有《脉诀汇辨》。

　　④　濒湖：即李时珍。李时珍晚年号"濒湖山人"，因称。

　　⑤　桴应：即桴鼓相应，比喻疗效确切、迅速。

　　⑥　操觚：写作。觚，古代写字用的木板。

前
序
——
一

后　序

予自习医后，知药性宜熟，腹笥①宜充。爰取各名家医书，检《本草》五百余种，校正纂抄。功方及半，道光庚戌夏，携入都门，朝夕续纂，咸丰辛亥秋始竣，事凡三历寒暑矣。京师友人见而善之，欲为付刊，予时歉其未备也，尤虑稍有错讹，贻误后世，负咎滋深，辞未遂。后官楚南②，案牍劳形，弗遑兼及。同治癸亥岁，自念年逾六旬，此后精神恐难振作，复辑前所未备各书，参互考订，越五月而功成。简括详明，查阅最易，且诸书皆备，无俟旁求。倘家有是书，则延医时须察方中药性，果与病有情方能奏效，并于药性宜忌，逐一详明。纵病家不尽知医，偶遇庸工，料不至听其妄用私心，窃计似属有功，当时惟望海内大君子，宅心仁爱，念切痌瘝③，推泽遐荒，广为刊布，起群生之札疠④，而胥⑤渡以慈航⑥，匪独⑦姓字馨香，增光竹帛，而活人济世之心，犹且令千载下颂，无量功德，佛于勿谖⑧，其视刊送他书者，不尤为大有实际与⑨。

同治二年屠道和燮臣氏再识于长沙省湖北会馆之西园

---

① 腹笥（sì 四）：腹中的学识。典出《后汉书·边韶传》。笥，书箱。
② 楚南：楚国之南部，即今湖南一带。
③ 痌瘝（tōngguān 通观）：犹痌瘝。谓关怀人民疾苦。
④ 札疠：亦作"札厉"，因瘟疫而死亡。
⑤ 胥：全，都。
⑥ 慈航：佛教语。谓佛、菩萨以慈悲之心度人，如航船之济众，使脱离生死苦海。
⑦ 匪独：非独。匪，与"非"义同。
⑧ 谖：忘记。
⑨ 与：同"欤"。

凡例八则

　　此书系采核《图经》《本经》、唐本《别录》、李珣①、孟诜②、元素、大明③、吴普④、甄权、开宝⑤、藏器⑥、李景、苏颂⑦、弘景、东垣、张璐、丹溪、汪昂、李士材、张景岳、杨士瀛、程履新⑧、何本立⑨、李时珍，凡二十余种，辑其精要，简括详明。俾⑩考核药性者，咸知众美胥该，此外更无遗义，不必他求。

　　本草唯《纲目》最详，然皆集腋成裘，故其中不免前后重复，上下错综。予乃编集成章，从头目心胸以至足跗⑪，由妇人童稚以及外科，各从其类，俾阅者醒目，一见了然。

　　《本草》林立，其中所称，或寒温迥别，或补泻不齐，或甘

　　① 李珣：唐末五代梓州（今四川三台）人，字德润，撰《海药本草》6卷，已佚。

　　② 孟诜（shēn 身）：唐代汝州（今属河南）人，师从孙思邈，著有《食疗本草》《必效方》《补养方》等。

　　③ 大明：古代医家，有学者认为是《日华子本草》的作者。

　　④ 吴普：三国时广陵（今江苏境内）人，著有《吴普本草》，收录三国时代以前药物441种，已散佚。

　　⑤ 开宝：指《开宝本草》。

　　⑥ 藏器：即陈藏器，唐代本草学家，四明（今浙江宁波）人，著《本草拾遗》10卷。

　　⑦ 苏颂：北宋官吏，兼通医术，福建泉州南安人，字子容，编辑《图经本草》一书，已佚。

　　⑧ 程履新：明末医家，休宁（今属安徽）人，字德基，撰有《简易方论》等书。

　　⑨ 何本立：清代医家，今江西省樟树市临江镇人，著有《务中药性》十八卷。

　　⑩ 俾：使。

　　⑪ 跗：同"跗"。

凡例八则

一

辛互异。予皆集各名家书，纂核数载，详细研求，取其众论相同，折衷至正，庶令阅者知所宗主，不至见惑骑墙。

药性有系清降，而偏言补阴者，以热除而阴自得所长也；有系疏通，而偏言补气者，以滞去而气自得所生也。诸如此类，悉注明条下，俾学者开卷释然，不至重生疑虑。

医乃仁术，兹已采辑药性五百余种，洵①足供用。至于天灵盖、紫河车之类，似有言之不忍者，故集中概置弗录，且历代续增药品繁多，不下千种，若必备载，诚恐业医者未必皆具过人聪明，悉能详记。与其繁而难纪②，不若简而易详。因择其紧要者辑之，俾学人易于熟识，在精不在多，识者鉴之。

医贵通儒，药性即属经史，倘有是病而无是药，何能中其窾要③？故制方者必须腹笥渊博，方能取用不竭，应手奏功。尤须经络熟通，而后能直达病所，不至误绕歧径，坐失机宜。即如上焦有热，而猥④用下焦寒药，则过而不留矣；下焦有热，而妄用上焦寒药，则浮而不达矣。其用热药亦如之。更有用热远热，用寒远寒之义，均宜恪遵《内经》酌用。神明变化，存乎其人，是在司命⑤者，博而益精耳。

儒不知医，固非通材；医不通儒，难言司命。《灵》《素》《内经》，即四书⑥大字也，张仲景书，即朱注⑦也，宜与秦越人

---

① 洵：确实。
② 纪：记之义。
③ 窾要：关键；要害。
④ 猥：多，杂。
⑤ 司命：掌管生命。
⑥ 四书：指《大学》《中庸》《论语》《孟子》四种儒家经典。
⑦ 朱注：南宋朱熹为《大学》《中庸》《论语》《孟子》所作的注，即《四书章句集注》，宋元以后影响巨大。

《难经》，熟读详记。刘河间、李东垣、朱丹溪，即文章之大家也；其余王叔和、孙思邈、王肯堂、成无己、王洁古、吴鹤皋、薛立斋、李期叔、张子和、戴元礼、喻嘉言、李士材、傅青主、程履新、李时珍、张景岳，此外尤指不胜屈，皆名家也；至于病分内伤、外感，即题目也；望闻问切，即构思也；立方即作文也，药性即经史也。必有五百余种熟于胸中，方足供我驱遣。譬诸作文，有出方，有对也。学者其①可仅记大略，而潦草塞责，以忽视人命哉！

药宜功过兼详。所谓功者，药必于病有情，而后能奏效；所谓过者，某病于某药不宜，某药于某体当禁，必于立方时知所避忌，而后不至伤人。此编所纂，悉详明宜忌，俾业医者得是书，而可以济世；亦病家有是书，而不至误于庸医。尤愿业医者均念人命至重，竭力精详，是则余救世之苦心，所深企望也夫。

---

① 其：助词。表示反诘。

目 录

卷 二

本草汇纂

六

本
草
汇
纂

一
二

卷　一

温　补①

黄芪　专入肺，兼入脾。味甘性温，质轻皮黄肉白。补肺气实腠理，益胃气去肌热，泻阴火去虚热。东垣云：黄芪、人参、甘草三味，退热之圣药也②。入肺补气，入表实卫，为补气诸药之最，是以名芪。生用则能固表，无汗能发，有汗能收。熟则生肌排脓内托，为疮疡圣药。痘疮不起，阳虚无热最宜。治痈疽久疟，败疮排脓止痛，大疯癞疾，五痔鼠瘘，补虚小儿百病。助气壮筋骨，长肉补血，破癥瘕③、瘰疬、瘿赘④、肠风，且治崩带淋浊，取其补中升气。人参气味甘平，阳兼有阴，此则性秉纯阳，而阴气绝少。盖参宜于中虚，芪宜于表虚，参宜于水亏而气不宣发，芪宜于火衰而气不上达。虽性畏防风，然助以达表，其功益大，乃相畏更相使也。若阳盛阴虚，上焦热甚，下焦虚寒，肝气不和，肺脉洪大者，并戒。出山西黎城⑤、绵上⑥、

---

① 温补：原作"平补"，据思贤书局刻本改。
② 东垣……圣药也：语出王好古《汤液本草》卷中
③ 瘕：原作"癖"，据思贤书局刻本改。
④ 赘：赘瘤，肉瘤。
⑤ 黎城：原本与思贤书局刻本并作"黎民"，据《本草求真》卷一改。
⑥ 绵上：古地名。春秋晋地。在今山西省介休县东南四十里介山之下。

宜州、宁州①，大而肥润箭直良。又有以苜蓿根伪充者，但苜蓿根坚而脆，黄芪至柔韧，皮微黄褐色，肉中白色，此为异耳。若瘦小色黑，坚硬不软者，服之令人胸满。茯苓为使，恶龟甲、白鲜皮，反藜芦，畏五灵脂、防风。血虚肺燥，搥扁蜜炙；发表生用；气虚肺寒，酒炒；肾虚气薄，盐汤蒸润，切片用。

人参　专入肺，兼入脾。性禀中和，不寒不燥，气冠群草，能回肺中元气于垂绝之乡。益土生金，明目开心，益智添精助神，定惊止悸，解渴除烦，通经生脉，破积消痰。治发热自汗，多梦纷纭，呕哕反胃，虚咳喘促，久病滑泄，淋沥胀满，中暑、中风，一切气虚血损之症，皆所必用。又善治短气，但非升麻为引用，不能补上升之气，升麻一分，人参三分，为相得也。少用反滋壅塞，多用乃能宣通。故独参汤须二两，生脉饮有用至四两者。参同升麻则可泻肺火，同茯苓则可泻肾火，同麦冬则可生脉，同黄芪、甘草则可退热，是参更为泻火之剂。喘嗽恐壅不用，肺寒而嗽勿用，久病郁热在肺勿用，诸痛恐其固气不宜骤用，阴虚火旺吐血勿用，以血虚火亢之故。须，性主下泄；芦，功主上涌吐，可代瓜蒂尤良。反藜芦。用皆忌铁，久留经年，须用淋过灶灰晒干，及或炒米同参纳入瓷器收藏。党参止能清肺，毫无补益。另详后。

①　宁州：甘肃宁县、庆阳等地。

太子参 专入肺。虽甚细却短紧坚实，大补元气，其力不下大参。

洋参 专入肺。味苦微甘，性寒。味厚气薄，补肺降火，生津液，除烦倦，虚而有火者相宜。出大西洋佛兰西①，形似辽东糙人参，煎之不香，其气甚薄。市中伪人参皆此造，最难辨。

当归 专入心。辛甘温润。生血上品，主一切血症，为血中气药，治血通用，能除血刺痛，主咳逆上气，温疟寒热，妇下漏下绝子，补女子诸不足，润肠胃，泽皮肤，养血生肌，排脓止痛，凡血枯、血燥、血闭、血脱等症，皆当用此主治。他如痈疽疮疡，痛苦异常，金疮失血，煮汁饮之，皆能温中止痛。并冲脉为病，而见逆气里急，带脉为病，而见腹痛，腰如坐水，皆因血虚气无所附之故，得此则除；客气虚冷，客血内塞②，中风、中恶，补五脏生肌肉，气血昏乱，服之即定，有各归气血之功，故名当归。按当归头则止血上行，身则养血中守，尾则破血下流，全则活血不走。血虚气不固，佐以人参、黄芪，血热佐以条芩、栀、连，血积佐以大黄、牵牛，营虚表不解，佐以柴、葛、麻、桂，卫热表不敛，佐以大黄。寒郁而见疟痢腰腹头痛者，用以散寒；血虚而见风痉③无汗者，用

---

① 佛兰西：法兰西的旧译。

② 塞：原本及思贤书局刻本并作"寒"，据《本草纲目》卷十四改。

③ 风痉：即风痓。

以养血。大便滑泄鹜溏者忌用。秦产头圆尾多色紫，气香肥润，名马尾当归，其性力柔善补。川产尾粗坚枯，名镵头①当归，其性力刚善攻，只宜发散。收贮晒干，乘热纸封瓮内，宜用酒洗。畏菖蒲、海藻、生姜，恶湿面。张景岳曰：治血之剂，古人多以四物为主，然亦有宜与不宜者。盖补血行血，无如当归，但当归之性动而滑，凡因火动血，因火而嗽，因湿而滑者忌之。行血散血，无如川芎，然川芎之性升而散，凡火带血上，气虚多汗，火不归元者忌之。生血凉血，无如生地；敛血清血，无如芍药。然二物皆凉，凡阳虚者非宜也，脉弱身凉，多呕便溏者，皆非宜也。故用四物，不可不察②。

白术 专入脾。味苦而甘，性温。补脾气，燥脾湿，暖脾生津，健食消谷，为脾脏补气第一要药。除湿益燥，益气和中，除胃中热，去诸经湿，理胃。无汗能发，有汗能收，通尿止泄，消痰治肿，止热化癖，安胎止呕。山药专补脾阴，白术专补脾阳。生则较熟性鲜，补但不滞腻，除风寒湿痹，及散腰脐间血，并冲脉为病，逆气里急等证。同参、芪能补气，同归、地能补血泻痿黄，同枳实能治痞，同黄芩能安胎，同泽泄能利水，同干姜、桂心能消饮除癖，同半夏、丁香治小儿久泻，同牡蛎、石斛、麦麸

---

① 镵头：锐头。
② 治血之剂……不可不察：语本《景岳全书》卷三十。

治脾虚盗汗。血燥无湿，肾间动气筑筑①，燥渴便秘者忌服。脾虚无湿邪者，用之反燥脾家津液，是损脾阴也，忌用。痈疽忌白术，以其燥肾而闭气，故反生脓作痛。又寒湿过盛，水满中宫者亦忌。且病属阴虚血少，精液不足，血热骨蒸，口干唇燥，咳嗽吐痰，吐血、鼻衄、齿衄，便秘滞下者，咸忌之。出浙江于潜者最佳，米泔浸。助脾壁土炒，润燥密②炒，滋阴乳拌用，消胀麸皮炒。

龙眼　专入心、脾。气味甘温。补心脾气血，益脾长智，养心保血，调和五脏，开胃补虚，为心脾要药。治健忘怔忡惊悸，思虑劳伤心脾，暨肠风下血。便血症多，大要血清色鲜，另作一派③。溅出远射四散，其肠不痛，是为肠风无疑；便血而见腹痛，则为热毒下注；不痛则为湿毒下注；痛而喜手按，则为寒毒下注。血见鲜红为热瘀，淡为寒瘀，晦为积，鲜紫为燥为结，血如鸡肝烂肉绞痛为蛊。症见面色萎黄，大便不实，声短气息，恶心呕吐，六脉沉迟浮大无力为虚；神气不爽，脉数能食，肠红下泄，腹痛便秘为实。总由气失所统，阴不随阳，而血自不归附耳。甘润兼有，即能补脾固气，复能保血不耗，非若大枣力专补脾，气味虽甘，其性稍燥，而无甘润和柔之妙。但味甘体润，凡中满气壅，肠滑泄利者大忌。桂产者佳，粤

---

① 筑筑：跳动急速貌。
② 密：通"蜜"。《释名·释言语》："密，蜜也。
③ 派：原作"泒"，据《本草求真》卷一改。

东产者性热，不堪入药。

大枣 专入脾、胃。味甘气温，色赤肉润。补脾胃中气血，为补脾胃要药。甘能补中解毒，调和诸药；温能益气滋脾，润心肺，调荣卫，缓阴血，生津液，悦颜色，通九窍，助十二经。凡风寒发散及补剂用之，以发脾胃升腾之气；凡心腹邪气，心下悬急者，得此则调；病见肠澼者，用此则安。治奔豚，用此滋土以平肾；治水饮胁痛，用十枣益土以胜水。多食损齿，齿属肾，以土燥则克水也。气实中满切忌。杀乌、附毒。忌葱、鱼同食。肥润者良。

荔枝 专入肝、脾。味甘而酸，气温。入脾助气，入肝益血养荣。血衰火衰者，服之则宜。若平素火盛者，服之反致助火发热，而有衄血、齿痛之病。治呃逆不止，荔枝七个，连皮核烧存性，研末，白汤①调下立止。治风牙疼痛，荔枝连壳烧存性，研末，搽牙即止。核，味甘气温，专入肝肾，散滞辟寒。治胃脘②痛，妇人血气痛，煅存性五钱，香附一两，为末，每服三钱，盐汤下或米饮下，名蠲痛散。单服醋汤下亦效。治癫疝卵肿，煅存性，酒调服；加茴香、青皮，炒为末，酒服亦良。双核形似睾丸，尤治癫疝卵肿。壳，性温补内托，痘疮不起，用壳煎汤以服，同石榴皮则能止久痢。然属性燥，用当酌症所宜。出建③产

---

① 白汤：白开水。
② 脘：原作"腕"，据文义改。
③ 建：指福建省。

者良。食多则醉，取壳煎水饮。

饴糖 专入肺、脾。味甘气温。补脾润肺，化痰止嗽，补乏止渴，去血。凡脾虚而肺不润者，用此甘缓以补脾气之不足，兼因甘润以制肺燥之有余。脾虚而痰不化，用以除痰；脾虚而嗽不止，用以止嗽；中虚而邪不解，用以发表；中虚而烦渴时见，用以除烦止渴。他如中草乌毒，用以甘缓；误吞芒刺，痛楚异常，用以柔软。但糖经火炼成，湿而且热，若使中满气逆，实火实痰，服之更动痰生火。震亨曰：饴糖属土而成于火，多①发湿中之热。小儿多食，损齿生虫，宜慎。牵白者不入药。

鸡肉 专入肝。味甘性微温。补肝火，动肝风，又补肺。沃通神，杀恶毒，辟不祥。

丹雄鸡 补虚温中止血，能愈久伤不瘥，及女人崩中漏下赤白。凡人阳事不举，阴虚火盛，脾胃虚弱者，皆不宜食，妇人小产胎动尤忌。

乌骨鸡 别是一种，独得水木之精，性专走肝肾血分。味甘气平，补虚痨羸弱，治消渴、中恶、鬼击心腹痛，女人崩中带下，补血益阴，祛热生津止渴及下痢噤口要药。时珍曰：乌色属水，牝象属阴，故乌雌所治皆血分之病②。乌骨鸡丸，治妇人百病，补虚益阴。鬼击卒死，用热血以涂心下即苏。《肘后方》用乌鸡血沥口中令咽，

---

① 多：《本草纲目》卷二十五作"大"。
② 乌色属水……皆血分之病：语出《本草纲目》卷四十八。

仍破此鸡搨①心下，冷乃弃之道旁沙里。瘢痕以猪脂三升饲乌鸡，取矢同白芷、当归各一两，煎十沸，去渣，入鹰矢白半两调敷。风痹用腊月乌鸡矢一升，炒黄为末，绢袋盛，渍三升酒中，频频温服令醉，皆取消导利湿，清热除风之意。

白雄鸡 味酸气微温。治下气，疗狂邪，安五脏，补中消渴，调中除邪，利小便，去丹毒。

黑雌鸡 味甘酸气温。作羹食，治风安胎，去湿痹，宁心定志，除邪解恶气，治血邪，破心中宿血，疗痈疽排脓，补新血及产后虚羸，益色助气。治反胃及腹痛，踒折骨痛，乳痈。

黄雌鸡 气味甘酸咸、平。治伤中消渴，小便数而不禁，肠澼泄痢，补益五脏，续②绝伤，疗五痨，益气力，添髓补精，暖小肠，止泄精，补水气。鸡冠位处至高，精华所聚，凡年久雄鸡色赤，尤为阳气充盛，故刺血可治中恶惊悸，中风口眼㖞斜，用血涂颊上即正。鸡血和酒调服，可使痘即发。对口疮，用血涂即散。中蜈蚣毒，舌胀出口，用冠血浸舌，并咽即消。治阴痿不起，用雄鸡肝三具，并兔丝子一斤为末，雀卵③和丸如小豆大，每服五六十丸，酒下。

---

① 搨：原作"榻"，据思贤书局刻本改。
② 续：原脱，据《千金翼方》卷三补。
③ 雀卵：原作"卵雀"，据《本草求真》卷一改。

小儿疳积，眼目不明，并肝经实热，用雄鸡肝，并胡黄连、白芙蓉花、肉豆蔻为末化服。虚热用鸡肝，同明雄黄、桑白皮、鸡内金为末，酒蒸去药食。

鸡屎白性寒不温，用治鼓胀，其法用腊月干鸡矢白半斤，袋盛，以酒醅①一斗渍七日，温服三杯，日三，或为末服亦可。石淋，用鸡矢白日中晒半干，炒香为末，以酸浆饮服方寸匙，日二次，当下石出。

卵清微寒，清热解毒，治目赤痛，烦满咳逆，小儿下泄，妇人难产，胞衣不下，痈疽疮肿，必用之药。卵黄微温，利产安胎，但多食则滞。胵内黄皮，专消谷除热，止烦通尿。壳研末，磨障除翳及敷下疳疮。

牛肉 专入脾。本属土，黄牛色尤得正，补脾固中，治肠结不通，噎膈反胃及唾涎，补益腰脚，益气止渴。盖气益则津生渴止，功与黄芪无异，故痃疟久病，日服黄牛汤，能令身渐轻强，而无肿胀之病。黄牛性温，水牛性平，止泄安中，养脾胃，补虚劳，强筋骨，消水肿，除脚气。白水牛可治反胃吐食，肠结不通。

牛乳味甘微寒。补虚羸，止渴，养心肺，解热毒，润皮肤。治脾胃枯槁，噎膈反胃。切忌同猪肉食，则生寸白虫②。朱震亨曰：反胃噎膈，大便燥结，宜牛乳、羊乳，

---

① 酒醅：酿成而未滤的酒。
② 寸白虫：绦虫的别称。因绦虫包孕虫卵的节片呈白色，长约一寸，故称。

时时咽之，兼服四物汤为上策。不可服人乳，以其有五味之毒，七情之火也。

鲫鱼 专入脾、胃、大肠。气味甘温。诸鱼性多属火，惟鲫鱼属土，补土制水消肿。治虚羸，温中下气，止下痢，肠痔；和胃实肠行水，治肠风下血，膈气吐食。生捣涂痰核乳痈坚肿。治肠痈，以猪油煎灰服。消水肿，合赤小豆煮汁服。治妇人阴疮则炙油①。治膈气痞满，与胡蒜煨食。治反胃吐食，入绿矾泥固煅。性与厚朴反。忌蒜，同芥菜食成肿疾，同沙糖食生疳虫，同猪肝、鸡、雉、鹿、猴等肉食生痈疽，同麦冬食害人。

蜂蜜 专入脾、肺，兼入肠胃。生则性凉清热，熟则性温补中。白蜜和胃润肺通结，赤蜜性凉降火。治心腹邪气，诸惊②痫疾，安五脏，益气补中，止痛解毒，去肿痛，疗口疮，明耳目，和百药，养脾气，除心烦，饮食不下，止肠澼，腹中疼痛，和营卫，润脏腑，通三焦，调脾胃。久服轻身不饥，延年神仙，面如花红。同薤白涂汤火伤，即时痛止。但性凉质润，若脾气不实，肾气虚滑，及湿热痰滞，胸痞不宽者咸忌。白如膏者良。蜂房味苦咸辛，气平，有毒。清热散结软坚，治惊痫蛊毒，痈疽瘰疬，痔痢风毒等症。忌葱、鲊③、莴苣同食。痈疽溃后禁用。煎水

---

① 则炙油：思贤书局刻本作"炙涂油"。
② 惊：原作"经"，据思贤书局刻本、《本草纲目》卷三十九改。
③ 鲊：腌制的鱼。《本草求真》卷一作"鲜"，连后读。

漱齿，止风虫疼痛，洗乳痈、蜂疔、恶疮，皆取攻毒散邪杀虫之意也。凡炼蜜，必须用火熬开，以纸覆，经宿纸上去蜡尽，再熬色变，不可过度，令熟入药。

平　补①

萎蕤　专入肺，兼入肝、肾、脾。味甘性平，质润。一名玉竹。能补肺阴，及入肝、脾、肾，以祛风湿，补中益气，除烦闷，止消渴，润心肺，补五痨七伤，与人参、地黄称为补剂上品。治中风暴热，身重不能动摇，跌筋结肉，头痛不安，目痛眦烂泪出，虚劳客热，风温自汗，语言难出，寒疟温疟，心腹结气，虚热湿毒，腰脚疼痛，茎中寒，小便频数，失精。久服去面黑䵟，使颜色润泽，轻身不老，但气平力薄，须多用方能见功。肥白者良。似黄精而差小，黄白多须，竹刀割去皮节。发散用生，补剂用蜜水拌，饭上蒸熟用。

黄精　专入脾，兼入肺、肾。气平味甘。补脾阴，补中益气，安五脏，健脾胃，润心肺，填精髓，助筋骨，除风湿，耐寒暑，补五痨七伤，下三尸虫②，兼治癫疾，且得坤土之精粹，久服延年不饥。若使挟有痰湿，则食反助痰。俗名山生姜，九蒸九晒用。

甘草　专入脾。味甘性平，质黄。生寒熟热，生用大

---

① 平补：原作"温补"，据思贤书局刻本改。
② 虫：原作"蛊"，据《本草纲目》卷十二、《本草求真》卷一改。

泻热火，炙用润肺补脾，补心血，缓中气，补三焦元气，散表寒，除邪热，调和诸药。解百药毒，如汤沃雪，中乌头毒、巴豆毒，甘草入腹即定，并解小儿胎毒惊痫。若脾胃虚寒，及挟有水气胀满皆忌。然满因虚致者，又宜甘以泄满。稍，止茎中涩痛，除胸中积热。节，消痈疽掀肿，及除胸热。取大而结者良。反芫花、甘遂、大戟。

桑寄生　专入肝、肾。味苦而甘，性平而和。补肝肾，祛风湿，强筋骨，止腰痛，助脚胫，疗疮疡及金疮，坚发齿，长须眉，治妇人崩漏，孕妇血淋，下乳固胎，不寒不热，为补肾补血要剂。第出桑树者真，须自采，或连桑叶者乃可用。和茎叶细剉，阴干，忌见火。服则其效如神。若杂树所出[①]，性气不同，恐反有害。

柏子仁　专入心。辛甘平润。养心血，除风湿，疗惊痫，辟邪魅，泽皮肤，能使神恬气适，耳聪目明，而无枯槁燥塞之患。香能补脾，润能补肝益肾，甘能和胃固中，通窍定心悸，助神益血，定魄安魂，治历节腰痛。但性多滑润，阴寒泄泻者忌；气多香泄，体虚火盛者亦忌。蒸熟暴干自裂，炒研去油用。畏菊花。

冬青子　专入肝、肾。苦甘而凉。补肝强筋，补肾健骨。浸酒去风虚，补益肌肤。烧灰入面膏，治瘃瘃[②]，灭

---

①　所出：原无，据《本草求真》卷一补。
②　瘃（zhú 竹）：冻疮。

瘢痕甚效。即俗呼冻①青树者，叶微团、子红。冬日采佳，酒浸蒸润，焙干用。虽补肝肾，强筋骨，而补仍兼清。

女贞子　专入肝、肾。气味苦凉。滋水黑发，补肝肾，滑肠胃，安五脏，强腰膝，明耳目，乌髭发，补风虚，除百病。惟阴虚有火者相宜，虚寒者服之，则腹痛作泄。即俗呼蜡②树者，酒浸润蒸，晒干用。古方同旱莲草、桑椹以治虚损，然须脾气坚厚方用，若稍涉虚寒者切忌。叶长四五寸，厚而柔，子黑色。

枸骨子　专入肝、肾。气平味甘，微苦凉，无毒。补腰膝，益肝肾，理失血血瘀，补水培精。浸酒，补腰脚令健。但性多阴不燥，用治阴虚证则宜，若于阳虚用之则有碍。枝叶可烧灰淋汁，或煎膏以涂白癜风。其脂可粘鼠雀。叶代茶饮甚妙。即俗呼猫儿刺者。酒浸润蒸，晒干用。

合欢皮　专入脾，兼入心。味甘气平。补脾阴，缓心气，安五脏，怡心志，令人欢乐无忧，神气自畅。久服轻身明目，得所欲。熬膏消痈肿，续筋骨。治肺痈唾浊，单用煎汤。合阿胶煎汤，治肺痿吐血皆验。与白蜡③熬膏，为长肉生肌，续筋接骨之药。油调涂蜘蛛咬疮。叶，洗衣垢。折伤疼痛，研末酒服二钱匕，能和血消肿止痛。但气

---

① 冻：原作"陈"，据《本草纲目》卷三十六改。
② 蜡：原作"腊"，据《本草纲目》卷三十六改。
③ 蜡：原作"腊"，据《本草纲目》卷三十五改。

缓力微，必重用方能见功。去粗皮，炒用。

陈仓米 专入胃，兼入心、脾。冲淡甘平。养胃，除烦渴，止泄祛湿，补五脏，益肠胃，利小便。凡米存积未久，则胶粘不爽，食亦壅滞不消。至热病将愈，胃气未复，犹忌食物恋膈，热与食郁而烦以生，必得冲淡甘平以为调剂。盖陈仓米津液既枯，气味亦变，故能养胃、祛湿、除烦。凡一切恶疮，百药不效者，用此作饭成团，火煅存性，麻油腻粉调敷。力虽稍逊，而功则大，未可忽。

山药 专入脾，兼入肺、肾。味甘气温，性微涩。补脾阴，益气退热，除泻痢，止遗精。色白入肺，味甘入脾，气虽温而却平，为补脾肺之阴，亦能退虚热，润皮毛，长肌肉，固肠胃，益心气，化痰祛涎，益肾强阴。生捣敷痈疮，消肿硬。但气轻性缓，非堪专任，且与面同食，则不能益人。滋阴生用，补脾炒黄用。

扁豆 专入脾。味甘气香，性温。补脾除湿。香能舒脾，温能燥脾，脾之谷也。调和脾胃，通利三焦，降浊升清，消暑止渴，止泻，性极中和，专治中宫之病。补五脏，止呕逆，久服头不白。疗霍乱吐利不止，研末和醋服之。治女子赤白带下，用干末和米饮服之。又解酒毒及河豚鱼毒，又以新汲水调末服，能解砒霜。但多食则壅气，凡伤寒邪炽者勿服。子粗圆色白者佳。连皮炒研用，亦有浸去皮生用者。

鸭肉 专入脾、胃，兼入肺、肾。气味甘温。补虚除痨，逐痰利水，和脏腑，除客热，疗小儿惊痫。雌则微温，雄则微冷，然究属平性。故服之阴虚者不见燥，阳虚亦不见冷。微温者能温中补虚，扶阳利水。时珍曰：治水利小便，宜用青头雌鸭。微冷者入肺肾血分，滋阴补虚除痨，止嗽化痰，利水消肿为要。黑骨白毛者，为虚痨圣药，亦金水相生之义，老者良。

头治水肿，通利小便。血解金银、丹石、砒霜百毒，及中恶溺死者。卵甘咸微寒，能滋阴除心腹膈热，炒盐藏食佳。治久虚发热，咳嗽吐痰咳血，火乘金位者，用黑嘴白鸭一只，取血入温酒量饮，使直入肺经，以酒补之。外以枣肉二升，参苓平胃散末一升，将鸭干拭去毛，从胁下开窍，去肠拭净，入枣与药末缚定，用沙瓮一个，置鸭在内，以炭火慢①煨，以陈酒一瓶，作三次入之，酒干为度，取起食鸭及枣，频服取愈。

鸽肉 专入肺、肾。味咸气平。补精益气，兼除疮疥。性气金水，故能入肾入肺，为久患虚羸圣药。盖精无气不行，气无精不附，服此味咸温平，则精既见其有补，而气亦见其有益，且内治虚乏，外更能兼理疮疥。凡皮肤恶疮，及瘕风、瘰疬、疡风等症，煮熟酒服，无不咸宜。并辟诸般毒药，诚虚痨患疥之良剂，补精与气之要药。

鸽形色最多，惟白者最良。但肉虽益人，然食多则恐

---

① 慢：原作"漫"，据思贤书局刻本、《本草求真》卷一改。

减药力。卵能预解痘毒，用白鸽卵一对，入竹筒封，置厕中半月，以卵和辰砂三钱，丸绿豆大，每服三十丸，三豆饮下，使毒从大小便出也。屎亦能杀瘵蛊，消肿及腹中痞块。

阿胶 专入肝，兼入肺、肾、心。味甘气平。入肝补血，通润心肺与肾。除风和血，润燥化痰，滋肾水，养心神，清肺，利小便，调大肠圣药。疗一切风病，咳嗽喘急，肺痿唾脓血，骨节疼痛，水气浮肿，痔漏肠风，衄血、血淋、尿血，下痢，痈疽肿毒，心腹痛，内崩劳极，洒洒①如疟状，四肢酸痛；女子经水不调，血痛，血枯，崩带，胎动下血，安胎及产后诸病；丈夫腰痛，小腹痛，虚劳羸瘦，阴气不足，脚酸不能久立，养肝气，坚筋骨。久服轻身益气。黑光带绿，至夏不软者良。化痰蛤粉炒，止血蒲黄炒，或酒化或水化均可。

羊肉 专入脾。气味甘温②，大热。入脾补阴，丰体泽肤，开胃助阳健力，补中益气，安心止悸，止痛，利产妇，治风逆③瘦病，丈夫劳伤，小儿惊痫。东垣言补形，实足尽羊肉大概。《十剂》云补可去弱，人参、羊肉之属是也。盖人参补气，羊肉补形。

羊肝、羊胆属寒，明目除翳。骨，烧灰擦牙固肾。

---

① 洒洒：寒栗貌。
② 甘温：《本草纲目》卷五十作"苦甘"。《本草求真》卷一"甘温"下无"大热"二字。
③ 风逆：《本草纲目》卷五十作"风眩"。

精、脏，润肤泽肌。血，解砒霜及诸丹石毒，若丹砂、水银、轻粉、硼砂、砒霜、硫黄、石钟乳、空青、云母石、阳起石等毒①。乳，润燥消渴，温补肾肺。须，敷痔疔疮。反半夏、菖蒲。忌铜器。同荞麦、豆酱食，发痼疾；同醋食，伤人心。

燕窝 专入肺、脾、肾。味甘性平，微凉。入肺补气，入胃生津，入肾滋水。补不致燥，润不致滞，洵至美至平之味；补而能清，为调理虚损痨瘵之圣药。清肺益气，止嗽化痰，止渴除烦，安心定志，明目爽神，清胃火，除口内臭气。凡虚劳证有药石难进者，往往用此获效。咳红吐痰，每兼冰糖煮食，且为食物上品。但脾寒胃冷者宜少食。若火势急迫，又当用至阴重剂拯救。

蜡 专入肝、脾。味淡性平。入脾绝痢，入肝活血。主润脏腑经络，而有接续补伤生肌之妙，且性最涩，又能止泻。治下痢脓血，补中，续绝伤金疮，疗泄澼后重，赤白脓利，小儿益气。久服轻身不饥。治孕妇胎动，下血不绝欲死，以白蜡如鸡子大一枚，煎三五沸，投美酒半斤立瘥。以上皆言蜜蜡。至于虫蜡，味甘气温，益血补中，通经活络止痛，活血生肌，补虚续绝，可为外科圣药。尿血用白蜡加于凉血滋肾药中即愈。患下疳者服之，未成即消，已成即敛。以半两入鲫鱼腹中，煮食治肠红神效。

① 毒：原作"药"，据《本草纲目》卷五十引《外台》改。

补 火

附子　专入命门。味辛大热纯阳，有毒。补命火，逐冷厥。其性走而不守，通行十二经，无所不至，为补先天命门真火第一要剂。凡一切沉寒痼冷之症，用此无不奏效。治寒毒厥逆，呃逆呕哕，冷痢，血瘕，金疮，寒泻，霍乱转筋，拘挛风痹，癥癖积聚，督脉为病，脊强而厥，小儿慢①惊，痘疮灰白，痈疽不敛，膝痛不能行步，心腰疼痛，唇青囊缩。温暖脾胃，除脾湿肾寒，补下焦阳虚，脚气头风，久痢脾泄，久病呕哕，凡属于寒者皆宜。入补气药中，则追散失之元阳；入发散药中，则能开腠理，以逐在表之风寒；入温暖药内，则能祛在里之寒湿。若水亏火盛用以辛热纯阳，则火益盛而水益亏。好古曰：非身凉而四肢厥逆者，不可僭用②，服附子以补火，须防涸水。虽八味丸中用此以为滋阳向导，亦是使阴从阳复。生用则发散，熟用则能补。水浸面裹煨③。反半夏。

乌头　专入命门。性轻逐风，去寒疾，温脾。凡风疾宜乌头，不似附子性重逐寒。即附子之母。乌附尖能吐风痰，以治癫痫，取其直达病所。天雄辛热走窜，补下焦命门阳虚，主治风寒湿痹，为风家主药，即能发汗，又能止

---

① 慢：原作"漫"，据思贤书局刻本改。
② 僭用：超分使用。
③ 煨：《本草求真》卷一此下有"令发拆，乘热切片"七字。

本草汇纂

一八

阴汗①。细长者为天雄。侧附子连生附侧，善于发散四肢，充达皮毛，治手足湿风诸痹。以上乌头、附尖、天雄、侧附子四味，其功皆与附子补散差殊。反半夏、栝②蒌、贝母、白及、白蔹。中其毒者，黄连、犀角、甘草水解。

仙茅 专入命门。辛热微毒。补火助阳，暖精散寒，除痹。下元虚弱，阳衰精冷，老人失尿无子，并腹冷不食，腰脚挛痹不能行动。治一切风气，暖腰脚，安五脏，益阳道，御③房事不倦，开胃消食下气，益颜色，明耳目，填骨髓，久服轻身。若相火炽盛者，反至助火为害叵测。川产良。竹刀切，糯米泔浸去赤汁，酒拌蒸，忌铁。

葫巴 专入命门。苦温。纯阳补火治脏虚，逐冷除疝暖丹田，右肾命门药也。入肾补命火，壮元阳，治肾脏虚冷，阳气不能归元，腹胁胀满，面色青黑，并疝瘕冷气，小肠偏坠，寒湿脚气。补火须兼附子、硫黄、茴香、吴茱萸同投，且治膀胱气甚效。酒浸暴干炒用。若相火盛与心血亏者均禁用。

淫羊藿 专入命门，兼入肝、肾。辛香甘温，无毒。补火，逐冷，散风。补腰膝④，强心力，坚筋骨，消瘰疬赤痈，下部有疮，洗出虫。治老人昏耄⑤，中年健忘，男

---

① 阴汗：即阳虚所致的冷汗。
② 栝：原作"括"，据《本草求真》卷一改。
③ 御：《本草纲目》卷十二作"益"。
④ 膝：原作"脐"，据《本草纲目》卷十二改。
⑤ 昏耄：昏乱。

子绝阳不兴，女子绝阴不产。且治冷风劳气，筋骨挛急，四肢麻木不仁，腰膝无力，阴痿绝伤，茎中伤①，利小便。至云久服无子，恐其阳旺多欲，精气耗散，无他故也。然相火易动者远之。去枝，羊脂拌炒。山药为使，得酒良。

蛇床子　专入命门。辛苦性温，无毒。补火，燥湿，宣风，功能入肾补命火。凡命门火衰，而致风湿内淫，齿痛腰痛，阴痿囊湿，缩小便，益阳事，及女子阴户肿痛，虫蚀子脏，虚寒产门不开，即腰酸体痹，赤白带下，脱肛，与一切风湿疮疥，四肢顽痹，去阴汗湿癣，小儿惊痫，扑损瘀血。久服轻身，好颜色，令人有子，且阳茎举，关节利，腰背强，手足遂，疮疥扫。大疯身痒难当，作汤浴洗。产后阴脱不收，用此入绢袋熨收。但性温燥，凡命门火炽，及下部有热者切忌。恶丹皮、贝母、巴豆。去皮壳，取仁微炒。

远志　专入肾。辛苦而温，无毒。补火，行气，散郁，能通肾气上达于心，强智益志。治咳逆伤中，除邪气，利九窍，益智慧，聪耳明目，强志倍力，定心气，止惊悸，益精；去心下膈气，皮肤热，面目黄；安魂魄，令人不迷；坚壮阳道，长肌肉，助筋骨，妇人血噤失音，小儿客忤②。疗一切痈疽及肾积奔豚，凡梦遗失精，善忘，喉痹失音，小便赤涩，因于肾薄而致者皆宜。喉痹失音作

---

①　伤：《本草纲目》卷十二作"痛"。
②　客忤：旧俗以婴儿见生客而患病为客忤。

痛，用末吹之涎出为度。凡阴虚火旺，便浊遗精，喉痹痛肿，慎勿妄用。如中天雄、附子、乌头毒，则煎汁饮之。

肉桂　专入命门、肝。气味纯阳，辛甘大热，有小毒。直透肝肾血分，大补命门相火，除血分寒滞。惟味辛甘，故能散肝风而补脾土，凡肝邪克土而无火者，用此最妙。益阳消阴，治沉寒痼冷，去营卫风寒，阳虚自汗，阴盛失血，目赤肿痛，喉痹，格阳，鼻衄头痛，咳逆结气，脾虚恶食，腹中冷痛，湿盛泻泄，疏通血脉，宣导百药，胁痛惊痫，寒热久疟，奔豚疝瘕，通经、催生、堕胎，秋冬下部腹痛，养精神，和颜色，为诸药先聘通使。久服轻身不老，面生光华，常如童子。凡木见桂而枯，然能引无根之火降而归原，既峻补命门，尤能窜上达表，以通营卫。凡病患寒逆，既宜温中，及因血气不和，欲其鼓舞，则不必用附子，惟于峻补血气之内，加肉桂以为佐使。精亏血少，肝盛火起者忌。出交趾①者最佳，今甚难得。出浔州②者，庶几必肉厚气香色紫，有油味辛甘，尝之舌上极清楚者方可用；若尝之舌上不清，及切开有白点者是洋桂，大害人。去粗皮，剉入药，勿见火。得人参、甘草、麦冬良。忌生葱、石脂。

沉香　专入命门，兼入脾。辛苦性温，无毒。补火，

---

①　交趾：古地名，泛指五岭以南。汉武帝时为所置十三刺史部之一，辖境相当今广东、广西大部和越南的北部、中部。

②　浔州：古地名，即今广西桂平市。

降气，归肾。治上热下寒，气逆喘急，下气坠痰，去风水毒肿，恶气冷气，心腹疼痛，噤口冷痢，霍乱转筋，吐泻气痢，冷风麻痹，骨节不仁，风湿皮肤瘙痒，邪恶鬼疰[①]，大肠虚闭，小便气淋，破癥癖。补右肾命门，兼补脾胃，及痰涎血出于脾。性能降亦能升，理气调中，暖腰膝，益精壮阳。但降多升少，气虚下陷，阴亏火旺者切忌。色黑沉水油熟者良。香甜者性平，辛辣者性热，鹧鸪斑者名黄沉，如牛角黑者名角沉，咀之软、削之卷者名黄蜡，沉甚难得，半沉者为煎香。栈香勿用。鸡骨虽沉而心空，并不堪用。不沉者为黄熟香。入汤剂，磨汁冲服；入丸散，纸裹置怀中，待燥碾之，忌见火。

硫黄 专入命门。味酸，有毒，大热纯阳。大补命门相火，兼通寒闭不解，与大黄一寒一热，并号将军。疗心腹积聚，邪气冷痛在胁，咳逆上气，脚冷疼弱无力，腰肾久冷。壮阳道，补筋骨，长肌肤，益气力。治阳气暴绝，阴毒伤寒，虚寒久痢，霍乱滑泄，补命门不足，化金银铜铁等物。又治老人风、气、冷等三秘，为补虚助阳圣药。且外杀癣疥，及下部蜃疮，虫蛊恶毒，脏虫邪魅，并小儿慢惊，妇人阴蚀血结皆效。凡虚痨中寒，冷痢冷痛，四肢厥逆，并面赤戴阳，六脉无力，或细数无伦，烦燥欲坐井中，口苦咽干，漱水而不欲咽，审属虚火上浮，阳被阴格

---

① 鬼疰：又称流注，即流窜无定随处可生的多发性深部脓疡。

者，服无不效。但火极似水，症见寒厥，不细审认，辄作寒治，遽用此药，其害匪浅。番舶色黄，坚如石者良。土硫黄辛热腥臭，止可入疮药，不可服饵。

阳起石 专入命门。味咸气温，无毒。补火逐寒，宣瘀起阳，温暖命门右肾。妇人子宫虚寒，崩漏，冷瘕寒瘕，止月水不定；男子阴痿不起，精乏，肾茎冷，腰膝疼冷如冰，阴下湿痒，去臭汗，消水肿，外涂喉肿，因相火侵者，散诸热肿。育龟丸用为嗣续宗祧①之基，以阳起石合石龙子②、蛤蚧、生犀角、生附子、草乌头、乳香、没药、血竭、细辛、黑芝麻、五倍子为末，生鳝鱼血为丸，朱砂为衣，每日空心酒下百丸。云头雨脚，鹭鹚③毛色白滋润者良。火煅醋淬七次，研粉水飞用。桑螵蛸为使。忌羊血。不入汤剂。恶泽泄、菌桂、雷丸、石葵。

石钟乳 专入胃、大肠。味辛而甘，气温质重，无毒。镇阳归阴，通窍利水。凡咳气上逆，寒嗽泄精，脚弱冷痛，虚滑遗精，阳事不举，下焦伤竭，强阴。明目益精，安五脏，通百节，利九窍，下乳汁，壮元气，益阳事，通声，补髓，补五痨七伤，治消渴引饮。即鹅管石也。久服、多服恐损人气。忌参、术、羊血、葱、蒜、胡荽。

---

① 宗祧（tiāo 挑）：宗庙，家族世系。
② 石龙子：即蜥蜴。
③ 鹭鹚：即鹭鸶。

鹿茸　专入命门肾，兼入肝。甘咸气温。生精补髓，养血益阳①，强筋健骨。治一切虚损，耳聋目暗，眩晕虚痫，疗虚痨，洒洒如疟，羸瘦，四肢酸疼，腰②脊痛，小便数利，泄精尿血，破瘀血在腹，散石淋、痈肿、骨中热、疸痒，安胎下气，杀鬼精物。补男子腰肾虚冷，脚膝无力，夜梦女③交，精溢自出，女人崩中漏血，赤白带下。为末，空心酒服方寸匕，壮筋骨。鹿茸，能于右肾补肾脉之真阳，以益其精气不足。麋茸，能于左肾补肾脉阴中之阳，暖肾水以滋其血液不足。麋茸，其质粗壮，脑骨坚厚，毛色④苍黧而兼白毛者，则为麋茸。形质差瘦，脑骨差薄，毛色黄泽而兼白毛者，则为鹿茸。麋、鹿虽分有二，然总属填精补髓，坚强筋骨，长养气血，为补肝滋肾之要药。鹿角初生，长二三寸，分歧如鞍，红如玛瑙，破之如朽木者良。酥涂微炙用。茸有小白虫，视之不见，鼻嗅恐虫入鼻。

虾　专入心、肝、肺。味最甘，有小毒。补火，助风，动气。作羹，治鳖瘕，托痘疮，下乳汁。法制，壮阳道，以虾米一升，蛤蚧二枚，茴香、蜀椒各四两，并以青盐化，酒炙炒，以木香粗末一两和匀，候冷收新瓶中密封，每服一匙，空心盐酒嚼下甚妙。性喜跳跃，风火易

① 阳：原作"汤"，据思贤书局刻本改。
② 腰：原脱，据《本草纲目》卷五十一补。
③ 女：《本草纲目》卷五十一作"鬼"。
④ 毛色：原作"色毛"，据《本草求真》卷一改。

动，小儿切勿妄食，恐其发疮动气。阴虚火动者尤忌，以其性易涸阴也。煮汁，吐风痰；捣膏，敷虫疽。治五野①鸡病，小儿赤白游肿，捣碎敷之。海马亦虾属，主下胎催产，及佐房术之用。

蛤蚧　专入命门，兼入肺。补命门相火，温肺气喘乏，亦房术要药。治久咳嗽，肺劳传尸，杀鬼物邪气，下淋沥，通水道，下石淋，通月经。治肺气，疗咳血，肺痿咯血，咳嗽上气，治折伤。补肺气，益精血，定喘止嗽，疗肺痈、消渴，助阳道。入药去头留尾，酥炙，口含少许，虽疾走而气不喘者真，可知益气之功为莫大焉。但市多以龙子混冒，龙子则剖开而身多赤班②，皮专助阳火，性少涩③。蛤蚧则缠束多对，通身白鳞，雌雄相呼，屡日乃交，两两相抱，捕者擘之，虽死不开。药力在尾，尾不全者不效。去头足，洗去鳞内砂土及肉毛，酥炙，或蜜炙，或酒浸焙用。风寒咳嗽者不宜。

雄蚕蛾　专入命门。味咸性温，有小毒，其性最淫。治暴风，壮阳事，止泄精尿血，暖水脏，起阴痿，益精气，强阴道，交精④不倦，并敷金疮、冻疮、汤火疮，灭瘢。治丈夫阴痿不起，用此一夜每服一丸，可御数女。其

---

① 五野：中央与四方地域。

② 班：通“斑”。《说文解字注·文部》：“斑者，‘辬’之俗……又或假‘班’为之。”

③ 涩：《本草求真》卷一作“止涩”。

④ 精：《本草求真》卷一、《千金翼方》卷四作“接”。宜从。

方以蚕蛾二升，去翅足，微火灼黄为末，蜜丸如梧桐子大，酒下。以菖蒲止之。但只为阴痿求嗣起见，若使阴虚火盛，而用此为淫戏之术，则阴愈竭而火愈盛，必致速毙。故古方多不具载，恐人借此以为斲丧①之具也。蚕退纸烧灰，可敷走马牙疳。入麝和蜜，加白矾，并治邪祟发狂悲泣。

滋　水

干地黄　专入肺，兼入心脾。味苦甘，性阴寒，无毒。凉血滋阴，外润皮肤。治伤中，逐血痹，除寒热积聚，疗折跌绝筋，男子劳伤，女子胞漏，下血尿血，破恶血，利大小肠，通血脉，益气力，利耳目，助心胆气，强筋骨，安魂定魄，治惊悸，心肺损伤，吐血鼻衄。主心痛②，掌中热痛，脾气痿蹷，嗜卧，足下热而痛。如相火炽强，来乘阴位，日渐③熬煎，为阴虚火旺之证者，宜以滋阴退阳。胃气弱者恐妨食，须酒炒，尤须详病人元气浅深用之。胸腹多痰，气逆不利，小便结痛者远之。忌莱菔、葱、蒜、铜铁器。

冬葵子　专入胃、大、小肠。甘寒淡滑，无毒。润燥利窍，通营活卫，消肿利水，脾之菜也。宣脾，利胃气，

---

① 斲（zhuó 琢）丧：伤害，特指因沉溺酒色以致伤害身体。
② 痛：《本草纲目》卷十六作"病"。
③ 渐：思贤书局刻本作"积"。

滑大肠。宣导积滞，妊妇食之，胎滑易生，煮汁服。利小肠，治时行黄病，除客热，治恶疮，散脓血，妇人带下，小儿热毒下痢，丹毒。服丹石人宜食。妇人难产，以芎归汤下三钱则易生。妇人乳房胀肿，同砂仁等分为末，热酒服三钱，肿即消。破五肿，利小便，并脏腑寒热羸瘦，同榆白皮服。蜀葵赤治血燥，白治气燥。干叶，为末及烧灰服，治金疮出血；根，解蜀椒毒，小儿吞钱不出，煮汁饮之神妙。

川牛膝 专入肝、肾。苦酸而无毒。引入下部经络血分，能温补肝肾，强健筋骨，除脑中痛，齿痛喉痹，寒湿痿痹，四肢拘挛，膝痛不可屈伸，逐血气，伤热火烂，堕胎，疗伤中少气，男子阴消，老人失尿，补中续绝，益精利阴气，填骨髓，止发白，除腰膝痛。治阴痿，补肾，助十二经脉，逐恶血。治腰膝软①怯冷弱，破癥结，排脓止痛，妇人②月水不通，血结，产后心腹痛并血晕③，落死胎。同苁蓉浸酒服益肾。竹木刺入肉，嚼烂罨之。生用活血破瘀消肿，治痛通淋，引诸药以下行，并去恶血。下行生用，入滋补药酒蒸。主用皆在肝肾下部，若上焦药中勿入。梦遗滑精，血崩不止，及气虚下陷，因而腿膝肿痛者大忌。恶龟甲，畏白前，忌牛肉。

---

① 软：原作"懒"，据《本草纲目》卷十六改。
② 人：思贤书局刻本作"女"。
③ 晕：原作"运"，据思贤书局刻本改。

杜牛膝 解毒破血，泻热吐痰。尿闭症见气喘，面赤有斑，用杜牛膝浓煎膏饮，下血一桶，小便通而愈。不省人事，绞汁入好酒，灌之即苏。以醋拌渣敷项下，惊风痰疟，服汁能吐痰涎。喉痹用杜牛膝捣汁，和米醋半盏，用鸡翅毛蘸①搅喉中，以通其气。

枸杞 专入肾，兼入肝。甘寒性润，无毒。滋肝益肾，滑肠胃，强筋健骨，补精壮阳，究为滋水之味。治五内邪气，热中消渴，周痹风湿。下胸胁气，客热头痛，补内伤，强阴，利大小肠，补精气，易颜色变白，去皮肤骨节间风，祛上焦心肺客热。和羊肉作羹食，能益人，且祛风明目。作饮代茶，止渴消烦热，益阳事，解面毒，补劳伤，壮心气，消热毒，散痈肿。久服坚筋骨，耐寒暑，轻身不老，令人长寿。虚寒泄泻者，服此恐有滑脱之弊。出甘州②红润少核者良。酒润捣。根名地骨皮，另详于后。

楮实 专入肾。味甘气寒，无毒。滋肾阴。治阴痿，益气，补诸脏阴血，润颜色，壮筋骨，健腰膝，充肌肉，消水肿。骨鲠可用煎汤以服。治血崩血晕，以纸烧灰存性调服。断妇人生育，用衙门印纸烧吞。水浸，取沉而不浮者酒蒸用。久服令人骨痿。皮，甘平，善行水，治水肿气满。叶，甘凉，祛湿热，治老少下痢瘴痢。

榆白皮 专入胃、大、小肠。气味甘平，无毒。性滑

---

① 蘸：原无，据《本草求真》卷二补。
② 甘州：古地名。即今天的甘肃省张掖市。

利，与冬葵子味亦同。润燥，利窍，滑肠。渗湿热，行津液，消痈肿，治五淋，滑胎产，通利大小便，利水道，疗肠胃邪热气，消肿，治小儿头疮痂疕。通经脉，捣涎傅①疮癣，久服断谷，轻身不饥。又能止喘除嗽，而使人睡。脾胃虚寒者服之，恐损真②耳。采皮为面，荒年当粮可食。香料用之，黏滑胜于胶漆，去粗皮取白。赤榆皮除邪气。

胡麻 专入脾、肺，兼入肝、肾。味甘而润。润燥滑肠，去风解毒。补血暖脾③耐饥，治伤中虚羸，补五内，益气力，长肌肉，填髓脑。坚筋骨，明耳目，疗金疮，止痛，及伤寒温疟，大吐后虚热羸困。补肺气，止心惊，利大小肠，耐寒暑，逐风湿气、游风、头风。细研涂发令长。炒食不生风病。中风人久食，则步履端正，言语不謇④。生嚼涂小儿头疮，煎汤浴恶疮、妇人阴疮大效。凡因血枯而见二便艰涩，须发不乌，风湿内乘，发为疮疥，并小儿痘疹。黑归肾，见有燥象者，宜甘缓滑利之味以投。若下元不固，而见便溏、阳痿、精滑、白带皆忌。麻油甘寒，滑胎利肠，凡胞衣不下，用蜜同煎温服。出于胡⑤，种大宛⑥者

---

① 傅：思贤书局刻本作"敷"。
② 真：指人体真气。
③ 脾：原作"皮"，据《本草求真》卷二改。
④ 謇：原作"蹇"，据《本草纲目》卷二十二改。
⑤ 胡：中国古代称北边的或西域。
⑥ 大宛：古国名。为西域三十六国之一，北通康居，南面和西南面与大月氏接，产汗血马。在今乌兹别克斯坦、塔吉克斯坦和吉尔吉斯斯坦三国交界地区的费尔干纳盆地。

尤佳。

火麻仁 专入脾、胃、大肠。味甘性平。缓脾润燥滑肠。治阳明头痛，胃热汗多而便难，宣风利关节，小便频数，大肠出粪门。截肠病，大肠出肛门寸许，极痛苦，干则自落，又出若肠尽则不可治。但初觉截时，即用器盛脂麻油，坐浸之，饮火麻汁数升，即愈。更能止渴，通乳，及妇人难产，老人血虚，产后便秘最宜。但性生走熟①守，入药微研，炒用。畏茯苓、白薇、牡蛎。壳最难去，帛裹置沸汤待冷，悬井中一夜，晒干，就新瓦上授②去壳捣用。

黑铅 专入肾。甘寒，无毒。补水之精，坠痰降气。镇心安神，明目固齿，乌须发，疗瘿瘤鬼气。消瘰疬痈肿，解金石药毒。凡一切水亏火炽，而见噎膈反胃，呕吐眩晕，痰气上逆等症，服此立效。但必煅制得宜，不令渗入压膀胱，又生他变。

铅粉系黑铅煅炼，气味辛寒，但有豆粉、蛤粉同入，故止入气而不入血，其功专能止痛生肌，膏药每取为用，且能化蛊杀蛊。

铅丹即名黄丹，系用黑铅③、硝黄、盐、矾煅炼而成，亦能杀蛊解热，坠痰祛积，更拔毒去瘀，长肉生肌，膏药多用。目暴赤痛，铅丹调贴太阳立效。但性带阴毒，性味

① 熟：原作"热"，据《本草求真》卷二改。
② 授：揉搓。
③ 铅：原无，据《本草求真》卷二补。

沉阴，久服多服，恐伤人心胃，兼损阳气。

猪肉 专入脾、胃。性属阴。丰体泽肤，润肠胃，生津液，补肾气虚竭。疗狂病久不愈，并中土坑恶气。压丹石毒，宜肥热人食之。但性阴寒，阳事弱者忌；且生湿痰，招风热，凡伤风寒及病初起尤忌。心血，合朱砂能治惊痫癫疾。肝，和明砂作丸，能治雀目夜不能睹。肺，合薏苡能治肺虚咳嗽。肚，合黄连五两、栝①蒌根、白粱米各四两、知母三两、麦门冬二两，缝定，蒸熟捣丸如梧子大，每服三十丸，米饮下，能治脏腑及大肠热毒。但②气味咸冷，不能补肾精气，止可借为肾经引导。肠，合黄连为丸以服，能治肠风脏毒。胆汁，味苦气寒，质滑润燥，泻肝和阴，用灌谷道以治大便不通，且能明目杀疳，沐发光泽。胿，治梦中遗尿，疝气坠痛，阴囊湿痒，玉茎生疮。乳，甘咸而寒，能治小儿惊痫。蹄，同通草煮汤，能通乳汁。肉，反黄连、桔梗、乌梅，犯必泻痢。

龟板 专入肾，兼入心。甘咸微寒。入心通肾，补心资智，益肾滋阴。治阴血不足，劳热骨蒸，腰脚疼痛，久泻久痢，久嗽，痎疟，癥瘕，崩漏，五痔，产难，小儿囟门不合，服皆有效。首向腹，故通任脉。通心入肾以滋阴。至阴大寒，多用必伤脾土。肾虽虚无热者，亦勿用。尿，走窍透骨，染须发，治哑聋。

---

① 栝：原作"括"，据《本草求真》卷二改。

② 但：原脱，据思贤书局刻本补。

龟胶 专入肾。气味益阴。龟胶与龟板主治相同，而经桑柴火熬成，其力尤大，故用板不如用胶，然必审属阳脏于阴果属亏损，服乃相宜，若但属微温，亦不宜妄投。止以劳虚骨蒸为用，否则阴虚仍以熟地为要，此则至阴至寒，犹恐伤胃。

桑螵蛸 专入肝、肾、膀胱。味咸甘气平，无毒。滋肾，利水，交心。入肝肾命门，益精气而固肾。治虚损阴痿，梦寐失精，遗尿白浊，能益精生子。又利水道，通五淋，缩小便，及女子血崩，疝瘕，血闭，腰痛。酒炒用，畏旋覆花。螳螂主治小儿惊搐，并出箭簇入肉，以螳螂一个，巴豆半个，研敷伤处，微痒且忍，待极痒乃撼拔之，以黄连贯众汤洗，石灰敷之，或生肌散亦可。

人乳 专入肝、肾、肺。气味甘润。补阴，润燥，泽肤，令人肥白。润五脏，补血液，止消渴，清烦热，理噎膈。解独肝牛肉毒，合浓豉汁服之神效。和雀屎去目中努肉①。小儿服之，益气血，补脑髓。赤涩多泪，可用黄连浸点。实为补虚润燥要剂，但脏寒胃弱作泄者，不宜多服。乳与食同进，即成积滞发泻。取首生无病妇人之乳，白而稠者佳；若黄赤色，气腥秽者不用；或暴晒用茯苓粉收，或水顿取粉犹良。顿乳取粉法：小锅烧水滚，用银瓢如碗大，锡瓢亦可，倾乳少许入瓢，浮滚水上顿，再浮冷

---

① 努肉：即胬肉。指因眼球结膜增生而突出的肉状物。

水上，立干刮取，再顿再刮，如摊粉皮法。

温 肾

熟地黄　专入肾，兼入肝。甘而微温，味厚气薄，专补肾脏真水，兼补五脏真阴。填骨髓，长肌肉，生精血，补五脏内伤不足，通血脉，利耳目，黑须发，男子五痨七伤，女子伤中胞漏，经候不调，胎产百病。补血气，滋肾水，去脐腹急痛，病后胫股酸痛，坐而欲起，目𥇦𥇦①无所见。凡真阴亏损，为发热，为头痛，为焦渴，为喉痹，为嗽痰，为喘气，或脾肾寒逆为呕吐，或虚火载血于口鼻，或水泛于皮肤，或阴虚而泄利，阳浮而狂燥，或阴脱而仆地，及阴虚而见神散，见燥动，见刚急，皆赖此主治。阴虚而水邪上沸者，必赖此以归元。且兼散剂能发汗，兼温剂能回阳。若纯阴无火，厥气上逆而呕者深忌。痰多气郁之人，能窒碍胸膈，用宜斟酌。好酒、砂仁末同入，久蒸、曝②。肥大者佳。

何首乌　专入肝，兼入肾。苦涩微温。专补肝血。滋水补肾，黑发轻身，阴不甚滞，阳不甚燥，得天地中和之气。治瘰疬，消痈肿，疗头面风疮，治五痔，止心痛，益血气，黑髭发，悦颜色，久服长筋骨，益精髓，延年不老。亦治妇人产后及带下诸疾。久服令人有子，治腹脏一

---

① 𥇦（máng 忙）：指目视不明。
② 曝：原作"暴"，据《本草求真》卷二改。

切宿疾，冷气肠风。泻肝风，止恶疟，益阴补肝，为疟疾要药。时珍曰：不寒不燥，功在地黄、天冬之上①。禀春气以生，而为风木之化，故专入肝经，以为益血祛风之用，兼补肾者，亦因补肝而兼及也。熟地峻补先天真阴，其功可立救孤阳亢烈之危。首乌系调补后天营血，果能常服则自长养精神，却病调元。盖先天、后天之阴不同，故奏功之缓急轻重亦大有异。况名夜合，又名能嗣，则补血之中，尚有助阳之力，岂若地黄专能滋水，气薄味厚而浊中之浊，仅为坚强骨髓之用乎！以大如拳五瓣者良。泔浸，竹刀刮皮切片，用黑豆与首乌拌匀，铺柳甑，入沙锅，九蒸九晒。茯苓为使。忌猪肉、无鳞鱼、莱菔、葱、蒜、铁器。

肉苁蓉 专入肾，兼入大肠。甘酸咸温。体润色黑，滋肾润燥。治五劳七伤，补中，除茎中寒热痛痒，安五脏，益阴气，多子，妇人癥瘕积块，除膀胱邪气，止痢，益髓，悦颜色，延年。大补壮阳，日御过倍。治女人血崩，男子绝阳不兴，女子绝②阴不产。润五脏，长肌肉，暖腰膝，男子泄精、尿③血、遗沥，女子带下阴痛。若火衰至极，反用此甘润之品，意与附桂同能补阳，其失远矣！况既言补阴，而又以苁蓉为名，是明因其功力不骤，

---

① 不寒不燥……天冬之上：语本《本草纲目》卷十八。
② 绝：原作"胞"，据《本草纲目》卷十二改。
③ 尿：原脱，据《政类本草》卷七补。

气专润燥，是以宜于便闭，而不宜于胃虚之人也。谓之滋阴则可，谓之补火则未必。大如臂，有松子鳞甲者良。酒浸，刷去浮甲，劈，除内筋膜，酒蒸半日，酥炙用。忌铁器。

锁阳 专入肾，兼入大肠。味甘咸，性温润，无毒。大补阴气，益精血，利大便。与苁蓉同为一类，润燥养筋，治痿弱。凡阴气衰损，精血衰败，大便燥结者啖之，可代苁蓉。不燥结者勿用。煮粥弥佳，性虽温而体仍润。又云补阳者，亦阴补而阳自兴之意，泄泻及阳易举而阴不固者忌之。鳞甲栉比①，状类男阳。酥炙。

菟丝子 专入肝、肾，兼入脾。辛甘温平，质粘，温而不燥，补而不滞。温肾补肝，止遗固脱，补精添髓，强筋健骨，暖腰温膝，明目祛风，养肌强阴，主茎中寒，精自出，尿有余沥，口苦燥渴，寒血为积。久服轻身延年，去面䵟，悦颜色。血补则风除，为补肝肾脾气要剂，合补骨、杜仲用之最宜。酒浸煮烂，作饼②，山药为使。

巴戟天 专入肾。辛甘微温。温补肾阴，兼祛风湿，为补肾要药。治五痨七伤，强阴益精，凡腰膝疼痛，风气脚气，水肿水胀，大风邪气，阴痿不起，强筋骨，安五脏，补心志，益气力，疗头面游风，小腹及阴中相引痛，男子夜梦鬼交，精泄，强阴下气，治风癞及一切风疾，补

---

① 栉比：像梳子齿那样密密地排着。
② 饼：《本草求真》卷一"饼"下有"暴干"二字。

血海。地黄饮子用以治风邪，可知不专补阴。去心，酒浸焙用，覆盆子为使，恶丹参。阴虚而相火炽者忌服。

续断　专入肝、肾。味苦性温。温补肝肾，散筋骨血气凝滞。又味辛能入肝补筋，补五劳七伤，破癥结瘀血，消肿毒，肠风痔瘘①，乳痈瘰疬，去诸温毒，通宣血脉。凡跌扑损伤，痈肿及筋骨曲节血气滞结之处，服即消散止痛生肌。治妇人崩漏，产后胎漏，子宫冷，面黄虚肿，并缩小便，固精，止尿血，安胎。久服能使气力倍增，筋断复续，故曰续断，实疏通气血筋骨第一要药也。第②因精薄而见精脱胎动，尿血失血等症深忌，以性下行故耳。功与地黄、牛膝、杜仲、巴戟相等，但有微别。川产状如鸡脚，皮黄皱，节节断者真。去皮硬筋，酒浸用。

杜仲　专入肝。辛甘微温。温补肝气，达于下部筋骨气血。治肾劳腰挛，为筋骨血气之需。色紫入肝，润肝燥，补肝经风虚，为肝经气药。治腰膝痛，补中益精气，坚筋骨，强志。脚中酸痛，不欲践地。除阴痒，去囊湿，痿痹，痛软，胎滑，梦遗，小便余沥。若遗精有痛，用此益③见精脱不已。胎因气虚而血不固，用此益见血脱不止。且肾虽虚而火炽者，亦勿用。功与牛膝、地黄、续断相佐而成。出汉中，厚润者良；产湖广者，皮薄肉厚尤佳。去

---

①　瘘：原作"瘘"，据《本草纲目》卷十五改。
②　第：即但。
③　益：更，更加。

粗皮剉，或酥或酒或蜜炙，或姜或盐或酒炒，在人随症活变。恶黑参。

覆盆子　专入肾。甘酸微温，无毒。能涩精固脱。性气中和，功能温肾而不燥，固精而不凝，故阴痿能强，肌肤能泽，脏腑能和，须发不白，女子多孕。既有补益，复多收敛，名为覆盆者，能使尿盆皆覆也。补虚强阴，温中益力，安和五脏，疗痨损风虚，补肝明目，并宜捣筛，每旦水服三钱。益肾脏，缩小便，取汁同蜜少许，煎为稀膏点服，补肺气虚寒。但性固涩，小便不利者勿服。叶绞汁滴目中，出目弦虫，除肤赤①，收湿止泪。酒浸色红者真，否即是假，但真者甚少。去蒂，淘净捣饼，用时酒拌蒸。同车前、五味、兔丝②、蒺藜为五子衍宗丸，治男子精气亏乏，中年无子。加巴戟天、腽肭脐、补骨脂、鹿茸、白胶、山茱萸、肉苁蓉治阳虚阴痿，临房不举，精寒精薄。

狗脊　专入肝、肾。味苦甘平，微温，无毒。温补肝肾，以除寒湿、风湿，补血滋水，治背促腰痛，脚弱失尿，周痹，强机关，利俯仰，疗风虚目暗，膝痛，健筋骨，补益男子，尤利老人。苦能燥湿，甘能益血，温则补肾养气，是补而能走之药。切片酒蒸。

胡桃肉　专入命门，兼入肺、大肠。味甘气热，皮涩肉润，汁黑无毒。温补命门，涩精固气。治虚寒咳嗽，

---

① 赤：思贤书局刻本作"去"。
② 兔丝：即菟丝子。兔，思贤书局刻本作"菟"。

腰脚重痛，心腹疝痛，血利肠风，散肿毒，发痘疮，制铜毒。食之令人肥健，黑须发，利小便，去五痔。又令人能食，其法不得并食，须渐渐食之，初日服一颗，每五日加一颗，至二十颗止，周而复始。常服令人能食，骨肉细腻光润，须发黑泽，血脉通润，去一切老痔，通命门，助相火，利三焦，温肺润肠，补气养血，润燥化痰，敛气定喘，涩精固肾，与补骨脂一水一火，大补下焦，有同气相生之妙。然壮肾火，助风痰，凡肺有热痰及命门火炽者忌。且多食则脱眉。油者有毒，止①杀虫治疮。

灵砂　专入肾。甘温无毒。治五脏，疗百病，养神安魂魄，益气明目，通血脉，止烦满，益精神，杀精魅②恶鬼气。久服通神明，不老轻身神仙，令人心灵。主上盛下虚，痰涎壅盛，头旋吐逆，霍乱反胃，心腹冷痛，升降阴阳，既济水火。研末，糯米糊为丸，枣汤服，最能镇坠神丹也。又名神砂，系水银、硫黄二物煅炼而成。其法用水银一两，硫黄六铢细研，炒作青砂头后，入水火既济炉抽之如束针绞者，成就也。此以至阳勾至阴，脱阴反阳，故曰灵砂。凡阳邪上浮，下不交阴，而致虚烦狂燥，寤寐不安，精神恍惚者，用此坠阳交阴，则精神镇摄而诸病悉

---

① 止：仅仅。
② 精魅：又名"鬼魅"。中医传统观点认为是致病因素之一，属鬼神之属。

去，故曰灵。东坡①言治久患反胃及一切吐逆，小儿惊吐，其效如神。后人不明神砂即属丹砂，混以灵砂入于益元散内，讵②知天渊各别！

鹿胶 专入肾。味甘气平，无毒。温补肾阴，以通冲任。补阳益阴，强精活血，总为通督脉，补命门之要。疗吐血下血，腰痛，四肢作痛，多汗淋露，折跌损伤，补虚劳，治劳嗽，尿精，尿血、疮疡肿毒，妇人漏下赤白，能令有子，止痛安胎，久服长肌益髓，令人肥健，悦颜色，轻身延年。但性缓味甘，不如茸之力峻。同桂则通阳，除寒热、惊痫。同龟胶则达任，治羸瘦腰痛。同地黄则入冲，治妇人血闭胎漏。若上焦有痰热，胃家有火，吐血属阴衰火盛者俱忌。角，咸温，生能散热行血，消肿辟恶；熟能益肾补虚，强精活血。角霜连汁煎干，能治脾胃虚寒便泄，取其温而不滞。

海狗肾 专入肝、肾。即腽肭脐，味甘而咸，大热，无毒。温肾补精，行血软坚。补虚固精，壮阳气，补中益肾气，暖腰膝，破癥结，疗狂痫疾。五劳七伤，阴痿少力，面黑精冷最良。治鬼气尸疰，梦与鬼交，鬼魅狐魅，心腹痛，中恶邪气，宿血结块，痃癖羸瘦。此药长年温润，腊月置水中不冻，性热可知。又投睡熟犬边，犬即惊

① 东坡：即苏东坡。原作"东垣"，据《本草纲目》卷九、《本草求真》卷二改。
② 讵：岂，怎。

跳。但脾胃挟有寒湿者亦忌。酒浸纸裹，炙香剉捣，或于银器中，以酒煎熟合药用。以汉椒、樟脑同收则不坏。

獭肝 专入肝、肾。性禀纯阳，其性最淫，性温味咸，微毒。治鬼疰传尸，蛊毒杀蛊。治上气咳嗽，虚劳嗽病，虚汗客热，四肢寒疟。止久嗽，除鱼鲠，并烧灰酒服之。治尸疰，取獭肝一具，阴干为末，水服方寸匕，日三，以瘥为度。如无獭肝，獭爪亦可。小儿鬼疰，及诸鱼骨鲠，烧灰酒服。獭茎治阳虚阴痿精寒，取阴①一枚，价值数金，若以妇人摩热，则茎跃然而动。

犬肉 专入脾、胃、肾。味咸性温，属土，有火无毒。补脾阴，温肾阴。温暖脾胃，安五脏，又补绝伤，壮阳道，暖腰膝，益气力，补血脉，厚肠胃，实下焦，填骨髓。肉炙食亦热，妊妇食之令子无声。气壮多火，阳事易举者忌之，热病后及中满症服，更能杀人，反商陆，畏杏仁，恶蒜。狗宝②系结成狗腹中者，最难得，专攻翻胃③，善理疔疽。黄犬益脾，黑犬补肾，他色者不宜用。

温 涩

肉豆蔻 专入脾、胃，兼入大肠。辛温气香，兼苦而涩。燥脾温胃，涩肠行滞，治膨消胀。治积冷气，止呕逆

---

① 阴：即獭之阴茎。

② 狗宝：即狗结石，为狗的胃结石。

③ 翻胃：又称"反胃""胃反"。指以食后脘腹闷胀，宿食不化，朝食暮吐，暮食朝吐为主要临床表现的病证。

反胃，消谷下气。散肺中滞气，宽膈进食，去白睛翳膜，除疟疾寒，解酒毒。补肺气，益脾胃，理元气，收脱气。凡脾胃虚寒挟有痰食，而见心腹冷痛，泻泄不止，服此辛温，既能除冷去胀，复能涩肠止痢。与补骨脂同用，则能止肾虚泄利。郁热暴注，因热腹痛，火升作呕，气虚诸证咸禁。出岭南，糯米粉裹煨熟，去油用，忌铁。

补骨脂　专入肾。气味辛大温，无毒。即破故纸，辛苦大温，色黑无毒。温肾逐冷，涩气止脱。兴阳事，暖丹田，治耳鸣耳聋，两足痿软，能敛神明，使心胞①之火与命门之火相通，因而元阳坚固，骨髓充实，疗五劳②七伤，肝肾亏损，男子腰膝冷痛，囊湿，肾冷流精，肾虚泄泻，妇人肾虚胎滑。或因气陷气短而见胎堕，水衰火盛而见精流、泄泻，妄用止脱则杀人矣。盐水炒，恶甘草。

没石子　专入肾，兼入脾、胃。味苦性温，色黑。固肾止脱，益血生精，和气安神。功专入肾固气，凡梦遗，精滑，阴痿，齿痛，腹冷泄泻，赤白痢疾，疮口不收，阴汗不止，一切虚火上浮，肾气不固者，取其苦以坚肾，温以暖胃健脾，黑以入肾益气补精，俾③气纳丹田，不为走泄，则诸病自愈。合他药以染须发，为末以擦牙齿，皆是收涩之力。多用恐气过下。颗小纹细者佳，忌铜铁。

---

① 心胞：即心包。
② 五劳：原作"五痨"，据思贤书局刻本改。
③ 俾：使。

莲子　专入脾，兼入心、肾。甘温而涩。补心与肾，能交水火而媾心肾，安静上下君相火邪，通十二经络血脉，理梦遗、崩带等症。味涩则肠胃亦固，而无五更洞泄之虞。大便燥者勿服。莲心性苦寒，能治心热；石莲除噤口、热毒、淋浊。若产树上者不宜，黑如石者佳。莲藕生则涤热除烦，熟则补中和胃。

莲须　专入心、肾。甘温而涩。功与莲子略同，但涩性居多，服能清心通肾，益血固精，乌须黑发，止崩住带，凡欲动精薄，而见滑脱不禁者，当用此秘涩。忌地黄、蒜、葱。

芡实　专入脾，兼入肾。气味甘平而涩，无毒。补脾固肾，助气涩精。治湿痹，腰脊膝痛，解暑热酒毒，止泄泻，疗小便不禁，梦遗滑精，白浊带下，除暴疾止渴，益精开胃，益肾助气强志，令耳目聪明，久服轻身不饥，耐老神仙。大小便不利者勿服，小儿不宜多食，最难消化。蒸熟捣粉，若入涩精药，可连壳用。

奲奲葡萄　专入肾，气味甘咸而温。能摄精气归宿肾脏，与五味子功用不甚相远，壮人以之强肾，用此与人参各一钱，火酒浸一宿，清晨投手心摩擦腰脊，能助筋力强壮；若卧时摩擦腰脊，力助阳事；若坚强者服之，尤为得力。

阿芙蓉① 专入命门。气味酸涩。用此一分，粳米饭捣作三丸，通治虚寒百病。凡泄泻脱肛，久痢虚滑，用一二分米饮送下，功胜粟壳。不可多服，忌酸醋，犯之断肠，及忌葱、蒜、浆水。补火，涩精，秘气。

禹余粮 专入大肠、胃，兼入心肾。甘平，性涩质重，镇怯固脱。治咳逆寒热烦满，血闭癥瘕，小腹疼结烦痛及骨节疼，四肢不仁，痔瘘②等疾。治伤寒下利不止，心下痞鞕③，利在下焦，赤石脂禹余粮丸主之，取重以镇怯，涩以固脱。功与石脂相同，而石脂之温则又过之。取无砂者良，细研淘取汁澄用。

寒 涩

五倍子 专入肺、脾。味酸而涩，气寒能敛。生津液，消酒毒。内服敛肺，泻火除热，止嗽固脱，外祛风湿杀蛊。能敛肺经浮热，为化痰、渗湿、降火、收涩之剂。癣疥，瘙痒，眼目赤痛用之皆效。治五痔下血不止，小儿夜啼，及面鼻疳疮，消肿毒喉痹，敛溃疮金疮，收脱肛及子肠坠下。口疮掺之，便可饮食。肠虚泄痢，为末热汤服之。治自汗、盗汗，用五倍子研末，津调填脐中缚定，一

---

① 阿芙蓉：即鸦片，为罂粟花的津液。
② 瘘：原作"痿"，据《本草纲目》卷十改。
③ 鞕：同"硬"。原作"鞭"，据文义改。

夜即止。染须皂物①最妙，生于盐肤木上，乃小虫食汁遗种，结球于叶间。入药或生或炒用。

百草煎 专入肺、胃。系五倍子末同药作饼而成，其性稍浮，味酸涩而带余甘。清肺化痰定嗽，解热生津止渴，收湿消酒，乌须发、止下血久痢，脱肛，牙宣齿䘌，面鼻疳蚀，口舌糜烂，风湿诸疮。敛肺止嗽固脱，凡上焦痰嗽热咳诸病，用此含化最宜，加以火煅，则治下焦血脱、肿毒、金疮、喉痹、口疮等症，用之即效，以黑能入下焦故也。制用五倍子一斤，同桔梗、甘草、真茶②各一两，入酵糟四两，擂烂拌和器盛，置糠缸中罨之，待发起如发面状即成矣，捻作饼丸，晒干用。

粟壳 专入肺、大肠，兼入肾。即御米壳，酸涩微寒。敛肺，涩肠，固肾。凡久泻，久痢，脱肛，久嗽气乏，并心腹筋骨诸痛，遗精，脱肛者最宜。嗽痢初起者大忌。罂中有米极细，气味甘寒，煮粥能治反胃。粟壳洗去蒂膜，或醋炒、蜜炒取用。

龙骨 专入肝、肾、大肠，兼入心。甘涩微寒。敛肝气，止脱，镇惊安魄。入肝敛魂，故能镇惊辟邪，止汗定喘，治心腹鬼疰，精物老魅咳逆，泄痢脓血，女子漏下，癥瘕坚结，小儿热气惊痫。心腹烦满，恚怒，气伏在心下，不得喘息，肠痈内疽，四肢痿枯，夜卧自惊，汗出，

---

① 皂物：亦作"皁物"。柞栗之类，可做黑色染料。
② 真茶：即好茶。

缩小便尿血，养精神安五脏。白龙骨主多寐泄精，止夜梦鬼交，虚而多梦纷纭，止冷痢下脓血，止肠风下血，鼻洪①吐血，止泻痢，涩肠胃，止阴疟及脱肛，疮口不敛。北地锦纹，舐之粘舌者佳，酒煮火煅用。忌鱼及铁，畏石膏、川椒，得人参、牛黄良。

牡蛎 专入肾，兼入肝。咸涩微寒。功专入肾，软坚化痰散结，收涩固脱。治伤寒寒热，温疟洒洒，惊恚怒气，除鼠瘘②，强骨节，杀鬼，延年。除留热在关节营卫，虚热去来不定，烦满心痛气结，除老血，涩大小肠，止大小便，去胁下坚满，止心脾气痛，小儿惊痫。凡瘰疬结核、血瘕、遗精、崩带、咳嗽、盗汗、遗尿、滑泄、燥渴、温疟、赤痢等症，皆能有效。然咸味独胜，走肾敛涩居多，久服亦能寒中。煅成粉用，此属海气化成。

蛤蜊粉 专入肾，兼入肺、肝。即海内水蚌壳煅而为粉也。性咸寒。解毒化痰，止嗽敛寒，治肿。治热痰、老痰、湿痰、顽痰、疝气、白浊、带下，同香附末、姜汁调服，主心痛。清热利湿，化痰饮，定喘嗽，止呕逆，止遗精白浊，心脾疼痛，化积块，解结气，散肿毒，消瘿核。油调涂汤火伤。治水肿以大蒜十个，捣泥入蛤粉为丸，食前白汤下。文蛤性兼利水，止渴除烦，并治血热崩中、带下等症。海蛤亦属利水消肿止嗽之品。

---

① 鼻洪：指鼻出血之甚者。
② 瘘：原作"瘘"，据《本草纲目》卷四十六改。

收　敛

白芍　专入肝。味酸微寒，无毒。专入肝经血分敛气。泻肝安脾肺，收胃气，能于土中泄木，清胃热，固腠理，和血脉，收阴气，敛逆气。治邪气腹痛，腰痛，除血痹，破坚积，散恶血，逐贼血，治肺急胀逆喘咳，水气满腰，溶溶如坐水中。益气除烦，敛汗安胎，补痨退热，及治泻痢后重，痞胀胁痛，肺胀嗳逆，痈肿疝瘕，鼻衄，目涩，尿闭，皆因肝气过盛，致阴液不敛。能理脾肺者，因肝气既收，则木不克土，金亦得养。产后不宜妄用。出杭州佳，酒炒用。恶芒硝、石斛，反藜芦，畏鳖甲、小蓟。

五味子　专入肺、肾。气味酸咸温，无毒。味虽有五，酸咸居多，其性亦温，敛肺归肾，涩精固气。治喘咳燥嗽，壮水镇阳，治风消食，反胃霍乱转筋，疝癖奔豚冷气，心腹气胀，补虚劳①，益男子精，令人体肤悦泽。敛气滋水，涩精强阴，益气生津，补虚明目，止呕除泄，宁嗽定喘，除烦止渴，消肿解酒，收耗散之气及瞳子散大，为保肺滋肾要药。盖气发于肾出于肺，若阴虚火起，则烦渴、嗽咳、遗精、汗散互见，故用此而气始有归宿，则诸病悉除。寒邪初冒，脉实有火者禁用，恐闭邪气，必先发散而后用之良。北产紫黑者良，入补药蒸用，嗽药生用。

---

① 劳：原作"痨"，据《本草纲目》卷十八改。

恶萎蕤。

酸枣仁 专入肝、胆，兼入脾。甘酸温润，有生熟之分，生则导虚热，故疗肝热好眠，神昏躁[1]倦之症；熟则收敛津液，故疗胆虚不眠，烦渴虚汗之症。本肝胆二经要药，因其气味香甘，故又舒脾。治心腹寒热，邪结气聚，四肢酸痛，湿痹，久服安五脏，轻身延年。治烦心不得眠，脐上下痛，久泄虚汗烦渴，补中益肝气，坚筋骨，助阴气，能令人肥健，祛筋骨风，炒仁研汤服。按肝虚则阴伤，而心烦魂不能藏，因不得眠，故凡伤寒虚烦多汗，及虚人盗汗皆炒用，取其收敛肝脾津液。治心多惊悸，用酸枣仁一两炒香捣为散，每服二钱，竹叶汤调下。治虚劳虚烦，用枣仁二升，甘草一两炙，知母、茯苓、芎䓖各二两，深师[2]加生姜二两，此补肝之剂。归脾汤亦以养营气，则肝自藏魂而神恬，血自归脾而卧安矣。至胆热因被热淫，神志昏冒，故好眠仍兼烦躁，用此疗热则神气清爽，安和好眠。仁性多润，滑泄最忌。恶防己。

金樱子 专入肾、脾、肺，生者酸涩，熟者甘涩，收涩脾肾与肺之精气。涩可止脱，甘可补中，酸可收阴。理梦遗、崩带、遗尿，且能安魂定魄，补精益气，壮筋健骨。然此虽收涩佳剂，若无故熬膏频服，而令经络隧道阻

---

① 躁：原作"燥"，据《本草求真》卷二改。
② 深师：南北朝时宋齐间医家。僧人，曾选录支法存等诸家有关药方，辑成《僧深药方》（或《深师方》）三十卷，已佚。

滞，非为无益，反致增害。熟则纯甘，熬膏甘多涩少。取半黄者，去刺核。

诃子 专入大肠、肺。气温味苦酸涩，气温无毒。收脱止泻，仍降痰火。实大肠，敛肺，消痰降火，除滑止喘，定逆开胃，调胃和中，消膨去胀。治冷气，破胸膈结气，止呕吐霍乱，心腹虚痛，肾气奔豚，肺气喘急，肠风泻血，崩中带下，胎漏胎动。患痢人肛门急痛，产妇阴痛，和蜡烧烟熏之，及煎汤熏洗。治痰嗽咽喉不利，含三数枚殊胜。但苦性居多，服反使气下降，虚人不宜独用。嗽痢初起者切忌，外邪未除者禁。生清肺行气，熟温胃固肠。酒蒸去核用肉。波斯①国人行舟遇大鱼，涎滑数里，舟不能行，投以诃子，其滑即化，可知化痰之力。

山茱萸 专入肝、肾。味酸性温而涩。温补肝肾，涩精固气。能暖腰膝，助水脏及风寒湿痹，鼻塞目干。安五脏，通九窍，耳鸣耳聋皆治，入肝肾二经气分。治心下邪气，肠胃风邪，寒热疝瘕，头风面疱，强阴益精，兴阳道，坚阴茎，止老人尿不节，治面上疮，能发汗，止月水不定。去核用。恶桔梗、防风、防己。

赤石脂 专入大肠。甘酸辛大温，无毒。质重入下焦血分，固脱及兼溃疡收口，长肉生肌。养心气，明目益精，疗腹痛肠澼，下痢赤白，痈疽疮痔，女子崩中，产后

---

① 波斯：即伊朗的旧称。

胞衣不出，催生下胎。补心血，厚肠胃，除水湿，收脱肛，补五脏虚乏。赤入血分，白入气分。细腻粘舌者良，研粉水飞用。恶芫花，畏大黄。与禹余粮、粟壳皆属收涩固脱之剂，但粟壳体轻微寒，止入气分敛肺；禹余粮甘平性涩，重过石脂；此则功专主涩，其镇坠终逊禹余之力。

木瓜 专入脾、肺，兼入肝。气味酸涩而温，无毒。疏脾胃筋骨之湿，收脾肺耗散之气。调营卫①，助谷气。理脾舒筋，敛肺伐肝，疏湿热，治吐利、转筋、脚气。治脚气冲心，取嫩者一颗，去子煎服佳。强筋骨，下冷气，止呕逆心膈痰唾，消食止水，利后渴不止，作饮服之。止奔豚及水肿，冷热痢，心腹痛，食之太过，又损齿与骨及犯癃闭。且伐肝，即理脚气，亦宜审其虚实，寒湿者宜，热湿者忌。陈者良，忌铁。

乌梅 专入肺、肠，兼入肝、胆。酸涩而温，系脾肺血分之果，敛肺涩肠。下气除热，去烦满安心，止肢体疼痛，偏枯不仁，死肌，去青黑痣，蚀恶肉。去痹利筋脉，止下痢，好唾口干。水渍汁饮，治伤寒烦热。止渴调中去痰，止瘴疟，止吐逆霍乱，除冷热痢。治虚劳骨蒸，消酒毒，令人得睡。和建茶、干姜为丸服，止休息痢大验。软筋骨，杀伏虫，刺入肉中则拔。久嗽泻痢，气逆反胃噎膈，蛔厥吐利，解鱼毒、马汗毒、硫黄毒，消痈肿，攻眩

---

① 卫：原作"胃"，据《证类本草》卷二十三改。

仆。治痢血，用乌梅、胡黄连、灶下土等分为末，茶调服亦效。治恶肉，用乌梅烧存性，研敷恶肉上，一夜立尽。治痈毒，用此烧灰存性为末，入轻粉少许，香油调涂四围。治牙关紧闭，取肉擦牙龈，涎出即开，白梅尤良。人之舌下有四窍，两通胆液，故食梅则津生。白梅由于盐渍①，若牙关紧闭，死肉黑痣，白梅用之更捷也。但肝喜散恶收，久服酸味亦伐生气，且于诸症初起切忌。

镇　虚

金银薄　专入肝。辛平，有毒。平肝镇怯。除邪杀毒，安魂定魄，养心和血，止癫除狂，疗惊祛风，凡癫痫风热，上气咳嗽，伤寒肺损，吐血骨蒸，劳极作渴，并以金薄入丸散服。银薄坚筋骨，镇心明目。去风热癫痫，入②丸散用。疗小儿惊伤，五脏风痫，癫疾狂走。银薄色薄入气，金薄色黄入血，差各有别。畏锡、水银，遇铅则碎，五金皆畏，入丸为衣，入汤剂水煮用。

铁粉　专入肝。气辛味咸，性平无毒。入肝平木，质重坠，镇惊疗狂，消痈解毒。安心神，坚筋骨，强志力，除风邪，养血气，治心痛健忘，止虚痫，镇五脏，消宿食，去邪气，冷气痃癖③，癥结，脱肛痔瘘及伤竹木刺入

---

① 渍：原作"清"，据《本草求真》卷二改。

② 入：原作"交"，据上文"以金薄入丸散服"改。

③ 痃癖：指脐腹偏侧或胁肋部时有筋脉攻撑急痛的病症。癖，原作"癣"，据《证类本草》卷四改。

肉。和诸药用枣膏为丸。暂用则可，久用鲜效，且诸草药切忌，畏磁石、皂荚。烧赤醋沃七次用。

磁石 专入肾。味辛而咸，微寒无毒。补肾水，镇虚怯。治周痹风湿，肢节中痛，不可持物，除大热烦及耳聋。养肾脏，温骨气，益精，通关节，消痈肿，鼠瘘颈核，喉痛，小儿惊痫，男子肾虚身强，腰中不利。明目聪耳，止金疮血。入肾镇阴，使阴气龙火不得上升，故《千金》磁砾丸以治耳鸣嘈嘈，肾虚瞳神散大，谓有磁石以镇养真精，使神水不得外移，朱砂入心镇养心血，使邪火不得上侵耳目，肾受荫矣。凡周痹风湿，一见肢体酸痛，惊痫，肿核，误吞针铁，金疮血出者，莫不用此调治。吞针铁系线服下，引上即出。又研细末，以筋肉莫令断，与末同吞下。色黑能吸铁者真，火煅醋淬，研末水飞用。柴胡为使，杀铁，畏黄石脂，恶牡丹、莽草。

代赭石 专入心、肝。味苦而甘，气寒无毒。凉血，解热，镇惊。治鬼疰贼风蛊毒，杀精物恶鬼，腹毒邪气，女子赤沃漏下，带下胎动，产体胞衣不出，堕胎，小儿惊风疳疾，及阴痿不起。止反胃吐血，鼻衄，月经不止，肠风痔瘘，脱精遗溺。疗血热泄痢，噎①膈痞硬，惊痫，金疮等疾。但小儿慢惊及下部虚寒者忌之。击碎有乳孔者真，火煅醋淬三次，研细水飞用。

---

① 噎：原作"膅"，据《本草求真》卷二改。

云母石　专入脾，兼入肝、肺。气味甘平而温。温中镇怯。治身皮死肌，痰饮头痛，中风寒热，如在车船上，除邪气，安五脏，益精明目。下气坚肌，续绝补中，疗五劳七伤，虚损少气，止下痢肠澼。达肌温肉，安脏定魄，疗恶毒痈疽，及车船眩晕。但性偏助阳，阴虚火炎者勿服。色白光莹者良，使泽泻，恶羊肉。

密陀僧　专入脾。味辛而咸，气平小毒。祛湿除热，消积涤痰，镇坠之品。镇心安惊定魄，补五脏，治咳嗽，呕逆，吐痰，反胃，消渴，绝疟除痢，消积杀虫，疗金疮、五痔、肿毒，止血，散肿。敷冻疮以桐油调敷。解狐臭浆水洗净，油调密陀僧涂之，或用热蒸饼一个，切开掺末夹之。染须发。惊气入心络，喑不能语，用末一匙茶调服即愈。出银坑真者难，出银炉者止可外敷。

散　寒

麻黄　专入膀胱，兼入肺。辛温微苦，中空而浮。发汗解肌，去营中寒邪，卫中阴邪。治中风伤寒头痛，温疟，风寒郁肺，咳逆上气，痰哮气喘，除寒热，破癥坚积聚，五脏邪气，胁痛，乳疾，止好唾，泄邪恶气，消赤黑斑毒，身上毒风疹痹，皮肉不仁，壮热温疫，山岚瘴气。通腠理，利九窍，开毛孔皮肤，散赤目肿痛，水肿风肿。发汗用茎去节，止汗须用根节，并蛤粉、粟米等分为末扑之。过用则汗多亡阳，自汗表虚。夏月阳气外泄，不宜再发以夺元气；然果值有深寒，又宜酌用。麻黄汤乃仲景开表逐邪发汗第一峻药，庸工不知其制，在以被温覆始峻，不温覆则不峻也，如和太阳未尽之寒热，解太阳热多寒少之寒热，散太阴肺之邪，温少阴肾之寒，凡邪在太阴，卒中暴厥，口噤气绝，下咽奏效，皆不温服取汗，是麻黄之峻与不峻，在温覆与不温覆。仲景用方之心法，非庸工所能窥其藩篱，无怪其畏如鸩毒①也。

细辛 专入肾，兼入肝、胆。味辛而厚，气温而烈。为足少阴肾经温经主药，宣散肾经风寒。凡风寒邪入少阴，而见本经头痛，腰脊俱强，口疮喉痹，鼻渊齿䘌②，水停心下吐涎沫，耳聋、鼻痛，倒睫，便涩，并宜此治。治诸恶疮，头疮白秃，风疮皮肤如虫痒，可煎汁洗并傅之。通关利窍，破痰下乳，行血发汗。且走肾者必兼肝胆，故胆虚惊痫及风眼下泪者，皆赖此治。或用独活为使，俾在表之阳邪可表，而在里之伏邪可除。然味厚性烈，所用止宜数分，过则气塞命倾，若血虚头痛者犹戒。产华阴者真，去双叶用。恶黄芪、山茱萸，畏硝石、滑石，反藜芦。

紫苏 专入肺，兼入心、脾。辛温香窜。疏肺寒气内客。凡风寒偶伤，气闭不利，心膨气胀，并暑湿泄泻，热闭血衄，崩淋，喉腥口臭，俱用此治。解肌发表散风寒，行气宽中，消痰利肺，和血，温中止痛，定喘，安胎，解

---

① 鸩毒：毒酒。鸩是一种毒鸟，相传以鸩毛或鸩粪置酒内有剧毒。
② 齿䘌（nì匿）：即虫齿。

鱼蟹毒，治蛇犬伤，以叶生食，作羹杀一切鱼肉毒。止霍乱转筋，开胃下食，止脚气，通大小肠。久服泄人真气，虚寒泄泻尤忌。梗下气稍缓，子降气最速。梗顺气安胎，子降气开郁，消痰定喘。但性主疏泄，气虚阴虚喘逆者并禁。且久服泄人真气，虚寒泄泻者尤忌。与橘皮相宜，忌鲤鱼子，炒研用。辛能入气，紫能入血，香能透外，温可暖中，使其一身舒畅，故命其名曰苏。

党参 专入肺。味甘性平。宣肺寒，清肺热。补中益气，和脾胃，除烦渴，用以调补，亦属平安。人参有上党之号，惟潞州所出为真，正党参民间久不采取，最为难得。吴遵程①虽言防风、党参性味和平为贵，而究以潞党为佳，然止属表散风寒之剂，与人参补肺益气，味不相同。又有以桔梗、荠苨伪造者，然即非伪造，亦止宣肺寒，清肺热，原少补益，而人每以此代人参则误矣。根有狮子盘头者真，硬纹者伪也。白党系此煮晒而成，原汁已出。

桔梗 专入肺，兼入心、胃。气味辛苦，微温而平。开提肺中风寒，载药上行，能引苦泄峻下之剂，至于至高之分成功，俾清气上升，浊气下降。清利头目咽嗌②，胸膈滞气及痛，除鼻塞，主口舌生疮，目赤肿痛，胸胁痛如

---

① 吴遵程：即吴仪洛，清代医家，浙江海盐人，著有《本草从新》、《成方切用》等。

② 嗌：原作"喠"，据《本草纲目卷》十二改。

刀刺，腹满肠鸣幽幽，惊恐悸气。利五脏肠胃，补血，除寒热风痹，温中消谷，下蛊毒。治下痢，破血积，消聚痰涎，去肺热气，气促嗽逆，除腹中冷痛，主中恶及小儿惊痫。下一切气，止霍乱转筋，除邪解温，破癥瘕，肺痈，养血，排脓及喉痹。好古因症加药，如失音则加诃子，声不出加半夏，上气加陈皮，涎嗽加知母、贝母，咳渴①加五味，酒毒加葛根，少气加人参，呕加半夏、生姜，吐脓血加紫菀，肺痿加阿胶，胸膈不快加只壳②，痞满加枳实，目赤加栀子、大黄，面肿加茯苓，肤痛加黄芪，发斑加荆、防，疫疠加牛蒡、大黄，不得眠加栀子，总不离此以为开提。世人仅知其上升而不知其下降，其失远矣。痘疹下陷不起勿用，以其性升之故；久嗽不宜妄用，以其通泄阳气之故；阴虚不宜妄用，以其拔火上升之故。其芦能吐膈上风热痰实，生研末，水调服探吐。泔浸微炒用，畏龙胆草、白及，忌猪肉。

生姜 专入肺。气味辛窜，微温无毒。走而不守，生用发散，熟用补中。散烦闷，开胃气。发表除寒止呕，开郁散气，辟恶除邪。治伤寒头痛鼻塞，咳逆上气，去痰。破血调中，去冷气，除壮热，治痰喘胀满，冷痢腹痛，去胸中臭气，狐臭，杀腹内长虫，解食野食肉中毒成喉痹，解菌蕈诸物毒。和半夏主心下急痛，和杏仁作煎下急痛，

五五

---

① 渴：原作"浊"，据《本草纲目卷》十二改。
② 只壳：即枳壳。《本草纲目卷》十二作"枳壳"。

气实心胸壅膈冷热气神效。捣汁和蜜服，治中热呕逆不能下食。捣汁和黄明胶熬，贴风湿痛甚妙。汁作煎服，下一切结实，冲胸膈恶气神验。冻耳可擦，狐臭可疗，诸毒可解。早能含姜，不犯雾露之气，及山岚不正之邪。积热患目及因热成痔者切忌。皮性凉和脾，利水消肿。

葱叶 专入肺，兼入肝。生辛而散，熟甘而温。入肺宣寒，发汗解肌，明目利耳通便，治伤寒寒热，头痛中风，面目浮肿，时疾热狂，阴毒腹痛。除肝中邪气，杀百药毒。除风湿身痛麻痹，虫积心痛，阴毒腹痛，小儿盘肠内钓[1]，通乳汁，利乳痈，利耳鸣，涂猘犬[2]伤，制蚯蚓毒。杀一切鱼肉毒。取白连须用，白冷青热，伤寒汤中不得用青。过食亦损须发，及有虚气上冲，汗出不止之弊。同蜜食杀人，以蜜性最胀，葱性最发，同葱则胀亦发而不可解，不死何待？同枣食亦令人病，义可例推。

驱 风

羌活 专入膀胱，兼入肝、肾。辛苦性温，味薄气雄。功专上升，散足太阳膀胱游风，头痛头旋，兼治风湿相搏，骨节酸痛。贼风失音不语，多痒，手足不遂，口面㖞斜。筋骨挛拳，头旋目赤，疼痛及伏梁水气，颈项难

---

[1] 盘肠内钓：病症名。指小儿腹痛曲腰，干哭无泪，面青白，唇黑，肢冷的病症。

[2] 猘犬：即狂犬。

伸。盖羌活专治太阳之邪，上攻于头旁及周身肌表，不似独活专理下焦风湿病。但性雄，凡血虚头痛及遍身肢节痛者皆忌。与独活皆系一种，治稍有别。

独活 专入肾。辛苦微温。比羌活性缓，搜足少阴肾伏风头痛，并两足湿痹。治风毒齿痛，头眩目晕，中风湿冷，奔豚逆气，皮肤苦痒，手足挛痛，去肾间风邪，搜肝风，泻肝气，治项强腰脊痛，散痈疽败血。缘此有风不动，无风反摇，故名。且有风自必有湿，故羌①疗水湿游风，独②疗水湿伏风，羌理上焦，独理下焦，独即羌母，非有二种。去皮焙用。

防风 专入膀胱，兼入脾、胃。味甘微温。散膀胱上焦筋骨风邪，乃③为风药通用。治头痛目眩，盲无所见，脊痛项强，周身骨节痛，烦满胁痛，四肢挛急，止冷泪及痈痪，治上焦风邪，泻肺实，散头目中滞气，经络中留湿，搜肝气。亦入脾胃，去风除湿。盖此等于卑贱卒伍④，任主使唤，能循诸经之药以为追随，故同解毒药则能除湿帚疮，同补气药则能取汗升举，实为风药润剂。但血虚痉急头痛，不因风寒泄泻，不因寒湿阴虚盗汗，阳虚自汗，火升发嗽者，并当知禁。出北地黄润者佳，上部用身，下部用稍。畏萆薢，恶干姜、白蔹、芫花，杀附子毒。

---

① 羌：即羌活。
② 独：即独活。
③ 乃：原本及思贤书局刻本并作"仍"，今据文义改。
④ 卒伍：指士兵。

荆芥　专入肝。辛苦而温，芳香而散。入肝经气分，驱散风邪，仍兼血分疏泄。治恶风贼风，口面㖞斜，心虚忘事，辟邪毒气，通血脉，助脾胃。去邪除劳渴，鼠瘘瘰疬，破结聚气，下瘀血，除湿疸。消水下气，醒酒发汗，治目中黑花及痔漏，更为疮疥要药。凡风在于皮里膜外，而见肌肤灼热，头目晕眩，咽喉不利，身背疼痛，治无不效。又能通利血脉，俾吐衄，肠风，崩利，产后血晕，疮毒痈肿，血热等疾，皆借此轻扬宣泄。古方产后血晕风起，因血去过多则风自内生，用荆芥末同酒或童便调服；治崩中不止，用炒黑荆芥以治。连穗用治血，须炒黑。反鱼蟹、河豚、驴肉。

川芎　专入肝，兼入心包①、胆。气味辛温，无毒升浮。搜肝气，补肝血，润肝燥，祛肝风，为肝胆心包血分中气药。治中风入脑头痛，面上游风，去来忽忽如醉，腰脚软弱，半身不遂，妇人血闭无子，胞衣不下。燥湿止泻痢，行气开郁。凡肝因风郁而见腹痛，胁痛，血痢，寒痹筋挛，目泪及痈疽等症，治皆能痊。上行头目，下行血海，其辛最能散邪，血因风郁，得芎入而血自活，血活而风自灭，是以四物用散肝风头痛，用以除郁。气味辛窜，能泄真气，单服久服，令人暴亡。畏黄连、硝石、滑石。

白芷　专入胃，兼入肺、大肠。色白味辛，气温力

---

① 心包：原作"心胞"，据文义改。

厚。通窍行表，止心腹血刺痛，为足阳明胃经祛风散湿主药。治阳明一切头风诸疾，头目昏痛，眉棱骨痛，暨牙龈骨痛，面黑斑疵，润泽颜色，可作面脂。疗风邪，久渴吐呕，两胁满，破宿血，补新血，乳痈发背，瘰疬肠风，痔瘘，疮痍疥鲜，止痛排脓，头面皮肤瘙痒，鼻渊鼻衄，大肠风秘，小便去血，翻胃吐食，妇人血风眩运①，漏下赤白，血闭阴肿，解砒霜毒，蛇伤，刀箭金疮。然其性升散，血热有虚火者禁用。色白气香者佳，微炒用，恶旋覆花，当归为使。入辛夷、细辛，用治鼻病；入内托散，用长肌肉。白芷能蚀脓，今人用治带下，肠有败脓，淋露不已，腥秽殊甚，遂致脐腹冷痛，皆由败脓所致，须排此脓。此一两，单叶红蜀葵二两，白芍药、白枯矾各半两为末，以蜡化丸梧子大，空心米饮下，俟脓尽以他药补之。治蛇伤，以新汲水调香白芷末一斤灌之，觉脐中搰搰②然，黄水自口出，腥秽逼人，良久消缩如故。又云以麦冬汤调尤妙，仍以末搽之。

薄荷 专入肝，兼入肺。气味辛凉。功专入肝与肺，疏肝气及风热内淫。治头痛头风，发热恶寒，心腹恶气痰结及咽喉口齿眼耳不利，瘾疹、瘰疬、疮疥、惊热、骨蒸、衄血、小儿惊痫，肠风血痢。中风失音，通利关节，心腹胀满，霍乱，宿食不消，下气发汗。作菜令人口气香

---

① 眩运：同"眩晕"。运，思贤书局刻本作"晕"。
② 搰搰（kū 枯）：象声词。

洁；煎汤洗漆疮；捣汁含漱，去舌胎语涩。小儿风涎为要药。杵汁服，去心脏风热。但用不可过多，止二三分。猫伤用汁涂之最妙，捼①叶塞鼻止衄血，涂蜂螫蛇伤。

藁本 专入膀胱，兼入奇督。辛温气雄。治太阳风犯巅脑，痛连齿颊，为是经要药。辟雾露，疗风邪、金疮，悦颜色，治皮肤疵皯②，可作沐药面脂，除头面身体皮肤风湿。治痈疽排脓，内塞去头风齇疱，去恶风，鬼疰流入，腰痛冷。且治脊强而厥，并妇人疝瘕，急迫肿痛，此虽病属下见，乃系膀胱经寒湿所致，然非风邪内犯，病何由形？藁本性虽上行，而亦下达，故亦能治。又治胃风泄泻，粉刺酒渣，同白芷作面脂。但春夏温热头痛及挟内热阳症，血虚火炎头痛切忌。气香，畏青葙子。

白附子 专入胃。辛甘有毒，性燥而升，散胃经冷风。纯阳能引药势上行于面，治面上百病，行药势为阳明经要药。治头面游风，斑疵及中风不语，诸风冷气，血痹③冷痛，心痛，足弱无力，疥癣风疮，阴下湿痒，头面痕，入面脂用，补肝风虚，去风痰。凉州生，形如草乌头而小，长寸许，干者皱纹有节，炮用。燥毒之品，若似中风症，虽有痰亦禁用，小儿慢惊勿服。

天麻 专入肝。辛平微温，无毒。一名赤箭。宣散肝

---

① 捼：原无，据《本草纲目》卷十四补。
② 皯：面色枯焦黝黑。
③ 痹：原作"脾"，据《本草纲目》卷十七改。

经气郁虚风，为肝家气分定风药。主诸风湿痹，四肢拘挛，头旋眼黑，语言不遂，语多恍惚，善惊失志，风虚眩运头痛，痈肿寒疝，杀鬼精物，蛊毒恶气，小儿惊痫。利腰膝，益气力，通血脉，开窍强筋，久服长阴肥健。若肝虚，在血症见口干便闭，及犯类中等症，切不宜服，以辛能燥血耳。根类黄瓜，有风不动，无风反摇，明亮结实者佳。湿纸包裹，煨①熟切片，酒浸一宿焙用。又名为定风草。

天南星　专入肝、脾、肺。味辛而麻，气温而燥，性紧而毒，主散经络风痰。治心痛，寒热结气，积聚伏梁，利水道，除阴下湿，风眩，肠痛，利胸膈，攻坚积，消痈肿，疥癣恶疮，散血堕胎，惊②痫，喉痹，口舌疮糜，口眼㖞斜。治中风不语及破伤风、瘀稠痰固结、筋脉拘挛、疝瘕结核、胎产难下、水肿不消等症。金疮折伤瘀血，捣敷之；去上焦痰眩运；主破③伤风，口噤身强；补肝风虚，治痰功同半夏。阴虚燥疾者切忌。根似半夏，看如虎掌者良。以矾汤或皂角汁浸三昼夜，暴干④用，或酒浸一宿蒸，竹刀切开，至不麻乃止。胆制味苦性凉，解小儿风痰热滞，及小儿急惊最宜。

威灵仙　专入膀胱，兼入肠、胃诸经。辛咸气温。其

---

①　煨：原无，据《本草纲目》卷十二补。
②　惊：原作"破"，据《本草纲目》卷十七改。
③　破：原作"惊"，据《本草纲目》卷十七改。
④　干：原无，据《本草纲目》卷十七补。

性善走，极快利，无处不到，能宣疏五脏十二经络风湿冷气。治一切风寒湿热，而见头风顽痹，癥瘕积聚，黄疸[①]浮肿，风湿痰气，腰膝腿脚冷痛，去腹内冷滞，心膈痰水，膀胱宿脓，消胸中痰唾，散皮肤大小肠风邪。麻属气虚，木属湿痰死血，肿属湿，痛属热，痛风新病属热，久病属寒。此死法也，未可以尽病情，仍须分其脏气偏纯以定。威喻其性，灵喻其效，仙喻其神。气弱服之，则泄真气，且耗人血，须审慎。和砂仁炒，糖煎治诸骨鲠颇验。忌茶茗面。

白蒺藜 专入肝、肾，兼入肺。辛苦微温。滋补肝肾，兼散风邪，逐瘀，治头痛，咳逆肺痿，风秘，蛔虫，心腹痛，腰痛，劳伤，目赤肿翳，遍身白癜，瘙痒难当，诸风病疡，疗吐脓，去燥热，癥瘕结聚，喉痹乳痈，及胎产不下，催生堕胎，发乳带下，肾气奔豚，益精疗水脏冷，小便多，止遗沥，泄精，尿血，肿痛痔漏，阴汗，小儿头疮，痈肿阴溃，可作摩粉。服凉剂则连刺生捣用，服补剂则去刺酒拌蒸。沙苑蒺藜，苦温补肾，强阴益精，亦须炒用，但不辛香宣散耳，根烧灰能治齿痛。风家用三角蒺藜，补家用沙苑蒺藜。

决明子 专入肝。味咸苦甘，微寒无毒。入肝除风，散热明目。升散风邪，为治目收泪止痛要药。治青盲目[②]

---

① 疸：原作"疽"，据《本草求真》卷三改。
② 目：原作"白"，据《本草纲目》卷十六改。

淫，肤赤白膜，眼赤泪出，久服益精光，疗唇口青。益肾，解蛇毒，助肝气，益精。以水调末涂肿毒。熁[1]太阳穴治头痛，贴胸心止鼻洪，治肝热风眼赤泪，每旦取一匙挼净，空心吞之，百日后夜见物光。作枕治头风明目，甚于黑豆。服之太过，搜风至甚，反招风害，故必合以蒺藜、甘菊、枸杞、生地、女贞、槐实、谷精草，相为补助则功更胜。状如马蹄，俗呼马蹄决明，捣碎用。恶火麻仁。

草乌头 专入肝，兼入脾。辛苦甘温，大热有毒。祛恶风顽痰顽毒。除寒湿痹，消胸上痰冷，食不下，心腹冷痰，脐间痛不可俯仰，目中痛不可久视，又堕胎，治头风喉痹，齿痛，痈肿疔毒，肠腹疞痛，痃癖气块。此与射罔乃至毒之物，非若川乌、附子，止能搜[2]风胜湿，开顽痰，治顽疮，以毒攻毒，若非风顽急疾，不可轻投。按乌附五种，主治攸分，附子大壮元阳，虽偏下焦，而周身内外无所不至；天雄峻温不减于附，而无顷刻回阳之功；川乌专搜风湿痛痹，却少温经之力；侧子善行四末，不入脏腑；草乌悍烈，仅堪外治。姜汁炒，或豆腐煮熬膏，名射罔，敷箭射兽，见血立死。

茵芋 专入肝、肾。味辛而苦，气温有毒。治关节风湿，拘挛痹痛，脚麻。古治风痫有茵芋丸，治风痹有茵芋

① 熁（xié 协）：烤。

② 搜：原作“披”，据《本草纲目》卷十七改。

酒，治产后风有茵芋膏，凡风湿痹症多用。与石南、莽草同为一体，莽草辛温有毒，能治头风，痈肿，乳痈，疝瘕。其叶煎汤热含，能治牙虫喉痹。茎赤叶如石榴而短厚者佳。采茎叶阴干，炙用。

桂枝 专入肌表，兼入心、肝。体轻，味辛甘，色赤。入卫表以除风邪。去伤风头痛，开腠理，解表发汗，去皮肤风湿风邪。有升无降，入肺利气，入膀胱化气利水，且能横行于臂，调和营卫。治上逆咳逆，结气喉痹，温经通脉，止烦出汗，去冷风疼痛，痛风胁风，驱风散邪，为解肌第一要药。无汗能发，止是因其卫实营虚，阴被阳凑，故用桂枝以调其营，营调则卫气自和而风邪莫容，遂自汗而解。非若麻黄，能开腠理以发汗也。有汗能收，止因卫受风伤，不能内护于营，营强卫弱，精液不固，故有汗发热而恶风，其用桂枝汤为治，取其内有芍药入营以收阴，外有桂枝入卫以除邪，则汗自克止，非桂枝能闭汗孔也。

辛夷 专入肺。辛温气浮。入肺解散风热。治鼻塞、鼻渊、鼻衄、鼻疮，及痘后鼻疮，并头痛面黚，目眩齿痛，九窍不利，皆是风热上攻，宜此芳香上窜头目，兼逐阳分风邪。治面肿引齿痛，眩冒，身兀兀①如在车船之上者。生须发，去白虫，通关脉，治憎寒体噤瘙痒，入面脂生光

---

① 兀兀：摇晃貌。

泽。但辛香走窜，血虚火炽，及偶感风寒不闻香臭者，其并禁用。缘人鼻气通天，肺窍开鼻，鼻主肺，风移热于脑，则鼻多浊涕而渊；风寒客于脑则鼻塞。经曰脑渗为涕，胆液不澄则为浊涕，如泉不已，故曰鼻渊。即木笔花，去外皮毛，微炒。恶石脂，畏黄芪、菖蒲、蒲黄、黄连、石膏。

冰片　专入骨髓。辛香气窜，无往不达，除骨髓内伏风邪，自内外出。治一切风湿惊痫，痰迷火郁不散，九窍不通，目赤肤翳，疮疡痛肿，热郁不散等症。然必风病在骨髓者方宜，若风在血脉肌肉间用之，反引风入髓，如油入面，莫之能出。即令疮毒能使宣发，亦不可多用，恐真气立耗，而有亡阳之弊。脂白如冰作梅花片者良。但①市人每以樟脑代充。目病阴虚不宜入点。

海桐皮　专入肝。辛苦而温，无毒。入肝经血分，祛风除湿，及行经络以达病所。治霍乱中恶，腰脚不遂，血脉顽痹，腿膝疼痛，去风杀虫，止赤白泻痢。虫牙风痛，煎汤嗽之；疳蚀疥疮，磨汁涂之；目赤肤翳，浸水洗之，一皆祛风散湿之力。须审病自外至则可，风自内成则忌。

皂角　专入肝、肺、大肠。辛咸性燥。宣导风痰窍塞。通窍驱风，通肺及大肠气。治邪内入，牙关紧闭，口

---

① 但：原作"但"，据思贤书局刻本改。

噤不语，胸满喉痹，腹蛊胎结，风痰哮喘，肿满坚瘕，囊结风疬疥癣等症，用此吹导则通窍。煎服则治风痰喘满，涂搽则散肿消毒，以去面上风气，薰蒸则通大便秘结。溽暑久雨时，合苍术烧烟，辟瘟疫邪湿气。烧烟薰之，则治久痢脱肛，臁疮湿毒。又云可为沐药，不入汤剂。刺性略同，其锋锐直达患处。炙酥，烧灰用。

肥皂 专入肠、胃。气味平温，微毒。除风湿，去肠胃垢腻。凡因肠胃素有垢腻秽恶，发于外则为瘰疬恶疮肿毒，泄于下则为肠风下痢脓血，俱用此除。瘰疬用肥皂去核，入班猫①在内扎紧蒸，去班猫，加入贝母、天花粉、元参、甘草、牛旁子、连翘为丸，白汤下，以腹痛为效。奇疡恶毒，用生肥皂去子弦及筋捣烂，醋和敷立效。腊黎头②疮，用肥皂去核填入砂糖，并巴豆二枚扎定，盐泥固煅存性，再入槟榔、轻粉六七分，研匀，香油调搽。便毒初起，捣烂敷之甚效。但其仁须炒研为用，庶于肾气不伤。

虎骨 专入肝。味辛微热，无毒。入肝搜③风，补骨壮筋。强筋健骨，追风定痛辟邪，能治风痹拘挛疼痛，惊悸癫痫，犬咬，骨哽，尸疰腹痛，伤寒温气，温疟，杀鬼疰毒。煮汁浴之，去骨节风毒肿。和醋浸膝，止脚痛肿，

---

① 班猫：同"斑蝥"。

② 腊黎头：即瘌痢头。由于某种疾病致使部分头发脱落，造成部分头皮裸露的称谓。一般由疥疮、头癣、神经性皮炎等造成。

③ 搜：原作"披"，据《本草求真》卷三改。

胫骨尤良。治恶疮鼠瘘①，头骨尤良。膝胫为胜，左胫尤良。若腰脊痛者，当用脊骨，以黄润为是。虎睛为散，以竹沥下，治小儿惊痫夜啼。治狂邪，酒浸炙干用。虎肚能治反胃吐食，虎肚止有宜于食膈，若痰膈气膈，恐难见功。虎爪主解邪杀鬼，虎牙治犬咬，用骨搥碎去髓，涂酥。

穿山甲 专入肝、肺、胃。咸寒善窜。通经达络，破肺气，行肝血。除痰疟寒热，风痹强直疼痛，通经脉，排脓血，通窍杀虫②，大肠蚁漏③，外治疮疡痈肿，下乳发痘，总因善走之功，为行气破血之药。又治山岚瘴疟，小儿惊邪，妇人鬼魅悲泣。五邪，惊啼悲伤，烧灰，酒服方寸匕。烧灰，敷毒即消。察患在某处，即以某处之甲用之，尤臻奇效。尾脚力更胜，然总破气败血，其力峻猛，虚人切戒。或生或烧炙、醋炙、童便炙，油煎土炒，随方用。

麝香 专入经络肌肉。辛温芳烈，无毒。开关利窍，无处不到，透肌骨，解酒毒，消瓜果食积，治中风、中气、中恶，痰厥，积聚癥瘕，杀鬼精物，去三蛊诸毒④，治温疟，吐风痰，治惊痫，中恶，心腹暴痛，胀急痞满，风毒，蚀一切痈疮脓水。去面黯、目中肤翳，妇人产难，

---

① 瘘：原作"瘘"，据《本草纲目》卷五十一改。

② 虫：原作"蛊"，据《本草纲目》卷四十三改。

③ 蚁漏：《本草纲目》卷四十三及《本草求真》卷三并作"蚁瘘"。指疮痈溃破久不收口。

④ 三蛊诸毒：《本草纲目》卷五十一作"三虫蛊毒"。

堕胎，纳子宫，暖水脏，止冷带下。尤善治小儿惊痫客忤，镇心安神，鼻塞不闻香臭，服此即开。疗痔漏恶疮，面黑斑疹及鼠咬虫伤成疮。佩服及置枕间辟恶梦。麝香入脾治肉，牛黄入肝治筋，冰片入肾治骨。近鼻防虫入脑。

白花蛇 专入肝、肾。苦寒甘咸，有小毒。此蛇性窜，如风之善行尤急，食石楠藤，其藤辛苦治风。故内走脏腑，外彻皮肤，透骨搜风，截惊定搐，并治风湿瘫①痪，大风疥癫，口面㖞斜，半身不遂，骨节疼痛，脚弱不能久立，暴风瘙痒，杨梅疮，痘疮倒陷，身上白癜风。唯真有风者宜之，若类中风者忌之。阴虚血少，内热生风者，皆非所宜。凡服蛇酒药，切忌见风。出蕲州，龙头虎口，黑质白花，胁有二十四②方胜纹，腹有念珠斑，尾有佛指甲，虽死而眼光不枯，他产则否。头尾尤毒，各去三寸，亦有单用头尾者，酒浸三日，去尽皮、骨，以其有大毒也。大蛇一条，只得净肉四两。

蛇蜕 专入肝，兼行皮肤。味甘而咸，气平无毒。驱风辟恶，杀蛊解毒，治小儿惊痫，风毒及惊痫，癫疾瘛疭，偏正头风，弄舌摇头，言语僻越，恶疮蛊毒痔漏疥癣，白癜风，喉痹，眼目翳膜，烧末服。治妇人吹奶，胎衣不下，催生，敷小儿重舌重腭，消木舌，面疮天泡疮，

---

① 瘫：原作"痫"，据《本草求真》卷三改。
② 四：原无，据《本草纲目》卷四十三补。

大人丁①肿，漏疮肿毒。煎汤，洗诸恶虫伤。用白色如银者，皂刺水洗净，或酒或醋或蜜浸，炙黄，或烧存性。

全蝎 专入肝。味辛而甘，气温有毒。散肝经血分风热，治胎风发搐，专入肝祛风。凡小儿胎风发搐，大人半身不遂，口眼㖞斜，语言蹇塞，手足抽掣，疟疾寒热，耳聋，女人带下阴脱，皆因外风内客，无不用之。治胎风发搐，用蝎梢二十一枚，入麝香少许屡效。牵正散治口眼㖞斜，全蝎同白附、僵蚕为末，酒服甚效。又同羌活、柴胡、当归、生地，以治月事不调，寒热带下，但带下非风热不用。凡似中风及小儿风病，属于虚者咸禁。全用去足焙，或用尾，尾力尤紧。形紧小者良。忌蜗牛。被蝎伤者，涂蜗牛即解。

蜈蚣 专入肝。辛温有小毒。入肝祛风、通瘀、散热、解毒。性善走窜，治瘟疫，鬼怪蛊毒，啖诸蛇、虫、鱼毒，治温疟，癥癖积聚，堕胎，去恶血，瘰疬，便毒痔漏，小儿惊痫风搐，脐风噤口，秃疮。趾甲内有恶肉突出，俗名鸡眼睛，用蜈蚣焙干为末敷上，以南星末醋调敷四围处。取赤足黑头者，火炙，去头、足、尾甲，将薄荷叶火煨用，畏蜘蛛、蚰蜒、鸡屎、桑皮、盐。中蜈蚣毒，以桑汁、盐、蒜涂之即愈。或捕蜘蛛置患处，自吸其毒，放水中吐而活之。

① 丁：同"疔"。

蝉蜕　专入肝，兼行皮肤。味甘气寒，轻虚无毒。入肝散风。治肝经风热，头风眩运，皮肤风热，破伤风及丁肿毒疮，久痢，大人失音，小儿壮热惊痫，噤风天吊，惊哭夜啼，阴肿痘疮作痒，及痘出不快甚良。妇人生子不下，烧灰水服；退翳膜浸睛，去努肉满眦。治皮肤疮疥瘾疹者，所取在壳也。治中风不语者，以声清响也。治小儿夜啼者，以昼鸣夜息也。色黑而大者良。入药洗去泥土、翅、足，浆水煮，晒干用。攻毒全用。

散　湿

苍术　专入脾。甘苦性烈，气温无毒。升阳散湿，发汗开郁，燥痰，辟恶，治肿。主头痛，逐皮间风水结肿，心下急满，及霍乱吐下不止，暖胃消谷嗜食。主大风痿痹，心腹胀痛，除寒热，止呕逆，下泄冷痢。治筋骨软弱，痃癖气块，妇人冷气癥瘕，山岚瘴气温疾。明目，暖水脏。除湿发汗，健胃安脾，治痿①要药。散风益气，总解诸郁。治湿痰留饮，或挟瘀血成窠囊，及脾湿下流，浊沥带下，滑泻肠风。同香附则散郁，同黄柏则治下部湿热，同大枣则治胁下饮澼，同二陈加白术、升、柴，则治脾湿下流，肠风带浊。然必气体肥盛多湿者始宜，若形瘦多火，燥结多汗者切忌。出茅山，坚小有朱砂点者良，糯米泔浸，焙

---

① 痿：原作"瘘"，据《本草纲目》卷十二改。

干，同芝麻炒以去燥。

厚朴 专入脾、胃。气味辛苦而温，无毒。散脾胃湿满。治积年冷气，腹内雷鸣虚吼，宿食不消，去结水，破宿血，化水谷，止吐酸水，治冷痛，温胃气，主病人虚而尿白。治中风伤寒头痛，寒热惊气，血痹死肌，去三虫①。消痰下气，疗霍乱及腹痛胀满，胃冷胸中呕不止，泄痢淋露，去留热心烦满，厚肠胃，杀肠中虫，明耳目，调关节。同枳实、大黄即承气汤，则泻实满；同苍术、橘皮即平胃散，则除湿满；同解利药，则于伤寒头痛可治；同泻痢药，则于肠胃能厚。大抵气辛则散，故于湿满则宜；味苦则降，故于实满则下。但可施于元气未虚，邪气方盛之时，若脾胃虚者，切勿沾唇。虽一时未见其害，而清纯中和之气潜伤默耗矣。孕妇服之，大损胎元。今人不论虚实辄投，不知实则于气有益，虚则有损，实则肠胃可厚，虚则益薄。朴即榛树皮，以肉厚紫色者良，去粗皮，姜汁炒用。恶泽泻、硝石、寒水石。忌豆，犯之动气。

秦艽 专入肠、胃，兼入肝、胆。苦多于辛，性平微温，无毒。除肠胃湿热，兼除肝胆风邪，止痹除痛。治寒热邪气，寒湿风痹，肢节痛，下水利小便。疗新久风，通身挛急。传尸骨蒸，治疳及时气，疗酒黄、黄疸②，解酒

---

① 三虫：原作"三蛊"，据《本草纲目》卷三十五改。泛指肠寄生虫。《诸病源候论》卷五十："三虫者，长虫、赤虫、蛲虫。"即蛔虫、姜片虫、蛲虫。

② 疸：原作"疽"，据《本草纲目》卷十三改。

毒，去头风。除阳明风湿，及手足不遂，口噤牙痛口疮，肠风泻血，荣①血荣筋。泄热，益胆气。治胃热虚劳发热。凡人感冒风寒与湿，则身体酸痛，肢节烦疼，拘挛不遂。如风胜则为行痹，寒胜则为痛痹，湿胜则为着痹。痹在于骨则体重，痹在于脉则血涩，痹在于筋则拘挛，痹在于肉则不仁，痹在于皮则肤寒。至于手足酸疼，寒热俱有，则为阳明之湿；潮热骨蒸，则为阳明之热。推而疸黄便涩，肠风泻血，口噤牙痛，上龈属胃，下龈属大肠，秦艽能除风湿牙痛，亦何莫不由阳明湿热与风所成。用此苦多于辛以燥湿邪，辛兼以苦以除肝胆风热，实为驱风除湿之剂。然久痛虚羸，血气失养，下体虚寒，酸疼枯瘦，小便不禁，大便滑者，咸非所宜。形作罗纹相交，长大黄白，左纹者良，右纹勿用。菖蒲为使，畏牛乳。又云秦艽祛风活络，长于养血。

蔓荆子 专入膀胱，兼入胃、肝。辛苦微温，无毒。散筋骨间寒湿，除头面风寒。治太阳头痛，头沉昏闷，昏暗，筋骨间寒热，湿痹拘挛，痫疾，散风邪，利九窍，凉诸经血，止目泪及目睛内痛，搜肝风，长髭发，明目坚齿。缘太阳本寒水之经，因风邪内客，而致巅顶头痛脑鸣。肝属风脏，风既内犯，则风必挟肝木上侵，而致泪出不止；筋借血养，则血亦被风犯，而致筋亦不荣，齿亦不

---

① 荣：《本草纲目》卷十三作"养"。

坚矣。有风自必有湿，湿与风持，则胃亦受湿累，而致肉痹筋挛。由是三气交合，则九窍闭塞而病斯剧。蔓荆体轻而浮，故可治筋骨间寒热，而令湿痹拘急皆去；气升而散，复能祛风除寒，而令头面虚风悉治，且使九窍皆利，白虫①能杀。但头痛目痛，不因风邪而因气虚血虚有火者，用此祸必旋踵。元素云：胃虚人不可食，恐生痰疾。去膜，酒蒸炒，或打碎。恶乌头、石膏。

散 热

升麻 专入脾、胃，兼入肺、大肠。辛甘微苦，微寒无毒。升阳散热。治阳明头痛，补脾胃，去皮肤风邪，解肌肉间风热，疗肺痿咳唾脓血，能发浮汗。牙根浮烂恶臭，太阳衄衄，为疮家圣药。消斑疹，行瘀血，治阳陷眩运，胸胁虚痛，久泄下痢，后重遗浊，带下崩中，血淋下血，阴痿足寒。解百毒，杀百精老物殃鬼，辟瘟疫瘴气，邪气蛊毒，入口皆吐出，中恶腹痛，头痛，喉痛口疮，风肿诸毒。安魂定魄，逐鬼附啼泣，疳蜃，游风肿毒，小儿惊痫，热壅不通，疗痈肿碗豆疮，水煎绵沾拭疮上。柴胡升肝经之阳，一左一右相需而成。佐葛根则入阳明，生津解肌。但阴虚火升，及气虚汗出切忌。里白外黑，紧实者良，名鬼脸升麻。皮青色绿，名鸡骨升麻。去须芦，蒸暴

---

① 虫：原作"蛊"，据《本草求真》卷三改。

用。入补剂蜜水炒。

葛根 专入胃，兼入脾。辛甘性平，无毒。升阳解肌，退热生津。轻扬升发，能入胃经，鼓舞胃气上行，为治清气下陷泄泻之圣药，生津止渴。兼入脾经，疗伤寒中风，阳明头痛，开腠发汗，解肌退热。治天行上气，消渴，呕逆，诸痹，起阴气，开胃下食，止胁风痛，治胸肠烦热发狂，止血痢，通小肠，排脓破血，解酒毒诸毒，疗金疮，傅蛇蛊啮，署箭①毒伤。杀巴豆、野葛、百药毒。生者堕胎，蒸食消酒毒。作粉止渴，利大小便，解酒，去烦热，压丹石毒，傅小儿热疮。捣汁饮，治小儿热痞。猘狗伤，捣汁饮，并末傅之。痘疹未发用以升提，火郁用以升散。但上盛下虚之人，虽有脾胃病，亦不宜服；即当用者，中病即止，不可过用，恐伤胃气，以其发散太过也。生葛汁大寒，解温病大热，吐衄诸血。

柴胡 专入胆。味苦微辛，气平微寒。味薄气升，主阳气下陷，能引清气上行，而平少阳厥阴之邪热，宣畅气血，散结调经，为足少阳胆经表药。治热劳骨节烦疼，肩背疼痛，诸痰热结，湿痹拘挛，胸中邪气，五脏间游气，心腹肠胃中结气。平肝胆三焦包络相火，除烦止惊，下气消食。治伤寒邪入少阳，早晨潮热，寒热往来，胁痛头痛眩运，目昏赤痛障翳，耳鸣耳聋；妇人热入血室，胎前产

---

① 署箭：同"暗箭"。

后诸热；小儿痘疹，五疳羸热诸疟，并痈疽疮疡，咸宜用之。若病在太阳用之太早，犹引贼入室；病在阴经，用之则重伤其表；必邪在少阳，始可用也。性滑善通，大便溏泄者宜慎。阴虚火炎，骨蒸劳热，肾虚泄泻不应服。解散宜北柴胡，虚热宜海阳软柴胡。酒炒，恶皂荚，畏女菀①、藜芦。入胆升阳，解热和表。

香薷 专入脾、胃、心。性微温味辛，气香窜，无毒。宣散三伏湿热，为涤热利水清暑之主药。治霍乱腹痛吐下，散水肿。去热风，卒转筋者②，煮汁顿服半升即止。为末水服，止鼻衄。春月煮饮代茶，可无热病。含汁漱口，去臭气。去脚气寒热。必审属阳脏，果属阳结而无③亏弱之症，用方得宜。若禀赋素亏，饮食不节，其症有似燥渴而吐泻不止及无表者，均宜慎之。盖暑为阴邪，热为阳症，经曰气盛身寒，得之伤④寒；气虚身热，得之伤暑⑤。故中暑宜温散，中热宜清凉。是伤暑由气虚，再加香以散气则益虚矣；中热因邪郁，得香以散邪而热自除。今人但知暑即是热，热即是暑，不知暑属何形，热属何象，其误多矣。陈者良。宜冷服。

卷一——七五

---

① 女菀：中药名。为菊科植物女菀的全草或根。温肺化痰，和中，利尿。治咳嗽气喘，肠鸣腹泻，痢疾，小便短涩。

② 者：原作"骨"，据《本草纲目》卷十四改。

③ 而无：原无，据《本草求真》卷三补。

④ 伤：原作"阴"，据《素问·刺志论》改。

⑤ 气盛身寒……得之伤暑：语出《素问·刺志论》。

淡豆豉　专入心、肺。味苦气寒，无毒。升散膈上热邪。经火蒸罯，味虽苦而气则馨，气虽寒而质则浮，苦泄肺，寒胜热，能升能散，得葱则发汗，得盐则引吐，得酒则治风，得韭则治痢，得蒜则止血，炒熟又能止汗。主伤寒头痛，烦燥满闷，懊侬不眠，发斑呕逆喘吸，两脚疼冷，疟疾，骨蒸，中毒药蛊气，犬咬，杀六畜①胎子诸毒，伤寒温毒。合栀子，则能引邪上吐，不致陷入而成内结之症。若伤寒直中三阴，与传入阴经者勿用。热结胸烦闷，宜下不宜汗，亦忌之。造淡豆豉法：用黑大豆二三斗，六月内淘净，水浸一宿沥干，蒸熟取出摊席上，候微温蒿覆。每三日一看，候黄衣上遍，不可太过。取晒簸净，以水拌干湿得所，以汁出指间为准。安瓮中，筑实，桑叶盖厚三寸，密封泥固，于日中晒七日，取出，曝一时，又以水拌入瓮。如此七次，再蒸过，摊去火气，瓮收筑封即成矣。造咸豉法：用大豆一斗，水浸三日，淘蒸摊罯②，候上黄衣，取出簸净，水淘沥干。每四斤入盐一斤，姜丝半斤，椒、橘、苏、茴、杏仁拌匀，入瓮内，上面水浸过一寸，以箬盖封口，晒一月乃成也。

吐　散

常山　专入心下。辛苦而寒，有毒。吐心下疟痰积

---

① 六畜：六种家畜的合称，即马、牛、羊、猪、狗、鸡。
② 罯（ān 安）：覆盖。

饮。功专引吐行水，为除疟疾老痰积饮要药。治伤寒寒热、温疟诸疟、胸中痰结吐痰涎，疗鬼蛊往来、水胀、洒洒恶寒、鼠瘘，治项下瘿瘤。盖疟无不挟痰挟热以成，然亦有风、寒、热、食、气之分。风痰宜于星、乌，寒痰宜于姜、附，热痰宜于贝母，食痰宜于楂、曲，气痰宜于乌药。痰在膈上经络，非吐不解；痰在四肢皮里膜外，非姜汁、竹沥不达；痰在胁下，非白芥子不除；痰在骨节，眼黑步难，非草薢、苦参不祛；痰在手臂肩背酸痛，非导痰加姜黄、木香、桂枝不和；痰在肠胃实结，非用下药不愈，须分其阴阳虚实表里以治。如疟果因伤寒寒热，及时气瘟疫而致，黄涎聚于胸中，心下牢固不可解，则当用此引吐，然亦须在发散表邪，及提出阳分之后而用之，尤须审其所见部位及药佐使以治。然此阴毒之草，其性悍暴，虽有破瘴逐饮之能，而亦终损真气，施之藿食①者多效，若肉食之人，稍稍挟虚，不可轻入，所以仲景治疟方中，从无及此。与瓜蒂、乌附尖、莱菔子、藜芦皆为吐剂，而瓜蒂则止宜于热痰，乌附尖则止宜于湿痰，莱菔子则止宜于气痰，藜芦则止宜于风痰也。酒浸炒用。茎叶即蜀漆，功用略同。但苗性轻扬，治上焦邪结更宜。

藜芦 专入肺、胃。辛少苦多，气寒有毒。吐风痰在膈。反五参②、细辛、芍药。入口即吐，气善通顶，令人

---

① 藿食：以豆叶为食，谓粗食。
② 五参：即人参、玄参、丹参、沙参、苦参。

嚏，风痫症多用之。治咳逆上气，上膈风涎，喉痹不通，鼻中息肉，马刀烂疮，头疡疥瘙恶疮，泄痢肠澼，去积年脓血泄痢，杀诸虫毒，去死肌，暗风痫病，小儿齁䶎①痰疾。研末，治马疥癣。但此宜作散剂以投，切勿汤药以服。服之多令人烦闷吐逆，大损津液，虚者戒之。取根去头，用黄连为使，恶大黄，畏葱白。服葱汤吐即止。

木鳖子 专入外科外治。味甘辛，性微温，有毒。引吐热毒从痰外出，味苦居多。止腰痛，除粉刺黚黯，治疳积痞块，妇人乳痛，利大肠泻痢，痔瘤瘰疬，肛门肿痛，治折伤，消结肿恶疮，生肌。醋磨消肿毒。本有二种，一名土鳖有壳，一名番木鳖无壳，功用多从外治。喉痹用此醋漱喉间，引痰吐出，以解热毒。亦止可同山豆根、青木香磨汁内含，不可咽下。或同朱砂、艾叶卷筒，熏疥杀蛊最效。或用麻油熬，擦癣亦可。总不可入汤药，以致寒毒内攻耳。狗食即毙，人若误用，中寒口噤，多致不救。功与木鳖略同，而寒烈之性尤甚。斑疮入眼，可用番木鳖半个，轻粉、冰片、麝香为末，左目吹右耳，右目吹左耳，日吹二次即住。专入外科治疗，用时取核扁如鳖，绿色拣去油者。

胡桐泪 专入胃，兼入肾。苦咸大寒，无毒。引吐热痰上攻。专治咽喉热痛，齿䶦风疳，瘰疬结核。缘此热盛

---

① 齁䶎（hē hōu 呵后）：喘息声。

于内，上攻口齿发为诸病，用此苦以制热，咸以软坚。大毒热，心腹烦满，水和服之，取吐。咽喉热痛，水磨扫之，取涎。牛马急黄黑汗，水研二三两灌之，立瘥。治口齿为要。不宜多服，恐吐不休。

甜瓜蒂 专入脾、肺、胃。味苦气寒，有毒。吐热痰在膈。气味纯阴，功专涌泄，能吐风热痰涎，上膈宿食，治面目四肢浮肿，咳逆上气，皮肤水气，去鼻中息肉，风眩头痛，癫痫喉痹，头目湿气，脑塞①寒热齆②，眼昏，疗黄疸，杀蛊毒，及食诸果，病在胸腹中，皆吐下之。得麝香、细辛，治鼻不闻香臭。但损胃伤血，耗气夺神，若非上部实热实邪，不可轻用。俗名苦丁香。

莱菔子 专入脾、肺。气味辛甘平，无毒。生用研汁，能吐风痰，有推墙倒壁之功，迅利莫御。若醋研敷，则痈肿立消。炒熟则下气定喘，消食宽膨。一生一熟，功用悬殊。菔根性味类子，生升熟降，生则克血消痰治痢，熟则生痰助湿。火伤垂绝，用莱菔生汁灌之即苏。打扑损伤青紫，用捣烂署之即散。煨熟擦摩冻疮，二三日即和。偏头风，取近蒂青色半寸许，捣汁滴鼻孔，左痛滴右，右痛滴左，左右俱痛，两鼻皆滴，滴后仰卧少顷，日滴一次，不过六七日，永不再发。同地黄生汁服之白须发，盖生地凉血，莱菔汁破气，安得不白？小儿瘤赘游风，涂

---

① 塞：原作"寒"，据《证类本草》卷二十七改。

② 齆（wèng 瓮）：鼻道阻塞而发音不清。

之即愈，并能消面毒腐积，更解附子毒。性总耗气伤血，脾胃虚寒食不化者切忌；虚弱者服之，气喘难布息。俗名萝卜子。

胆矾　专肝、胆，兼入肺、脾。味酸而辛，气寒而涩，有小毒。性敛而能上行，涌吐风热痰涎在膈[①]，发散风木相火，治咳逆、痉痫、崩淋，能杀虫，治牙虫、疮毒阴蚀，喉痹乳蛾、目痛难忍及金疮不愈等症，服此力能涌吐上出，去其胶痰，化其结聚，则诸症悉除。治喉痹乳蛾，用米醋煮真鸭嘴，胆矾为末，醋调探吐胶痰即瘥。治紫白癜风，同牡蛎生研，醋调摩之即愈。治胃脘虫[②]痛，以茶清调胆矾末，吐之即除。治走马牙疳，红枣去核，入胆矾煅赤，研末敷之，追出痰涎即效。百虫入耳，用胆矾和醋灌即出。诸症皆因风热在膈。磨铁作铜色者真，形似空青鸭色为上。畏芫花、辛夷、白薇。凡用吐法，宜先少服，不吐渐加之，仍以鸡羽撩之，不出，以齑投之，不吐再投，且投且探，无不吐者。吐至瞑眩，慎勿惊疑，但饮冷水新水立解。强者可一吐而安，弱者作三次吐之，吐之次日顿快，其邪已尽。不快，则邪犹引之未尽也，宜再吐之。吐后忌饱食，并酸咸、硬物、干物、肥油之物，尤忌房室悲忧。

---

① 　在膈：《本草纲目》卷十无，宜从。
② 　胃脘虫：原作"胃脘蛊"，据《本草求真》卷三改。

温　散

草豆蔻　专入脾、胃。辛热香散，性兼有涩，无毒。燥湿除寒，逐胃口上风寒，止当心疼痛。凡湿郁成病，而见胃脘作痛，服之最为有效。若使郁热内成，及阴虚血燥者，服之为大忌耳。温中调中，补胃健脾，消食开郁破气，治瘴疗寒疟，伤暑吐下泄痢，噎膈反胃，痞满吐酸，痰饮积聚，霍乱呕吐，妇人恶阻带下，消酒毒，杀鱼肉毒，制丹砂，去口中臭气。功与肉蔻相似，但彼涩性居多，能止大肠滑脱也。又功与草果相似，但彼辛热浮散，专治瘴疠寒疟也。闽产名草豆蔻，如龙眼而微长，皮黄白薄而棱峭，仁如砂仁，辛香气和。滇广所产名草果，如诃子，皮黑厚而棱密^①，子粗而辛臭，虽是一物，微有不同。与知母同用，治瘴疟寒热，一阴一阳，无偏胜之害。盖草果治太阴独胜之寒，知母治阳明独胜之火。

草果　专入胃。辛热浮散，温胃逐寒。治瘴疠寒疟，破气除痰，消食化积。凡冒巅雾不正瘴疟，服之直入病所皆效。合常山则能截久疟，同知母则能除瘴疠寒疟，同橘、半用则能除膈上痰，同楂、曲用则能解面食鱼肉。若使非因瘴疠，或因湿热而见瘀滞，伤暑而见暴注，溲赤口干，及气不实邪不盛者，则并禁焉。与草蔻皆用面裹煨熟

---

①　密：原作"蜜"，据思贤书局刻本改。

取仁。忌铁器。诸书载与草蔻气味相同，功效无异，盖草豆蔻治病取其辛热香散，能入太阴阳明，除寒燥湿，开郁化食。此因南地卑下，山岚烟瘴，饮啖酸咸，脾胃常多寒湿濡滞之病，故必用此相宜。然多则助脾热，伤肺损目。

使君子　专入脾、胃。味甘气温，无毒。温脾燥胃，杀虫除积。助脾胃，除湿热，治小儿五疳及百病疮癣，乳停食滞，大人小便白浊，泻痢腹虫，消积滞，利水道。凡杀虫药多系苦辛，惟使君子、榧子独异。每月上旬虫头向上，中旬向中，下旬向下，于上旬空心服此数枚，则虫皆死而出。忌热茶，同服令人作泻。出闽蜀，五瓣有棱，内仁如榧。亦可煨食，久则油黑不可用。

白豆蔻　专入肺、脾、胃，兼入大肠。辛温香窜，宣散肺分寒滞，温暖脾胃。理元气，收脱气。消谷下气，宽膈进食，治噎膈酒毒。本与缩砂气味功用相同，然此另有一种清爽妙气，而为肺家散气要药。且流行三焦而治寒食膨胀，虚疟吐逆，反胃腹痛，并翳膜目眦红筋等症。不似缩砂，辛温香窜兼苦，功专和胃醒脾调中，而于肺肾则止兼及。肺胃有火，及因热腹痛，火升作呕，肺气虚，胃气薄者切忌。番舶①者良，去衣微焙研细。凡用药治病，最宜审谅气味形质，详细考求，不可一毫忽略，竟无分别。

缩砂密　专入脾、胃，兼入肺、大、小肠、膀胱、

---

①　番舶：旧称来华贸易的外国商船，引申指进口。

肾。辛温而涩。补肺益肾，和中行气，止痛安胎，为醒脾养胃要药。治虚劳冷泻，宿食不消，赤白泄痢，腹中虚痛，冷气痛，止休息气痢，消化水谷，温暖肝肾。上气咳嗽，奔豚鬼疰，惊痫邪气，霍乱转筋，脾胃气结滞不散，散寒饮胀痞，噎膈呕吐，止女子崩中，除咽喉口齿浮热，化铜铁骨哽，起酒香味。痛有喜按拒按之别，痛喜手按，多属脾胃虚寒，治须用此，否则切禁。痞有因寒热暑湿痰气血食八种之别，尤须审其兼症兼脉以求，不可尽以砂仁为治。泻痢由于寒湿者宜，热湿者忌。安胎惟挟寒滞者始宜，挟热属虚浮者勿用。且多服耗气，必致难产。出岭南，炒碎用。

木香 专入肝、脾。味辛而苦，气温无毒。疏肝醒脾，散滞和胃，下气宽中，为三焦气分要药。治邪气，解毒疫瘟鬼，杀鬼精物，温疟蛊毒，膀胱冷痛，呕逆反胃，霍乱泄泻痢疾，九种心痛，痃癖癥块，壅气上冲，治心腹一切气，烦闷，逆气里急，主胕渗小便秘。女人血气刺心，痛不可忍，为末酒服。并治冲脉为病，健脾消食安胎。木香专泄，快胸腹间滞寒①冷气，他则次之。得橘皮、肉豆蔻、生姜，相佐使绝佳，效尤速。入理气药磨汁生用，若实大肠面煨熟用。但香燥而偏于阳，肺虚而热，血枯而燥者，慎勿与之。

---

① 寒：原作"塞"，据《本草求真》卷四改。

香附　专入肝、胆，兼入肺。辛苦香燥。入肝开郁散滞，活血通经，兼行诸经气分。治心腹中客热，膀胱间连胁下气，防常日忧愁不乐，心忪少气，利三焦，充皮毛，久服令人益气，长须眉。治霍乱吐泻腹痛，肾气膀胱冷气，散时气寒疫①，利三焦，解六郁，消饮食积聚，痰饮痞满，胕肿腹胀，脚气，止心腹肢体头目齿耳诸痛，痈疽疮疡，吐血下血尿血，妇人崩漏带下，月候不调，胎前产后百病。生则上行胸膈，外达皮肤；熟则下走肝肾，外彻腰足。炒黑则止血补虚，盐水浸炒则润燥，青盐炒则补肾气，酒浸炒则行经络，醋浸炒则消积聚，姜汁炒则化痰饮。得参、术则补气，得归、地则补血，得木香则疏滞和中，得檀香则理气醒脾，得沉香则升降诸气，得川芎、苍术则总解诸郁，得栀子、黄连则降火热，得茯苓则交济心肾，得茴香、补骨脂则引气归元，得三棱、莪术则消磨积块，得厚朴、半夏则决壅消胀，得紫苏、葱白则解散邪气，得艾叶则暖子宫，乃气病之总司。大抵妇人多郁，气行则郁解，故服之尤效。大凡病则气滞而馁，故香附于气分为君，举世所罕知，臣以参、芪佐以甘草，治虚怯甚速也。按此专属开郁散气，与木香行气貌同实异。木香气味苦烈，故通气甚捷；此则苦而不烈，故解郁居多。但气多香燥，阴虚气薄者禁用。或酒、或醋、或童便、或盐水浸

---

①　疫：原作“痰”，据《本草纲目》卷十四改。

炒，各随本方制用。经候须详病症用药，如将行而痛者，属气滞属实；行后而痛者，属气与血俱虚；痛而喜按者属虚，痛而拒按者属实，痛而喜按色淡者属虚，痛而拒按色紫者属实。大抵崩漏多因气虚血热而成，故须凉血补气为要。

荜茇　专入胃，兼入脾、膀胱。气味辛热，无毒。散胸腹寒逆，阳明浮热。治头痛，鼻渊，牙痛，呕逆醋心，霍乱，冷气心痛，消食，除胃冷，补腰脚，杀腥气。与阿魏和合良。得诃子、人参、桂心、干姜，治脏腑虚冷肠鸣，神效。病患偏头风痛，须先口含温水，随左右以此末吹鼻最效。牙痛必用干姜、细辛调治，热痛用石膏、牙硝，风痛用皂角、僵蚕、蜂房、二乌，虫痛用石灰、雄黄。醋浸焙，刮去皮粟子净，免伤人肺。古方用此甚少，以其耗散真气，动脾肺之火，以致喘咳目昏肠虚。按涕浓而臭者为渊；涕清而不臭者为鼽；鼻生有肉，痛极而不下垂者为息肉；下垂而不痛者为鼻痔。

艾叶　专入肝、脾，兼入肾。辛苦性温，无毒。其气芳烈纯阳，除沉寒痼冷，回阳气将绝。生肌肉，辟风寒，温中逐冷除湿，止霍乱转筋，痢后寒热，止腹痛，杀蛔虫，治下部䘌疮，金疮，止吐血、衄血、下血、脓血痢、妇人漏血带下；治带脉为病，腰溶溶如坐水中，安胎暖子宫，开郁。苦酒作煎，治癣甚良。古方同阿胶以治虚痢，及胎前后下血；同香附制丸，以调经血而温子宫，兼除心腹诸痛；同干姜蜜为丸，以除冷恶鬼邪诸气；同白矾为末，以治疥疮；又以熟艾布兜，以治寒湿脚气及老人脐腹畏冷；用绢裹以擦风瘙瘾疹，皆取辛温以散。若症非寒湿而用是药燥烈以治，其失匪轻。艾用火灸则气下，入药则热气上冲。阳气将绝之候，灸之即能回阳，且能通经以治寒湿百病。气虚血虚者禁用。取蕲州艾陈者良。揉捣如绵，谓之熟艾，灸火用。妇人丸散，煮捣饼再为末用。煎服生用，盖生用则温，熟用则热。苦酒、香附为使。

大茴香　专入肝，兼入肾、膀胱、小肠。辛甘性热，无毒。入肝燥肾，除肝经络沉寒痼冷。调中止痛，开胃下气，补命门不足，暖丹田，治诸瘘，霍乱呕吐，癫[1]疝阴肿，腰痛，小肠膀胱间冷气及干湿脚气，并肝经虚火从左上冲头面。有肿谓湿脚气，无肿谓干脚气。盖茴香与肉桂、吴茱萸皆属厥阴燥药，但萸则走肠胃，桂则入肝肾，此则体轻能入经络也。必得盐引入肾，发出阴邪，故治疝有效。但昏目发疮，若阳道数举及得热则吐者戒。盐水炒用，得酒良。专入药用，若入食料则不合宜。

小茴香　专入肝、胃，兼入肾、膀胱、小肠。辛香气温，无毒。健脾开胃，理气利膈。治霍乱呕逆，腹冷不下食，温肠，滋食味，补水脏，治肾气，壮筋骨，疗两肋痞

---

① 癫：原作"癲"，据《本草求真》卷四改。

满，闪挫腰疼，牙齿疼痛，杀鱼肉毒。夏月祛蝇辟臭，小如粟米，食料宜之，得酒良，得盐则入肾发邪，故治阴疝、寒疝。但性力稍缓，不似大茴性热，多食伤目发疮，不宜多用。八角茴性平，味辛甘，功用略同。自番舶来，实大如柏实，裂成八瓣，一瓣一核，黄褐色，与小茴皆不入药。

益智 专入脾、胃，兼入肾。气味辛热。功专燥脾温胃，及敛脾肾气逆藏纳归源。此以散寒为敛，非收敛之敛，故又号为补心补命之剂。益脾胃，理元气，补肾虚，治遗精虚漏，小便余沥，益气安神，利三焦，调诸气，治客寒犯胃，冷气腹痛，及心气不足多睡，赤浊白浊，热伤心系，吐血血崩诸症。小便多者，取二十四枚碎，入盐同煎，有奇验。胃冷而见涎唾，则用此以收摄。盖涎唾由于胃冷，收摄亦是温胃，不当作甘补收敛看。脾虚而见不食，则用此温理，盖脾虚亦是脾寒，不食不可作中空宜补看，只是散寒逐冷。肾气不温而见小便不缩，则用此盐炒，与乌药等分为末，酒煮山药粉为丸，盐汤下，名缩泉丸，亦以温为缩也。心肾不交而见梦遗、崩带，则用此以为秘精固气，亦以温为固，非以收涩为固也。若因血燥有热，及气虚而见崩带、遗浊等症者，不可误入。此虽与缩砂同为温胃，但缩砂多有快滞之功，此则止有逐冷之力，宜分别审用。出岭南，形如枣核，取仁，盐炒用。

山柰 专入胃。气味芳香。功能暖胃辟恶。暖中，解瘴疠，治心腹冷痛，寒食霍乱，及风虫牙痛。若症非湿秽，不得妄用。出广东，根叶同生姜与甘松、良姜俱入香料。治牙痛，用山柰为末铺纸上，卷作筒，烧灯吹灭，乘热和药吹入鼻内，痛即止。《摄生方》用肥皂一个，去穰，入山柰、甘松各三分，花椒、食盐不拘多少，填满面包，煅红取研，日用擦牙漱去。《水云录》① 治妇人头屑，用山柰、甘松、零陵香一钱，樟脑二分，滑石半两为末，夜擦，旦篦去。

甘松 专入脾。甘温无毒。芳香升窜，醒脾开郁，辟邪除恶。治恶气卒中，心腹痛满，下气，风疳齿䘌，黑皮黗黱及野鸡痔。得白芷、附子良。出凉州，叶如茅根紧密者佳。此属草部，与松木、松香不同。《圣济总录》治风疳虫② 牙蚀肉至尽，用甘松、腻粉各二钱半，芦荟半两，猪肾一对，切，炙为末，夜嗽口后③贴之，有涎吐出，即愈。若脚气膝肿，煎肠淋洗，惟寒湿则宜，热湿者休用。

良姜 专入胃。气味辛热，无毒。温胃散寒除泄。治胃脘冷痛，消宿食，解酒毒，去食积不消，绞痛殆甚，及霍乱泄痢吐恶，宽胸膈，除瘴疟，破冷癖④，去腹内久冷气痛，下气益声，好颜色。忽然恶心⑤，呕清水，含块咽

---

① 《水云录》：明杨溥撰。溥，长沙人，自号水云居士。

② 虫：原作"蛊"，据《本草纲目》卷十四改。

③ 口后：原作"日复"，据《本草纲目》卷十四改。

④ 癖：原作"澼"，据《本草纲目》卷十四改。

⑤ 心：原作"水"，据《本草纲目》卷十四改。

津，须臾即瘥。口臭者，同草豆蔻为末，煎①饮。若伤暑泄泻，实热腹痛切忌。虚人须与参、术同行，若单用多用，恐犯冲和之气。

红豆蔻 即良姜子。气味辛甘而温。治肠虚水泻，心腹绞痛，霍乱呕吐酸水，噎膈反胃，虚疟寒胀，散寒燥湿，醒脾温肺，去宿食，解酒毒，治风寒牙痛及瘴雾毒气。忌制同上。有火者服之，恐伤目致衄。凡有心口一点痛者，乃胃脘有滞，或有虫也，多因怒极受寒所致，非心气痛也，用高良姜酒洗七次，同香附子醋洗七次，焙研，因寒姜末为君，附末佐之；因怒附末为君，姜末佐之；寒怒兼有平用，以米饮入生姜汁一匙，盐一捻，服之即止。

干姜 专入胃。其味本辛，炮制则苦，大热无毒。守而不走，温中散寒，消痰开胃。治胸满咳逆上气，心下寒痞，目睛久赤，反胃干呕，霍乱，止唾血，鼻洪，寒冷腹痛，腰肾间冷痛，皮间结气瘀血，扑损风邪诸毒，肠澼下痢，及夜多小便，去风痹，消宿食，通四肢关节，开五脏六腑，宣诸络脉。凡胃中虚冷，元阳欲绝，合附子同投，则能回阳立效。故书有附子无姜不热之句，仲景四逆、白通、姜附等汤皆用之。元素曰②：干姜气薄味厚，半浮半沉，可升可降，阳中之阴也。又曰：大辛大热，阳中之阳，其用有四：通心助阳，一也；去脏腑沉寒痼冷，二

---

① 煎：原作"兼"，据《本草纲目》卷十四改。
② 元素曰：以下引文语本张元素《医学启源》卷下。

也；发诸经之寒气，三也；治感寒腹痛，四也。且同五味则通肺气而治寒嗽，同白术则燥湿而补脾，同归、芍则入气而生血。炒黑其性更纯，味变苦咸，力主下走；黑又止血，辛热之性虽无，而辛凉之性尚在，故能除血中之郁热而不寒，止吐血之妄行而不滞，较之别药徒以黑能止血者，功胜十倍矣。血寒者可多用，血热者不过三四分为向导而已。白净结实者良。母姜晒干为干姜，炒炮为炮姜，炒黑为黑姜。

藿香 专入脾、胃、肺。辛香微温，无毒。香甜不峻，醒脾止恶，宣胸止呕。治风水毒肿，去恶气，止霍乱心腹痛，为脾胃吐逆要药。开胃进食，温中快气，治肺虚有寒，上焦热壅，饮酒口臭，煎汤漱。藿香正气散用理脾肺之气，俾正气通而邪气自除。故同乌药顺气散则可利肺，同四君子汤则可健脾以除口臭。但阴虚火旺，及胃虚、胃热作呕者勿服。

薰草 专入肺。即零陵香也。味甘而辛，性平无毒。温气散寒，辟恶止痛。治头风心腹痛满，去臭恶气，明目去泪，疗风邪冲心，伤寒头痛，上气腰痛，止下痢泄精。治血气腹胀，茎叶煎酒服。单用除鼻中瘜肉、鼻痈。得升麻、细辛煎饮，治牙齿肿痛。多服作喘，以香耗气也。妇人浸油饰①头，香无以加。香铺多作料，令体香，和诸香

---

① 饰：原作"饬"，据思贤书局刻本及《本草纲目》卷十四改。

作汤丸用，得酒良。出粤西者佳。

排草香①　专入脾。气味芳香。辟臭，祛去邪恶气，逐除鬼魅，使其气不克胜。水肿、脚气、风疟，用生姜、芥子煎汤浴洗，取其香以通达解散，故仅可外治。若作汤服，则经络遍布，虽能祛邪，倘正气或虚，又恐因香而斫败矣。即诸香类斯②，亦曾取用，然此补少泄多，究不堪内入。惟妇人浸油省头甚佳。

石菖蒲　专入心，兼入脾、胃、膀胱。辛苦而温，芳香而散。入心宣气通窍，醒脾逐痰，为补心气不足要剂。治风寒湿痹，咳逆上气，开心孔，通九窍，明耳目，出声音，主耳聋耳鸣，心积伏梁，多忘，止心腹痛，霍乱转筋，头风泪下，鬼气，杀诸虫，恶疮、疥疮、痈疮，温丈夫水脏肠胃，止小便，除烦闷，女人血海冷败，下血崩中，安胎漏，小儿中恶卒死，客忤癫痫。久服轻身，不忘不迷惑，延年益心智，高寿不老。张潞言能补五脏者，以心为君主，五脏系焉故也。耳痛者作末炒，乘热裹罯其验。四肢湿痹，不得屈伸，小儿温疟，身积热不解，可作汤浴。捣汁服解巴豆毒。《千金方》治胎动不安，半产漏下，或抢心下血，及产后崩中不止，并以菖蒲一味煎服，皆取开窍安养血气之意。但香燥而散，阴血不足者忌，精

---

①　排草香：原作"排香草"，据正文及思贤书局刻本改。
②　斯：即此。

滑汗多者尤忌。嫠①妇失合者禁用，以能动心包②之火耳。取一寸九节紫花根瘦者佳。去皮，微炒用。秦艽为使，恶麻黄，忌饴糖、羊肉、铁器。杨士瀛曰：下痢噤口虽系脾虚，亦系热气闭隔③心胸，俗用木香失之温，用山药失之闭，惟参苓白术散加石菖蒲，粳米调下，或用参、苓、石莲肉，少入菖蒲服，胸次一开，自然思食。

半夏 专入脾、胃、胆，兼入心。辛温有毒。体滑性燥，能走能散，能润能燥，和胃气，燥脾湿，补肝润肾，燥脾胃湿痰。治眉棱骨痛，痰厥头痛，除腹胀及目不得眠，消痰下肺气，开胃健脾，去心腹胸膈痰满，咳逆头眩，咽喉肿痛，心下急痛坚痞，吐食反胃，霍乱转筋，肠腹冷，痰疟，肠鸣下气，止汗，堕胎，疗痿黄。生者摩痈肿，除瘤瘿气，开郁结。王好古曰：肾主五液，化为五湿，在肾为唾，在肝为泪，在心为汗，在肺为涕，在脾为痰。痰者因咳而动，脾之湿也。时珍曰：脾无湿不生痰，故脾为生痰之源，肺为贮痰之器。按有声无痰曰咳，盖伤于肺气也；有痰无声曰嗽，盖动于脾湿也；有声有痰曰咳嗽，或有因火、因风、因寒、因湿、因虚劳、因食积，宜分症论治。大法治嗽当以化痰为主，而化痰必以顺气为先，盖气一顺而通身之津液皆顺矣。宜以半夏燥其湿，枳

---

① 嫠（lí离）：寡妇。原作"婺"，据《本草求真》卷四改。
② 包：原作"胞"，据《本草纲目》卷十九改。
③ 隔：原作"膈"，据《本草纲目》卷十九改。

壳、橘红利其气，肺虚加温敛之药，肺热加凉泻之药。暴死，以末吹鼻能救，如或缢、或压、或溺、或魇、或产之类。不眠，以半夏汤①通其阴阳，自能得卧。《素问》曰：胃不和则卧不安。半夏能和胃气而通阴阳。《灵枢》曰：阳气满不得入于阴，阴气虚故目不得瞑，饮以半夏汤，阴阳既通，其卧立至。又有咳嗽不得眠者，左不得眠属肝胀，宜平肝；右不得眠属肺胀，宜清肺。少阴咽痛生疮，语声不出，合鸡子、苦酒名苦酒汤，仲景用治咽痛，盖取其开窍利湿之意。但阴虚火盛，热结胎滑痰涌，劳嗽失血等症，则非所宜。圆白而大，陈久者良。浸七日，逐日换水，沥去其涎，同皂荚、白矾、姜汁、甘草递浸以制其毒。次用皂荚水、白矾水、生姜水、甘草水各浸七日夜，即为法制，亦不可制过无性。柴胡、射干为使，畏生姜、秦皮、鳖甲、雄黄，忌羊血、海藻、饴糖，以甘腻凝滞也。恶皂荚，反乌头，以其辛燥悍烈也。

烟草 专入表与胃。味辛鲜甘，气温且热。治风寒湿痹，辟山岚瘴毒。如遇山巅恶毒瘴湿，能致腠理闭密，余因风寒食滞，而致霍乱呕吐，宿食难消，膨胀郁结，下陷后坠，服此亦克有功。但其气窜善走，每一入口，不循常度，顷刻而即周一身，令人通体俱快，以之代酒代茗，终身不厌，似亦不见妨人。然火气熏灼，耗血损年，人自不

---

① 汤：原作"为"，据《本草求真》卷四改。

觉耳。闽产者佳。烟筒中水，能解蛇毒。

延胡索　专入心、肝。气味辛温，无毒。行心肝血中气滞，气中血滞。治月水不调，腹中结块，崩中淋露，胎产不下，产后血晕，暴血冲上，落胎，除风，治筋缩，破疝瘕，跌仆损伤，瘀血，止痛活血利气，暖腰膝，止暴腰痛，通小便。治心气小腹痛[①]，有神。理周身湿痹，上下诸痛，往往独行功多。方勺《泊宅编》云：一人病遍体作痛，殆不可忍，都中医或言中风、中湿、脚气，诸治悉不效。周离亨言是气血凝滞所致，用延胡索、当归、桂心等分为末，温酒服三四钱，随量频进，以止为度，痛遂顿止。盖延胡索为活血利气第一品药也。然此既不益气养营，徒仗辛温攻凝逐滞，虚人当兼补药同投，否则徒损无益。通经堕胎，瘀滞有余者宜之，若经事先期，虚而崩漏，产后虚运[②]，断不可服。根如半夏，肉黄小而坚者良。酒炒行血，醋炒止血，生用破血，炒用调血。

丁香　专入肺、胃、肾。辛温纯阳。细嚼力能下达，逐步开关，直入丹田，泄肺温胃，暖肾止呃。温脾胃，止霍乱壅[③]胀，风毒诸肿，齿疳䘌。能发诸香。治口中冷气，腹痛阴痛，暖腰膝，疗肾气奔豚，壮阳，消疝癖，骨槽[④]

---

①　痛：原无，据《本草纲目》卷十三补。

②　运：通"晕"。

③　壅：原作"拥"，据思贤书局刻本改。

④　骨槽：原作"骨糟"，据《本草纲目》卷三十四改。即骨槽风，以牙槽骨腐坏，甚或有死骨形成为其特征。

劳臭，反胃，解恶去邪，杀虫，鬼疰蛊毒，酒毒，治奶头花，止五色毒痢及五痢。疗虚哕呕逆，甚验。治小儿吐泻，痘疮胃虚灰白不发。非若缩砂密功专温肺和中，木香功专温脾行滞，沉香功专入肾补火，而于他脏则止兼及。此为暖胃补命要剂，故能治逆，若止逐滞，则木香较此更利，但辛热而燥，非属虚寒者忌用。有雌雄二种，雌即鸡舌香，力大，若用雄，去丁盖乳子。畏郁金，忌火。张璐曰：呃逆宜辨寒热，倘有未明，用药立毙。凡声之有力而连续者，虽见手足厥逆，大便必坚，定属大热，下之则愈，万举万全。若非胃中有实火，何以激搏其声逆上而冲乎！若其声低怯而不能上达于咽喉，或时郑声，虽无厥逆，定属虚寒，苟非丁、附，必无生理。假令胃中稍有阳气，何至声音低怯不达也！盖胃中有火则声洪，无火则声怯，误以柿蒂、芦根辈治之，虽仓、扁①复出，不能挽回元阳，悔其何及。

白檀香 专入肺、胃、脾，兼入肾。气味辛温。逐冷除郁，熏之清香可爱。消风热肿毒。治中恶鬼气，杀虫。止心腹痛，霍乱，噎膈吐食，散冷气，引胃气上升，进饮食。面生黑子，每夜以浆水洗拭令赤，磨汁涂之甚良。肾气痛，水磨涂外肾，并腰肾痛处。道书谓之浴香，不可以之烧供上真。今西南诸番，皆用诸香涂身。但此动火耗

---

① 仓扁：即仓公、扁鹊。

气，阴虚火盛者切忌。色洁白者佳。

紫檀香 色紫气平味咸，血分之药。和营气，消肿毒。摩涂恶毒风毒，醋磨傅一切卒肿。刮木傅金疮，止血定痛疗淋。诸香动火耗气，夏月囊香解臭，尚恐其散真气而开毛孔，况服之乎？痈疽溃后，诸疮脓多，及阴虚火盛者，俱不宜用。

苏合香 专入诸窍。味甘气温。通窍逐邪，杀鬼除疟。解一切不正之气，治温疟蛊毒痫痉，并痰积气厥，山岚瘴湿，杀三虫，除邪，令人无梦魇①，通神明。出中台、川谷、天竺、昆仑、安南诸国，又云是诸香煎成，非一物也。形如䴵②胶，以筯挑起悬丝不断者真。昔文正公气羸多病，宋真宗赐药酒一瓶，令空腹饮之，数日大觉安健，迄表谢时，上曰此苏合香酒也。每酒一斗入苏合香丸一两同煮，极能和气血，辟外邪，调五脏，却腹中诸疾，每冒寒夙兴，则饮一杯而安。今人滥用苏合丸，不知诸香走真气，唯气体壮实者，庶可暂服一二丸，否则当深戒之。

安息香 专入心、肝。味苦而兼甘，其性平。通心气，活肝血。治心腹恶气，鬼疰，邪气魍魉，鬼胎血邪，解蛊毒，霍乱风痛，男子遗精，暖肾气，妇人血噤，并产

---

① 魇：原作"魔"，据《本草纲目》卷三十四改。
② 䴵（chī 吃）：黏。

后血晕。妇人夜梦鬼交，同雄①黄烧熏丹穴②，永断。凡香皆属燥烈，惟此辛香平和，烧之异香满室，去鬼来神，令人心肺皆沁，神气通畅，洵为佳品。但元气虚损，阴火太旺，病非关恶气侵者忌焉。然系西戎及南海波斯国树中之脂，其香如胶如饴，何能多得？以烧之能集鼠者真。

吴茱萸 专入肝，兼入脾、胃、肾、膀胱。辛苦燥热，微毒。专入厥阴气分，疏肝燥脾，温中下气，散寒除胀。止痛，除湿血痹，逐风邪，开腠理，咳逆寒热。利五脏，去痰冷逆气，吞酸，头痛，喉舌口疮，饮食不消，心腹诸冷绞痛，霍乱痞满泄痢，肾气、脚气水肿，大肠壅气，肠风痔疾，囊湿疝气，血痢，杀三虫，鬼魅疰气。治妇人产后余血及心痛等症。按吞吐酸水，河间、丹溪单指属热，景岳专指属寒，然斯症寒热俱有，在医于病所见兼症与脉，及平昔脏气偏纯，审实明辨可耳。咽喉口舌生疮，以吴茱萸末醋调贴两足心，一夜便愈者，以其引热下行也。但走气动火，久服令人目昏发疮，血虚有火者忌。味甘而细陈者良。泡去苦烈汁用。止呕黄连水炒，治疝盐水炒，治血醋炒。恶参、硝石。

乌药 专入胃、肾，兼入脾、肺、膀胱。辛温香窜。治气逆胸腹不快。上入脾肺，下通膀胱肾经，能疏胸腹邪逆之气。治中恶、中风、中气，气厥头痛，肿胀喘急，反

---

① 雄：原作"臭"，据思贤书局刻本改。
② 丹穴：指前阴部。

胃吐食，泄泻霍乱，心腹痛，痊忤鬼气，宿食不消，膀胱肾间冷气攻冲，疝气，脚气，小便频数白浊。女人血气凝滞，小儿蛔虫①，痈疽疮疖，疥疬蛊毒，疗猫、犬百病。功与木香、香附相同，但木香苦温，入脾爽滞，于食积则宜；香附辛苦，入肝胆二经，开郁散结，于忧郁则妙；此则逐逆邪横胸，无处不达，故用以为胸腹逆邪要药。气行则风自散，故不须治风。若气虚内热而见胸膈不快，则非所宜。乌药止可以除冷气。根有车毂纹，形而连珠者良。酒浸一宿，或煅研用。

樟脑 专入关窍，兼理脚气。辛热香窜，通窍辟恶。性禀龙火，能于水中发火，置水中其焰益炽，能通关利窍，治中恶邪气，心腹痛，寒湿脚气，除湿杀虫。中恶卒死者，用樟木烧烟薰之。置鞋中去脚气。薰衣箧，辟蛀虫。方书每和乌头为末，醋丸弹子大，置于足心以治脚气，火烘汗出为效。出韶郡诸山，以樟木蒸汁，煎炼结成樟脑，升打得法，能乱冰片。

川椒 专入肺、脾、肾。辛热有毒。纯阳无处不达，能上入于肺，发汗散寒；中入于脾，暖胃燥湿消食；下入右肾命门，补火治肾间冷气上逆。治邪气咳嗽呕逆，温中，逐骨节皮肤死肌，寒热痹痛，心腹冷痛，吐泻温疟，留饮水肿，肠澼下痢，女子字乳②余疾，下乳汁，破产后

---

① 虫：原作"蚘"，据文义改。
② 字乳：生育。字，原无，据《本草纲目》卷三十二补。

宿血，缩小便，治阳①衰溲数，阴汗精泄，并齿牙动摇，目暗，经滞，癥瘕，蛔痛，鬼蛀虫毒，杀鱼肉毒。吃饭伤饱，觉气上冲，心胸痞闷者，水吞川椒即散，以其能通三焦，下恶食也。凡呕吐服药②不纳者，必有蛔在膈间，蛔闻药则动，动则药出而蛔不出，但于呕吐药中加川椒良，盖蛔见椒则头伏也。按蛔蚀有腹痛，面白唇红，时发时止等症可察。凡肾气上逆，须以川椒引之归肾。此虽与胡椒相同，但胡椒则止温胃除寒逐水，此则更兼入肾补火，而于逐水不甚专也。出四川，肉厚皮皱者良。秦产名秦椒，味辛过烈，闭口者有毒杀人。微炒出汗，捣去里面黄壳，取红用。得盐良，使杏仁，畏款冬、防风、附子、雄黄、麻仁、凉水。子名椒目，苦辛专行水道，不行谷道，能治水蛊，除胀定喘及肾虚耳鸣。

松脂 专入肝、脾。芳香燥结，除邪下气，润心肺，治耳聋，强筋骨，治崩带，古方多用辟谷。祛风除湿化毒，治痈疮头疡，白秃疥瘙风气，除胃中伏热，咽干消渴，风痹死肌。煎膏生肌止痛，排脓抽风，贴诸疮脓血瘘烂；塞牙孔杀虫。外科取用甚多，性温而燥，血虚者勿服。水煮百沸，白滑方可用。

胡椒 专入胃。辛热纯阳，无毒，比蜀椒更甚。下气温中去痰，除脏腑中风冷，及胃口虚冷气，宿食不消，霍

---

① 阳：原作"阴"，据《本草纲目》卷三十二改。
② 药：原作"食"，据《本草纲目》卷三十二改。

乱气逆，心腹卒痛，冷气上冲，肠滑冷痢，及阴毒腹痛，胃寒吐水，牙齿浮热作痛，温胃除寒逐水。杀一切鱼肉毒。同盐火煅，擦牙良。世人因其快膈，嗜之者众，然多服损肺，走气动火动血，损齿昏目，发疮痔脏毒，必阴气至足者方可用。

毕澄茄 专入胃，兼入脾。辛温无毒。暖脾胃，去呕吐哕逆，下气消食，去皮肤风，心腹间气胀，令人能食，疗鬼气，能染发及香身。治一切冷气痰癖，并霍乱吐泻，肚腹痛，肾气膀胱冷。与胡椒一类二种，胡椒系向阳生，此系向阴生。

麦芽 专入胃。味甘气温。专消谷食，能助胃气上行而资健运。消一切米面诸果食，破冷气，去心腹胀满，温中下气，止霍乱，除烦闷，祛痰饮、破癥结，能催生堕胎。补脾胃虚，宽肠下气，腹鸣者用之。以谷消谷，有类从之义，停谷食者宜之。然有积消积，无积久服，则消肾气堕胎。古人唯取矿麦①为芽，今人多取大麦，非也。炒用，豆蔻、砂仁、乌梅、木瓜、芍药、五味为使。薛立齐治妇人丧子乳胀，几欲成痈，单服麦芽一二两，炒煎服，立效。《外台》方：麦芽一升服，下胎神验。李时珍曰：无积而久服之，则消人元气，惟与白术诸药消补兼施则无害。

---

① 矿麦：大麦的一种，也称裸大麦、青稞。

大蒜 专入脾、胃诸窍。气味辛温，有小毒。宣窍逐寒，辟恶开胃健脾，为祛寒去湿，解暑散痰，消肿散毒第一要剂。主霍乱腹中不安，消谷温中，除邪痹毒气，治蛊毒，傅蛇虫、沙虱①疮，涂丁肿甚良。贴足则鼻衄能止；敷脐则下焦水气能消；切片艾灸，则痈毒恶毒疮肿核能散。李迅曰：痈疽着灸胜于用药，缘热毒中隔，上下不通，必得毒气发泄，然后能散。初起便用独头大蒜切片灸之，三壮一易，百壮为率，但头顶以上切不可灸，恐引气上行，更生大祸也。但其性热气臭，多食生痰动火，散气耗血，昏目损神。虚弱有热之人，切勿沾唇。亦忌同蜜食。

薤 专入肺、大肠。味辛苦气温。通肺气，利肠胃。一名藠子，系动滑药。调中助阳，散血疏滞，定喘，散血生肌，泄下焦大肠气滞，治泄痢下重，胸痹刺痛，去水气，温中，散结气，安胎利产，女人赤白带下，作羹食之。骨哽在咽不出者，食之即下。与蜜同捣，涂汤火伤甚速。赤者疗金疮，祛风生肌肉。王好古曰：下重者气滞也，四逆散加此以泄滞。瘀血可散，《本经》治金疮败，取辛以泄气，温以长肉也。风寒喘急，《千金方》用之。风寒水肿，生捣敷，又捣汁生饮之。胸痹刺痛可愈，仲景用栝蒌薤白白酒汤。《肘后方》治中恶卒死，用薤汁灌鼻

---

① 虱：原作"风"，据《本草纲目》卷二十六改。

中，韭汁亦可。实通气滑窍助阳佳品。功用类韭，但韭则入血行气，此则专通寒滞，及兼滑窍，然无滞者勿用。虽有补虚之说，亦勿信。取白用。忌牛肉，食之成瘕。

胡荽 专入心、脾。辛温香窜，微毒。内通心脾小腹，外行腠理，达四肢，散风寒，解一切不正之气。治发热头痛，谷食停滞，疗沙疹痘疮不出，作酒喷之，立出。通心窍。目翳不退，塞之鼻中即祛。治肠风，用热饼裹食甚良。补筋脉，令人能食，合诸菜食，气香令人口爽，解飞尸鬼疰、蛊毒及鱼肉毒。然多食久食，损人精神，令人多忘，脚软，能发液臭，非同补药可以常服。时珍曰：诸疮皆属心火，营血内摄于脾，心脾之气得芳香则运行，得臭恶则壅滞。且《直指方》① 云：痘疹不快，宜用胡荽酒喷之，以辟恶气，床帐上下左右皆宜挂之，以御汗气、胡臭、天癸、淫佚之气。一应秽恶，所不可无。若天时阴寒，尤宜用此。

雄黄 专入胃、肝。味辛而苦，气温有毒。散结行气，杀虫辟恶。得铜可作金。治疟疾寒热，伏暑泄痢，酒饮成癖② ，惊痫，头风眩运，破群妖，辟幽暗，鼠瘘恶疮，疽痔死肌，疥虫䘌疮，及一切虫兽伤，杀精物恶鬼邪气，解藜芦毒、蛇虺毒，焚之蛇皆远去。狐惑以雄黄半两，烧于瓶中即止。阴肿如斗，以雄黄、矾石各二两，甘草一

---

① 《直指方》：即《仁斋直指方论》，宋代杨士瀛撰。
② 癖：原作"澼"，据《本草纲目》卷九改。

尺，水浸。消疟母，治风狗咬伤。治白秃头疮，雄黄、猪胆汁①敷之。孕妇佩之，转女成男。明彻不臭者良。醋浸，入莱菔汁煮干用。生山阴者名雌黄，功用略同。劣者名薰黄，烧之则臭，止可薰疮疥，杀虫虱。虞雍公允文感暑下痢，连月不瘥。忽梦仙官延坐，壁间有药方，其词云：暑毒在脾，湿气连脚；不泄则痢，不痢则疟。独炼雄黄，蒸饼和药；别作治疗，医家大错。公依方服愈②。

白芥子 专入肺。气味辛温，无毒。治胁下及皮里膜外风痰，非此不达。通经络，发汗开胃，利气豁痰，除寒暖中，治咳嗽反胃，面目黄赤，痹木脚气，筋骨腰节诸痛，痈毒肿痛。熨恶气，遁尸飞尸，及暴风毒肿流四肢疼痛。烧烟及服，解邪魅。咳嗽胸膈支满，上气多唾者，每用温酒吞下七粒。又醋研，敷射工毒。然大辛大热，中病即已。若久服则耗损真气，令人眩运损目，且肺热阴虚，火盛久嗽者尤忌之。韩悉用三子养亲汤以治老人痰气，盖白芥子主痰，下气宽中；紫苏子主气，定喘止嗽；莱菔子主食，开痞降气。各微炒研，看病所主为君。

石灰 专入肝、脾。禀壮火之烈，燥血止血散血。治肌肤骨髓疮疡恶毒，时行热气，刀刃金伤，痄腮，肿毒疽疡疥瘙，热气恶疮，癫疾死肌，附骨疽，去黑子息肉，瘿赘疣子，妇人粉刺，产后阴不能合，收脱肛阴挺，消积聚

---

① 猪胆汁：原作"猪脂"，据《本草纲目》卷九改。
② 虞雍公允文……公依方服愈：语本洪迈《夷坚志》。

结核。治金疮者，以其性能坚物，使不腐坏，且血见灰即止。时珍曰：石灰，止血神品也。但宜干用，着水即烂肉。气味辛烈，用必视症酌施，如敷刀斧伤，则必用牛胆，以灰纳于胆内阴干。点疣痣去根，则和白糯米蒸透。风化自裂者良。圹灰火毒已出，主顽疮脓水淋漓，敛疮尤妙。汪昂曰：有人脚肚生一疮，久遂成漏，百药不效，自度必死。一村人见之曰：此鳝漏①也，以石灰温炮薰洗，觉痒即是也。洗不数次，遂愈。

伏龙肝 专入肝、脾。系灶心赤土，味辛气温，无毒。调中止血，燥湿消肿。治心痛狂颠，风邪，中恶卒魔，咳逆风噤，反胃吐衄，崩带尿血，遗精，肠风痈肿，蛊毒脐疮，丹毒重舌，催生下胎，小儿夜啼。《日华子》方：催生下胞者，取其温中而镇重下坠也。《博救方》治子死腹中，以水调三钱服，其土当儿头上戴出。功专去湿，无湿者勿用。用多年灶心黄土，研细水飞用。

---

① 鳝漏：原作"膳漏"，据《本草求真》卷四改。病名。初期形如湿疮，痛痒相兼，破流黄水，疮口深如钉钻，缠绵难愈。

卷　二①

平　散

苍耳子　专入肝、脾。味苦而甘，气温无毒。祛肝风，除脾湿，活血通气。治顶巅风痛，风寒头痛，风湿周痹，目暗，腰重膝屈，四肢拘挛，骨节痛肿，瘰疬疮疥瘙痒，疳蛊湿𧏾，恶肉死肌，疔肿痔漏，久服益气。炒香浸酒服，去风多补益。嗜酒不已，以毡中苍耳子七枚，烧灰投酒中，饮之即不嗜。但此虽为祛风疗湿圣药，然散气耗血，虚人勿服，尤忌猪肉，以其动风助湿，如风邪触犯，则遍身发出赤丹而病益增盛。去刺，酒拌蒸用。

豨莶草　专入肝。味苦而辛，性寒不温，有小毒。散肝经风湿。治肝肾风气，四肢麻痹，筋骨冷痛，腰膝无力，风湿疮疡，金疮止痛。久疟痰癖，捣汁服取吐。治热𧏾烦满不能食，生捣汁三合服，多则令人吐。捣傅虎伤、狗咬、蜘蛛咬、蚕咬、蠷螋②溺疮。然此虽理风湿，究为燥血之品，恃以为补则非。须加酒蜜同制，方不伤正，生用恐令人作泄。夏秋采者佳，蒸晒九次用。

---

① 卷二：此前有第二卷目录，因已于正文前目录部分重复，故删。

② 蠷螋（qúsōu 渠叟）：属昆虫类的有翅亚纲革翅目。俗称夹板子、夹板虫，或剪刀虫、耳夹子虫。

木贼　专入肝、胆。味甘微苦，气温无毒。表散火郁风湿，专治目疾迎风流泪，翳膜遮睛。入肝胆二经血分，驱散风热，使血上通于目，故为去翳明目要剂。兼治疝痛脱肛，肠风痔漏，赤痢及妇人月水不断①，崩带赤白，解肌止血，消积块。其去翳明目，功虽有类谷精，能驾甘菊，但谷精则去星障，甘菊则止调和血药，于障全不能退，此则能去翳障也。然气血亏损，则用谷精、木贼，去障又当兼以芍药、熟地，滋补肝肾，使目得血而能视，若徒用此二味退障，则即有当归补助，犹恐辛散非宜。多服损肝。

夏枯草　专入肝。辛苦微寒，无毒。散结消瘿明目，缓肝火，解内热，治瘰疬湿痹，目珠夜痛，头疮鼠瘘，破癥散瘿，乳肿乳岩，脚痛。多服伤胃，如内有火亦忌。目白珠属阳，故昼点苦寒药则效；黑珠属阴，故夜点苦寒药反剧。一人至夜目珠疼，连眉棱骨痛，及头半边肿痛，用黄连膏点之反甚，诸药不效。灸厥阴少阳，疼随止旋作，乃以夏枯草二两，香附二两，甘草四钱，为末，每服一钱半，茶清调服，下咽则疼减半，至四五服全愈矣。

青木香　专入肺。辛苦微寒，无毒。散毒泄热。即马兜铃根，一名土青木香，与木香之别名青木香者不同，彼性属温，此性属寒也。可升可降，可吐可利，治感受恶毒

---

①　断：原作"通"，据《本草纲目》卷十五及《证类本草》卷十一改。

而致胸膈不快，则用此上吐；感受风湿而见阴气上逆，则用此下降。治头风瘙痒秃疮，鬼疰积聚，诸毒热肿，蛇毒，水磨为泥封之，日二三次立瘥。又捣末水调，涂丁肿大效。治蛊毒，同酒水煮服，使毒从小便出。又水煮三两，取汁服，立吐。敷秃疮可止瘙痒。惟虚寒切禁，以味辛与苦，恐泄人真气也。

野菊花　专入肺、肝。味辛且苦。散火气，消痈毒。一名苦薏，为外科痈肿药也。调中止泄，治痈肿疔毒，眼目热痛，妇人腹内宿血。瘰疬未破，用根煎酒热服，渣敷自消。治毒①，连根叶捣烂，煎酒热服取汗②，以渣敷贴。但胃气虚弱，切勿妄投。

浮萍　专入肺，兼入肝、脾。体轻气浮辛寒。入肺发汗，入肝搜风，入脾利湿。古人谓发汗胜于麻黄，下水捷于通草。治热毒、风热、热狂，熻肿毒、风疹、汤火伤，暴热，皮肤瘙痒，风湿麻痹，瘫③痪，脚气，打仆损伤，目赤翳膜，口舌生疮，吐血衄血，癜风丹毒。捣汁服，主水肿，利小便。为末，酒服方寸匕，治人中毒。为膏，傅面黚。长须发，止消渴，胜酒。然必大实热方用，若表虚自汗切禁。烧烟辟蚊，气虚者慎勿近之，昔有小儿因此致毙。须七月七日采。

①　毒：《本草纲目》卷十五作"一切无名肿毒"。
②　汗：原作"汁"，据《本草纲目》卷十五改。
③　瘫：原作"痈"，据《本草求真》卷四改。

款冬花 专入肺。辛温纯阳，疏肺泄寒。书载虚实寒热通用者，以辛温之中仍有和缓之意。润心肺，益五脏，泻热消痰，除烦定惊，明目。治咳逆上气，喘渴喉痹，肺痿肺痈，咳吐脓血①，疗肺气，止促急，热劳咳连连不绝，涕唾稠黏，寒热邪气，为治嗽要药。能治肺痿肺痈，咳吐脓血者，亦是肺虚得此以为温润，故服之即止；若血因实致，则此断属难投。生河北、关中者良。世多以枇杷蕊伪充。拣净，和甘草水浸，晒②用，得紫菀良，杏仁为使。按肺为清净之府，不容物杂，一有③外感则气逆不伸，一有内伤则肺燥不润，故在喉如痒如梗。咳自外入者，宜辛温疏散，而收敛最忌；咳自内成者，宜滋补润养，而宣泄非宜。唯此气味辛温，能疏泄肺郁，至水亏火嗽，则有宜于冬、地；劳嗽骨蒸，则宜于丹皮、地骨。

甘菊 专入肝、肺、肾。味辛甘苦。祛风养肺，滋肾明目。养肝血，安肠胃，调四肢，生熟皆可食。治风热内炽，眼目失养，欲脱泪出，翳膜遮睛，与头痛眩运，脑骨疼痛，身上一切游风、湿痹，皮肤死肌④，疗腰痛去来陶陶⑤，除胸中烦热。作枕明目，叶亦明目。除目翳，同枸杞相对，蜜丸久服，永无目疾。以单瓣味甘者入药。黄入

---

① 血：原无，据《本草纲目》卷十五及《本草求真》卷四补。下同。

② 晒：原作"暴"，据思贤书局刻本改。

③ 一有：原作"有一"，据《本草求真》卷四乙转。

④ 皮肤死肌：指皮肤麻木不仁。

⑤ 陶陶：绵延不愈貌。

阴分，白入阳分，紫入血分。白术及枸杞根、桑根白皮
为使。

马兜铃 专入肺。辛苦性寒，无毒。体轻而虚，熟则
四开象肺，清肺气，补肺，去肺中湿热。治肺热咳嗽，痰
结喘急，肺气上逆，坐息不得，咳逆连连不止，血痔瘘疮
及大肠经热，亦可吐蛊。又于寒中带散，故肺热痰喘，声
音不清者服此最宜。且体轻则性上涌，故蛇蛊一味浓煎服
之，探吐即解。汤剂用之，多亦作吐。至云能补肺阴者，
亦热清气降而肺自安之意。治痔瘘肿痛，以马兜铃于瓶中
烧烟，薰患处良。肺寒喘嗽失音切忌，肺虚挟寒者畏之如
螫。去筋膜，取子用。

槟榔 专入肠、胃。辛温苦涩。治胸膈癥疠臌①胀。
通关节，利九窍，除一切风，破胸中气，治心痛积聚，能
泻至高之气，使下行以至于极，性如铁石，故有坠下之
力。破坚消胀，化食行痰下水。治痰气喘急，泻痢后重，
心腹诸痛，大小便气秘，里急后重。疗诸疟，御瘴疠，水
肿脚气，酒醉不解，膀胱诸气，冲脉为病，气逆里急，杀
虫。如阴毛蛀虱，用此煎洗。治腹胀，捣末服。烧灰敷②
口唇白疮。但非烟瘴之地，常服恐泄真气。鸡心尖长，锦
纹者良。

大腹皮 专入肠、胃。辛涩性温，无毒。治霍乱瘴

---

① 臌：原作"澎"，据《中国医学大成续集》及《本草求真》卷四改。
② 敷：原作"傅"，据思贤书局刻本改。

疟，痞胀痰隔，醋心，冷热气攻心腹，健脾开胃，下气宽胸，散痞满膨胀，水气浮肿，脚气壅逆，胎气恶阻胀闷。开心腹之气，祛皮肤之水。盖槟榔性苦沉降，能泄有形之积滞；此则性轻能散无形之积滞。虚胀禁用，以其泄真气。黑豆汁洗净，晒干煨，切用。

　　白及　专入肺。味苦而辛，性涩而收，微寒无毒。入肺止血散瘀，治胃中邪气，贼风鬼击，止惊邪血邪血痢，痫疾风痹，赤眼，温热疟疾，发背瘰疬，痔瘘肠风，刀箭疮伤，生肌止痛。治白癣疥虫，恶疮痈肿，败疽死肌，去腐逐瘀生新。涂手足皲裂，面上黑皯疱，即面疮。跌仆损伤，酒调服；汤火灼伤，油调敷。紫石英为使，畏杏仁，反乌头。血出于鼻是由清道至，血出于口是由浊道来，呕血出于肝，吐血出于胃，痰带血出于脾，咯血出于心，唾血出于肾。试血法，吐水内浮者心肺血，沉者肝肾血，半浮半沉者脾胃血。服白及须随所见，以羊肺、肝、心同服佳。

　　芜荑　专入脾，兼入肝。味辛而苦，气温无毒。燥脾杀虫，散皮肤骨节湿热。主积冷气，心腹癥痛，除肌肤骨节中风，淫淫①如虫行，肠风痔漏，恶疮疥癣，散肠中喔喔②喘息，逐寸白，去三虫，杀虫止痛。虫生人腹，多因湿兆滞得风助寒成，用此暖胃益血理中，而虫自化。治妇

---

① 淫淫：行进貌。
② 喔喔（wà 哇）：象声词。

人子宫风虚，孩子疳泻冷痢，得诃子良。和猪脂，涂热疮；和蜜，治湿癣。脾胃虚者，虽有积亦勿概投。形类榆荚，陈久气膻者良。虫牙作痛，以芜荑仁安蛀孔及缝中，甚效。《直指方》云：嗜酒人，血入于酒为酒鳖；多气人，血入于气为气鳖；虚劳人，败血杂痰为血鳖。摇头掉尾如虫①之行，上浸人咽，下蚀人肛，或附胁背，或隐胸腹，大则如鳖，小则如钱，治如上法。

　　蕤核 专入肝。甘寒微温。散肝风热，眼科药也。强志明耳目，除目赤痛伤泪出，眼胞风肿弦烂，左右眦热障翳，治鼻衄鼻齆，破心下结痰痞气，除腹中热结疝气。生治嗜睡，熟治不眠。目病不因风热而因于虚者勿用。丛生有刺，实如五味，圆扁有纹，紫赤可食。汤浸，去皮尖，劈作两片，芒硝、木通、通草同煎大半时，取出研膏入药。仁斋②曰：拘急牵飔，瞳青胞白，痒而清泪，不赤不痛，是为风眼；乌轮突起，胞硬红肿，眵泪湿浆，里热刺痛，是为热眼；眼浑而泪，胞肿而软，上壅蒙眬，酸涩微赤，是为气眼。风与热并，则痒而浮赤；风与气搏，则痒涩③昏沉；血热交聚，故生淫肤粟肉，红缕偷针④之类；气血不至，故有眇视胞垂，雀眼盲障之形。淡紫而隐红者为

---

　　① 虫：原作"蛊"，据《中国医学大成续集》及《本草求真》卷四改。
　　② 仁斋：即杨士瀛，南宋医家，字登父，号仁斋，福建福州人。
　　③ 涩：原作"而"，据《仁斋直指方》卷二十改。
　　④ 偷针：病名。又称针眼、麦粒肿，指睑组织的化脓性炎症，又称急性睑腺炎。

虚热，鲜红而妒①赤者为实热；两眦呈露生胬肉者，此心热血旺；白睛红膜如伞纸者，此气滞血凝。热滞则瞳人内②涌，白睛带赤；冷症则瞳人青绿，白睛枯槁。眼热经久，复为风热所乘则赤烂；眼中不赤，但为痰饮所注③则作痛。肝气不顺而挟热则羞明，热气蓄聚而伤胞则胞合。白睛带赤或红筋者，其热在肺；上下胞或口唇间如疮点者，其热属脾。翳起肺家受热，如碎米状者易散，如梅花者难消④。拨云膏取下翳膜，蕤仁去油五分，青盐一分，猪胰子五钱，共捣二千下，如泥，罐收，点之。又蕤仁一两去油，入白蓬砂一钱，麝香二分，研匀，去翳妙不可言。

五加皮 专入肝、肾。辛苦性温，无毒。辛顺气而化痰，苦坚骨而益精，温祛风而胜湿，逐皮肤之瘀血，疗筋骨之拘挛，治心腹疝气腹痛，四肢不遂，贼风伤人，中风，骨节挛急，腰脊痛，两脚疼痹，虚羸，阴痿囊湿，小便余沥，女子阴痒虫蚀，小儿脚软三岁不能行，明目，缩便，愈疮疗疝。酿酒饮，治风痹四肢挛急。作末浸酒饮，治目僻眼㬢⑤。叶作蔬食，去皮肤风湿。但性属疏泄，须与补药同投。若下部无风湿寒邪而有火，及肝虚而有火者

① 妒：原作"垢"，据《仁斋直指方》卷二十改。
② 内：此下原有"壅"字，据《仁斋直指方》卷二十删。
③ 所注：原无，据《仁斋直指方》卷二十补。
④ 拘急牵飕……如梅花者难消：语本《仁斋直指方》卷二十。
⑤ 㬢：原作"曚"，据《本草纲目》卷三十六改。目不正。

勿服。茎青节白，花赤皮黄根黑，上应五车之精，故名芬香，五叶者佳。远志为使，恶元参。时珍曰：五加治风湿痿痹，壮筋骨，强志意，其功良深。昔人云：宁得一把五加，不用金玉满车，诚足珍重。脚气之病，因风寒湿之气而成，风胜则筋骨为之拘挛，湿胜则筋脉为之缓纵，寒胜则血脉为之凝滞，皆资此治。

石楠叶　专入肝。辛苦性平，无毒。祛风逐热固肾。养肾气，内伤阴衰，利筋骨皮毛，疗脚弱，烦闷疼痛，逐诸风，除热及五脏邪气，杀虫。治头风，为末吹鼻愈，浸酒饮亦可。妇人不可久服，令思男。出关中者佳，炙用。五加皮为使，恶小蓟。

橘皮　专入脾、肺，兼入大肠。苦辛气温，无毒。辛能散，苦能燥，温能和，宣肺气，燥脾湿，为脾肺气分之药。治胸中瘕热，逆气上冲胸中，吐逆霍乱，呕哕反胃嘈杂，时吐清水，痰癖痎疟，脾不消谷，快膈调中，开胃止泄，除膀胱留热停水，通淋利小便，祛大肠秘塞，妇人乳痈，去寸白虫，破癥瘕痃癖。入食料，解鱼腥毒。宣通五脏，统治百病，皆取其理气燥湿之功。入和中药则留白，入疏通药则去白，名橘红，兼能除寒发表。但气虽中和，过服亦损真元，故无滞而气虚者宜慎之。广产为胜，皮厚不脆有猪棕纹。陈久者良，故又名陈皮。治痰核，童便浸晒；治痰积，姜汁炒；治顽痰，白矾炒；入下焦，盐水炒。橘核，治疝痛偏坠或硬如石，有橘核丸。

青皮　专入肝。苦辛性燥烈，本陈皮之嫩者。行肝气滞。陈皮浮而上，入脾肺气分；青皮沉[1]而降，入肝胆气分，平下焦肝气，仍兼疏泄。疏肝胆，泄肝[2]气，发汗，破坚癖积结气滞，除痰消痞，治胸膈气逆，胁痛，左胁积气，并气郁久怒久疟，疝痛乳肿，去下焦诸湿，引诸药至厥阴之分。但有汗气虚切忌，醋炒用。肉[3]生痰聚饮。核治疝痛，腰肾冷痛。乳房属阳明，头属厥阴，或因忿怒郁闷，厚味酿积，致肝气不行闭窍，胃血腾沸化脓，亦或子有滞痰膈热，含乳而摇嘘气所致者，治法以青皮疏肝滞，石膏清胃热，甘草节行浊血，栝楼仁消肿导毒，或加没药、橘叶、金银花、蒲公英、皂角少许，若于肿毒处灸三五壮尤佳。久则凹陷成乳岩，难治。

神曲　专入脾、胃。辛甘气温，无毒。散气调中，开胃消食，化水谷宿食，癥结积滞，除痰逆，霍乱泄痢胀满，健脾暖胃，亦治目疾。闪挫腰痛者，煅过淬酒温服有效。妇人产后欲回乳者，炒研，酒服二钱，日二次即止，甚验。本白面、杏仁、赤小豆、青蒿、苍耳、红蓼六味，作饼蒸郁而成。小儿补脾，轻平等药，医多用此调治，盖取辛不甚散，甘不甚壅，温不见燥也，然必合以补脾等药并施则佳。若孕妇无积，及脾阴虚胃火旺者，并勿用。

---

① 沉：原作"陈"，据《本草求真》卷四改。
② 肝：原作"肺"，据思贤书局刻本改。
③ 肉：指橘实。

本草汇纂

一一四

荷叶 专入胆。味苦气平，无毒。升阳散瘀。色青形仰中空象震①，为胆木必用之药。烧饭合药，助脾胃而升发阳气。散瘀血，留好血，治吐血崩淋，损伤败血②，血胀腹痛，产瘀，一切血症，洗肾囊风，杀菌蕈毒。胎衣不下，酒煮服。东垣清震汤，治头面风痛，取以升发风寒，用荷叶一枚，升麻、苍术各五钱，煎服。闻人规③治痘疮风寒外袭，变黑倒靥。但升散消耗，虚人忌之。

炉甘石 专入胃。甘辛而涩，气温无毒。和血脉，散风热。止血，消肿毒，生肌，明目去翳退赤，收湿除烂弦，祛痰，为目疾要药，用龙脑点，治目中一切诸病。目翳得此，即能拨云，用炉甘石、青矾、朴硝等分，为末，每用一字④，沸汤化，温洗，日三次。治齿疏陷物，用炉甘石、煅寒水石等分，为末，每用少许擦牙，久久自密，忌用铜刷。治下疳阴湿，用炉甘石火煅醋淬五次一两，孩儿茶三钱，为末，麻油调敷，立愈。时珍常用甘石煅飞、海螵蛸、硼砂，等分为细末，朱砂依⑤分减半，同入点诸目病妙⑥。煅用童便良。产金银坑中，即金银之苗也。状如羊脑，松似石脂，能点赤铜为黄，今之黄铜皆其所点。

---

① 震：八卦之一，五行属木。
② 败血：原无，据《本草纲目》卷三十三补。
③ 闻人规：宋代儿科医生，樵李（今浙江嘉兴）人，撰《小儿痘疹论》三卷。
④ 字：古药方中称量单位名，一钱的四分之一为一字。
⑤ 依：原作"衣等"，据《本草求真》卷四改。
⑥ 妙：原作"炒"，据《本草纲目》卷九改。

煅红，童便淬七次，研粉水飞。

白石英　味甘而辛，性平无毒。散肺分寒燥不润。治肺痈吐脓，咳逆上气，疸黄①，胸膈间久寒，益气，除风湿痹，消渴，阴痿不足，实大肠，利小便，补五脏，通日月光，耐寒热。凡服宜食冬瓜、龙葵，以压石气，然亦止可暂服。白如水晶者良。按此本非润剂，而十剂并指为湿，亦谓辛能化液，温能滋润，故虽辛若湿，是以寒燥不润之症，得此辛以畅达，而滞不至见枯。

紫石英　即石英之紫色者，性味俱同。散心肝二经血分寒燥，不燥不润。治心腹邪气，胃中冷气，心神不安，肝血不足，寒热咳嗽，惊悸梦魂不安，女人心腹痛，及子户因风寒内乘绝孕，安魂定魄，镇惊安神，为心肝经温血要药。阴虚火旺者忌。色淡紫莹彻五棱，火煅醋淬七次，研末。二英俱畏附子，恶黄连。

僵蚕　专入肝，兼入肺、胃。辛寒微温。祛风散寒，燥湿化痰，温行血脉。治中风失音，头风齿痛，风痰结核，皮肤风疮，丹毒作痒，痰疟癥结瘰疬，阴痒风虫，妇人乳汁不通，崩中赤白下血，产后腹痛，小儿客忤，疳蚀鳞体，一切金疮，疗肿风痔，灭诸瘢痕。为末，封疗肿，拔根极效。能治小儿惊痫，及肤如鳞甲，亦是胎元血气不足，得此辛咸煎汤除垢，则鳞甲自去，病名胎垢。开关散

①　疸黄：即黄疸。疸，原作"疽"，据《本草纲目》卷八改。

用此炒，和白矾半生半烧，为末，每一钱用自然姜汁调灌，得吐顽痰立效，小儿加薄荷少许。治喉痹，用此和天南星等分，生研为末，每服一字，姜汁调灌即愈。后以生姜炙过含之。《圣惠方》用此五七枚，乳香一分，为末，每以一①钱烧烟，薰入喉中，涎出即愈。治口噤发汗，同白鱼、鹰屎白等分，并治疮灭痕。诸证由血虚而无风寒客邪者禁。头蚕色白直者良。糯米泔浸一日，待桑涎浮出，焙干，去丝及黑口，捣用。恶草薢、桔梗、茯苓、桑螵蛸。

蚕沙 专入肝、脾、胃。味甘辛。性温无毒。燥湿去风。治消渴，癥结，肠鸣，热中，风痹瘾疹，妇人血崩，头风，风赤眼。炒黄，袋盛浸酒，去风湿，诸节不随，皮肤顽痹，腹内宿冷，冷血瘀血，腰脚冷痛。炒热袋盛，熨偏风，筋骨瘫痪，手足不随，腰脚软，皮肤顽痹。麻油调敷，治烂弦风眼，又调敷能治蛇串疮。有人食乌梢蛇浑身变黑，渐生麟甲，见者惊愕，郑奠一②令日服晚蚕砂五钱，尽二斗，久之乃退。即二蚕矢也。凡蚕砂、蚕蛾，皆晚者良。淘净，晒干用。

渗　湿

通草 专入肺、胃，兼入心。色白气寒，体轻味淡，

---

① 一：原无，据《本草纲目》卷三十九补。
② 郑奠一：清代医家，安徽歙县人，曾将《广瘟疫论》改名为《瘟疫明辨》。

无毒。清肺，利水，通乳。安心除烦，止渴退热，疗脾瘅①，常欲眠，头痛目眩，心烦哕，出声音，治耳聋，齆鼻息肉鼻塞，利九窍血脉关节，散痈肿诸结不消，金疮恶疮，鼠瘘，破积聚血块，排脓止痛，治水肿浮大，通五淋，利小便，导小肠火，女人血闭，月候不匀，催生堕胎，去三虫。理风热，小便数急疼，小腹虚满，宜煎汤并葱饮，有效。诸瘘疮，喉痹咽痛，浓煎含咽。孕妇及中寒者勿服。有细细孔，两头皆通②，故名通草，即今所谓木通也。今之通草，乃古之通脱木也。

　　土茯苓　专入胃、肝，兼入肾、肠。甘淡气平，无毒。消水除湿，解杨梅结毒，去浊分清。健脾胃，强筋骨，去风湿，利关节，止泄，健行不睡，治拘挛骨痛，恶疮痈肿，解汞粉、银朱毒。但淡渗伤阴，肝肾阴亏者勿服。杨梅疮，古无是病，近起于岭表③风土卑湿，岚瘴薰蒸，饮啖辛热，男女淫猥④，湿热之邪蓄积既深，发为疮毒，遂致互相传染。然皆淫邪之人病之，其症多属胃肝而兼及他经。盖相火寄于厥阴，肌肉属于阳明故也。如兼少阴、太阴，则发于咽喉；兼太阳、少阳，发于两角。若用轻粉劫剂，毒气窜入经络筋骨，莫之能出，发为结痛，遂

---

　　①　瘅：原作"疸"，据《本草纲目》卷十八改。
　　②　通：原作"空"，据《本草纲目》卷十八改。
　　③　岭表：即岭南，指中国南方五岭之南的地区，相当于现在广东、广西及海南等地区。
　　④　猥：原作"秒"，据《本草纲目》卷十八改。

成痼疾，须用此一两，外用金银花、防风、木通、木瓜、白鲜皮各五分，皂荚子四分，人参、当归各七分，日服三剂，忌饮茶、酒、面、盐、醋，并戒房劳百日，渴饮土茯苓汤，半月方愈，取其湿热除而浊阴得解。大如鸭子，连缀而生，白者良。忌茶。

茯苓 专入脾、胃，兼入肺、肝。性平味甘淡，无毒。上渗脾肺之湿，下伐肝肾水邪，其气先升清肺化源，后降利膀胱气，治胸膈逆气，忧恚惊邪恐悸，心下结痛，寒热烦满咳逆，口焦舌干，消渴，好睡，肺痿痰壅，心腹胀满，膈中痰水，水肿淋结，大腹淋漓，肾积奔豚，逐水缓脾，生津导气，平火止泄，除虚热，开腠理，调脏气，伐肾邪，开心益志，止健忘，暖腰膝，利腰膝间血，开胃止呕，安魂养神，除湿益燥，益气和中。赤茯苓，破结气，泻心及小肠膀胱湿热，利窍行水。茯苓皮，治水肿肤胀，开水道，开腠理。若小便不禁，虚寒精滑，及阴亏而小便不利者皆禁。产云南。色白者佳，去皮。

茯神 专入心。甘平无毒。导心湿痰功，与茯苓相仿。解不祥，疗风眩风虚，五劳口干，止惊悸，多恚怒善忘，开心益智，安魂魄，养精神，治心下急痛坚满。久虚而小肠不利者，加而用之。即茯苓抱根生者，以其抱心，故入心之用居多。去皮及中木。茯神心木，治偏风，口面㖞斜，毒风，筋挛不语，心神惊掣，虚而健忘，脚气痹痛，诸筋牵缩。此即茯神心内木，又名黄松节。二茯俱恶白蔹，畏地榆、秦艽、鳖甲、雄黄，忌醋。治筋挛疼痛，用此一两，乳香一钱，石器炒研，每服二钱，木瓜汤下。盖乳香、木瓜俱能伸筋。

泻 湿

泽泻 专入膀胱、肾。甘淡微寒，无毒。泻膀胱气分湿热，及肾经火邪。利湿行水，治消渴痰饮，呕吐泻痢，肿胀水痞，脚气疝痛，淋漓，阴汗，尿血泄精。治一切湿热之病，俾湿热既除，则清气上行，又能止头痛，有聪耳明目之功。但病人无湿，肾虚精滑，目虚不明，切勿轻与。盖小便过利，则肾水愈虚而目必昏，此一定之理。故扁鹊谓其害眼者，确也。盐水炒，或酒拌。忌铁。

木通 专入心，兼入小肠。甘淡轻虚，无毒。清火通窍利水，泻心经、小肠湿热，清肺热。通利九窍血脉关节，治胸中烦热，遍身拘痛，大渴引饮，淋漓不通，耳聋目眩，口燥舌干，喉痹咽痛，鼻齆失音，脾热好眠，除烦退热，止痛排脓，破血催生，行经下乳。但精滑气弱，内无湿热及妊娠均忌。色白梗细者佳。藤有细孔。

车前子 专入肝、肺。甘寒无毒。清肺肝风热，以导膀胱水邪。去风毒，肝中风热，毒风冲眼，赤痛障翳，脑痛泪出，压丹石毒，明目止痛，去心胸烦热，气癃，养肺肝，强阴益精，令人有子，利水道，除湿痹，女子淋漓，不欲食，妇人难产，导小肠热，止暑湿泻痢。阳气下陷虚脱，勿服。入滋补，酒蒸捣饼；入利泻药，炒研。

灯草　专入心，兼入肺。甘淡微寒，无毒。降心火，清肺热，利小肠，泻肺通气，止血，治阴窍涩不利，行水，除水肿癃闭。治五淋，水煮服，败席煮服，更良。烧灰吹喉痹，一方以灯心灰二钱，蓬砂一钱吹之；一方以灯心、箬叶烧灰吹之；一方以红花、灯心烧灰，酒服。以灰涂乳上，则儿饲之不夜啼。缚把擦癣，则虫从草出，浮水可见，且能断根。中寒气虚，小便不禁者，勿服。

萹蓄　专入脾。味苦气平，无毒。利水清热，除湿杀虫。治浸淫疥瘙疽痔，杀三虫，及蛔齘腹痛，利小便，治黄疸热淋，女子阴蚀，小儿魃病。但止属标治，不能益人，勿常服也。叶细如竹，弱茎蔓引，节节有粉，三月开红花。治心头痛，《海上歌》云：心头急痛不能当，我有仙人海上方。萹蓄醋煎通口咽，管教时刻便安康。

草薢　专入肝、胃。味苦气平。祛肝风，除胃湿，固肾。治头旋，腰脊痛强，骨节风寒湿周痹，中风失音，手足惊掣，腰脚瘫缓不遂，关节老血，膀胱宿水，除阴①瘘失尿，茎痛遗浊，痔瘘恶疮。阴虚火炽，尿有余沥，及无湿而肾虚腰痛者皆禁。白而虚软者良。

海金沙　专入小肠、膀胱。气寒无毒。通利小肠血分湿热要药。治湿热肿满五淋，解热毒气。凡小肠热闭，而

---

① 阴：原作"除"，据《中国医学大成续集》、《本草求真》卷五改。

见五淋疼痛不止者，服之使热尽从小便出。伤寒热闭，致腹满狂燥，加栀子、朴硝、蓬砂投治，此灶里抽薪之义，惟热在太阳经者宜之。肾脏真阳不足者切忌。此系草本，产黔中，楚南、江浙、川陕亦有。收曝日中小干，以纸衬之，以杖击之，有细砂落纸上，且曝且击，以尽为度。茎细如线，引竹木上，叶纹绉处有砂，黄赤色。忌火。

　　防己　专入膀胱。大辛苦寒。能行十二经，通腠理，利九窍，泻下焦血分湿热，为疗风水要药。治膀胱火邪，风寒温疟，诸痫中风，手脚挛急拘痛，口面㖞斜，散留痰，肺气喘嗽，湿疟脚气，止泄，散痈肿恶结，诸瘑①疥癣虫疮。阴虚及湿热在上焦气分者禁用，以此专泻下焦血分也。十剂云：通可去滞，通草、防己之属是也。盖通草甘淡，泻气分湿热；防己苦寒，泻血分湿热。按此性险而健，善走下行，譬之于人，幸灾乐祸，能首②为乱阶，故非下焦实有湿热与二便果不通利者，未可妄投。然用之得宜，亦能敌凶奏效。凡脚气病，湿则肿，热则痛。湿则加苍术、薏苡、木瓜，热则加黄芩、黄柏，风加羌活、萆薢，痰加竹沥、南星，痛加香附、木香，血虚加四物，大便秘加桃仁、红花，小便秘加牛膝、泽泻，痛连臂加桂枝、威灵仙，痛连胁加胆草，随症通活，斯为善矣。此与黄柏、地肤同泻湿热，而气味治功各别。盖黄柏泻膀胱湿

---

① 瘑：即瘑疮，指生于手足间的疽疮。
② 首：原无，据《本草求真》卷五补。

热，并入肾泻火，味苦而不辛；地肤亦泻膀胱湿热，力稍逊于黄柏，味苦而甘；此则有苦无甘且辛，险健异常。己有二种，治风用木防己，黑点黄腥木强；治水用汉防己，根大而虚，通心有花纹，色黄。酒洗用。畏萆薢。

茵陈　专入膀胱、胃。苦平微寒，无毒。治太阳阳明湿热，为治黄疸君药。治天行时疾热狂，头痛头旋，风眼疼痛，瘴疟热结，除头热，通关节，去伏瘕，治通身发黄，小便不利，妇人瘕癖。按黄有寒热阴阳之分，寒则黄而色晦，热则身如橘色，汗如柏油。阳则如苗值大旱，由燥而枯者；阴则如苗值大涝，由湿而黄者。阳黄宜茵陈①，阴黄宜温补。若妄用茵陈，多致不救。茵陈有二种，叶细而青蒿者可用；若生子如铃则为山茵陈，专于杀虫及治口疮。

地肤子　专入膀胱。味苦而甘，无毒。泻膀胱血分湿热，利小便淋闭。补中益气，去皮肤中热气，使人润泽。久服耳目聪明。散恶疮疝瘕，客热丹肿。治淋利水，功类黄柏。但黄柏味苦而烈，大泻膀胱湿热；此则味苦而甘，其力稍逊。凡小便因热而见频数及或不禁，用此能使湿热尽从小便而出。治疥疮，阴卵癞疾，去热风，可作汤沐浴。洗眼，除雀盲涩痛。治丈夫阴痿不起，与阳起石同服，补气益力。老年血虚气衰，虽有邪火内炽，然真阳不足，当

---

① 茵陈：思贤书局刻本作“此”。

慎。叶如蒿茎赤，子类蚕沙。恶螵蛸。

白鲜皮 专入脾、胃。味苦咸，性寒无毒。泻脾胃湿热，入膀胱小肠，行水道，通关节，利九窍，为诸黄风痹之要药。治头风头痛眼疼，黄疸咳逆，腹中大热饮水，欲走大呼，四肢不安，湿痹死肌，不可屈伸起止行步，妇人产后余痛，阴中肿痛，小儿惊痫，一切热毒，风疮疥癣赤烂，眉发脱脆，壮热恶寒，热黄、急黄、劳黄、酒黄、谷黄。世仅以为疮疡外用，实昧《本经》主治之意。然此止可施①于脾胃坚实之人，若下部素属虚寒，切勿妄用。根黄白而心实者良。取皮用。恶桑螵蛸、桔梗、茯苓、萆薢。治鼠瘘已破出脓血，用白鲜皮煮汁服一升，当吐若鼠子也。

苦参 专入肾，兼入脾、胃。味苦性寒，无毒。泻火燥湿，补阴杀虫②蛊，养肝胆气，安五脏，平胃气，令人嗜食，轻身定志，补中益气。治热毒风，皮肌烦燥生疮，赤癞眉脱，心腹结气，癥瘕积聚，黄疸，中恶腹痛，逐水，除痈肿，疗恶疮，除伏热嗜睡，止渴醒酒，明目止泪，小便黄赤，尿有余沥。治疥杀虫，渍酒饮。治肠风泻血并热痢，杀疳虫及下部䘌，炒存性，米饮服。大苦大寒，肝肾虚而无热，及脾胃虚寒者切忌。泔浸，去腥气，蒸用。元参为使，恶贝母、菟丝子、漏芦，反藜芦。五参系

---

① 施：此下原有一"施"字，据思贤书局刻本删。
② 虫：原作"蛊"，据《中国医学大成续集》《本草求真》卷五改。

人参、沙参、丹参、紫参、玄参，五参惟人参言补，余不得以补名。况此不在其列，止属除湿导热之品。

琥珀　专入心、肝，兼入小肠、胃。甘淡性平，无毒。清肝肾热邪，利水消瘀，入心、肝二经血分，安魂定魄。清肺壮心，明目磨翳，止心痛癫邪，安五脏，消瘀血，通五①淋。治产后血枕痛，杀精魅邪鬼，疗蛊毒，破结瘕，止血生肌，合合金疮。味甘淡上行，能使肺气下降而通膀胱，故能治五淋，通小便，燥脾土。但此性属消磨，无补真气，且淡渗伤阴，凡阴虚内热，火炎水亏者勿服。若血少而小便不利服之，反致燥急之害。市人多煮鸡子及青鱼胆伪充，惟以手心摩热拾芥者真。用柏子末，入瓦锅同煮半日，捣末用。

猪苓　专入膀胱、肾经。甘淡微苦，性平无毒。除膀胱血分湿热，治渴除湿，去心中懊憹，解伤寒温疫大热，开腠理发汗，主肿胀满腹急痛，治痎疟，利水道，治淋肿脚气，白浊带下，妊娠子淋胎肿，解毒蛊痓不祥。升而能降，利湿行水，与茯苓同而泄较甚。宗奭曰：损肾昏目。洁古云：淡渗燥亡津液，无湿者勿服。多生枫树下，块如猪屎故名。白而实者良，去皮。凡服利水药而明目者，因除浊气湿热也。又因此失明者，因走泄真气也。

赤小豆　专入小肠。甘酸色赤，性平无毒。利小肠湿

---

①　五：原无，据《本草纲目》卷三十七补。

热。心之谷也，其性下行入阴，通小肠而利有形之病，故与桑白皮同为利水除湿之剂。十剂曰：燥可去湿，桑白皮、赤小豆之属是也。其云燥者，亦以湿去则燥，非性燥也。治水气内停，尿闭腹肿，手足挛痹，痈肿疮疽，且能去湿解酒，通胎下乳。疗寒热热中消渴，除烦满，通气，去关节烦热，令人心孔开，健脾胃令人美食下，腹胀满，吐逆卒澼，下水肿，排痈肿脓血，解温疫，治产难下胞衣。暴痢后气满不能食者，煮食一顿即愈。治脚气，和鲤鱼煮食。利水消肿，和鲤鱼、鲫鱼、黄雌鸡煮食。一切热毒痈肿，捣末，同鸡子白涂。小儿黄烂疮，煮汁洗，不过三度而瘥。患疹腮，取小豆七七①粒数为末，敷之即愈。胁疽既至五脏，治甚验。发背如烂瓜，治如神。有妇食素，产后七日乳脉不行，服药不效，偶得赤小豆一升，煮粥食之，当夜遂行。但性最黏，敷毒干则难揭，入苧根末即不黏，此法最佳。最渗精液，久服令人枯瘦身重。紧小而赤黯色者良。其稍大而鲜红、淡红色者，并不治病。今肆中半粒红半粒黑者是相思子，并非赤小豆，勿用。

滑石 专入膀胱。味甘气寒，无毒色白。除上中下湿热。治身热中暑，积热呕吐，烦渴黄疸，水肿脚气淋闭，利小便，止泄痢，吐血衄血，金疮血出，诸疮肿毒，通乳汁，下胎产难，通五脏六腑津液，燥湿，分水道，实大

---

① 七七：指七与七的乘积，即四十九。

肠，化食毒，行积滞，逐凝血，解燥渴，补脾胃，降心火，偏主石淋为要药。然其清热降火，生津止渴，开窍利湿，不独尽由小便而下，盖能上开腠理而发表，是除上中之湿热，下利便尿而行，是除中下之湿热，热去则三焦宁而表里安，湿去则阑门通而阴阳利矣。同甘草为六一散，再加辰砂为益元散，凡走泄药宜佐以甘草。凡脾虚下陷及精滑者禁之，病有当发表者尤忌。白而润者良。石苇为使，宜甘草。

石燕 专入脾、胃、肝、小肠。味甘性凉，无毒。利窍除湿解热。疗眼目障翳，诸般淋沥，久患消渴，脏腑频泻，肠风痔瘘，年久不瘥，面色虚黄，饮食无味，妇人月水湛浊，赤白带下多年者，每日磨汁饮之，一枚用三日，以此为准。亦可为末，水飞过，每日服半钱至一钱，米饮服。至一月，诸疾悉平。审病果因湿热而成者用之。出祁阳①西北江畔滩上，又云出零陵②，书言因雷雨自石穴中出，随雨飞堕者非。或煮汁，或磨汁，或为末水飞。外有禽石燕，另是一种，补助与石钟乳同功，世每谓此石能助阳，误矣。

刺猬皮 专入肠、胃。味辛苦，性平无毒。祛肠胃湿热血瘀。治胃逆，理胃气，五痔阴蚀，下血赤白，五色血

---

① 祁阳：湖南省永州市祁阳县，因地处祁山之南而得名。
② 零陵：今湖南省永州市零陵区。

汁不止，阴①肿，痛引腰背，酒煮服之。疗腹痛疝积，烧灰酒服。治肠风泻血，痔痛有头，多年不瘥，炙末，饮服方寸匕。烧灰吹鼻，止衄血，甚效。解一切药力。脂滴耳中，治聋。猬皮治胃逆，开胃气有功，其字从虫、从胃，颇有理焉。《普济方》治反胃，用猬皮烧灰酒服，或煮汁，或五味淹炙食。但食肉切宜除骨，若误食则令人瘦劣，节节渐小也。似鼠而圆，火②褐色，攒毛，外刺如栗房，煅黑存性用。

泻　水

大戟　专入肺、肾，旁行经络。气味苦寒，有小毒。大泻脏腑水湿，兼善逐血。辛能横散，故能发汗消痈；寒能通二便闭，治十二种水，头痛中风，颈腋痈肿，皮肤疼痛，吐逆，心腹满急痛，天行黄病，下恶血癖块，腹内雷鸣，泻火逐痰，治瘾疹风及风毒、蛊毒、脚肿，通月水，堕胎孕。李时珍云：凡痰涎为物，随气升降，无处不到，入于心，则迷窍而癫痫；入于肺，则窍塞咳唾而稠黏，喘急背冷；入于肝，则留伏蓄聚，而成胁痛干呕，寒热往来；入于经络，则麻痹疼痛；入于筋骨，则颈项胸背腰胁手足牵引隐痛，《三因》③并以控涎丹主之。盖有大戟能泄

---

① 阴：原作"除"，据《本草纲目》卷五十一改。
② 火：原作"大"，据《本草求真》卷五改。
③ 《三因》：即《三因极一病证方论》，宋代陈言撰。

脏腑之水湿，甘遂能行经遂之湿，白芥子能散皮里膜外之痰气。但其性阴寒善走，大损真气，非元气壮实，水湿伏留，不可妄施；否则泄肺伤肾，害人不浅。若中其毒者，菖蒲可解。反甘草。用水浆煮，去骨用。苗名泽漆，治皮肤热，大腹水气，四肢面目浮肿，利大小肠，主蛊毒，止疟疾，消痰退热。

芫花　专入脾、肺、肾。味辛而苦，气温有小毒。大通内外水道。治咳逆上气，喉鸣喘，咽肿短气，胸中痰水，喜唾寒痰，涕如胶，咳嗽，瘴疟，水饮痰癖，心腹胀满，痛引胸胁，去水气水肿，五水在五脏皮肤，四肢挛急，不能行步及腰痛下寒。通利血脉，疗虫毒，鬼疟疝瘕，痈肿恶疮，风湿痹，一切毒风，杀虫鱼。不似甘遂苦寒，止泄经隧水湿；大戟苦寒，止泄脏腑水湿；即芫花亦较此稍寒。但毒性至紧，取效甚捷，稍涉虚者，服之多致夭折，不可不慎。反甘草。陈久者良。醋煮，水浸暴用。根可捣汁浸线，系落痔疮及敷疮毒，他不可用。饮有五，皆由内啜水浆，外受湿气，郁蓄而留饮。流于胸则为支饮，令人喘咳寒热，吐沫背寒；流于肺则为悬饮，令人咳唾，痛引缺盆两胁；流于心下则为伏饮，令人胸满呕吐，寒热眩运；流于肠胃则为痰饮，令人腹鸣吐水，胸胁①支满，或作泻泄，忽肥忽瘦；流于经络则为溢饮，令人沉重

---

① 胸胁：原作"胁胸"，据《本草纲目》卷十七乙转。

注痛，或作水气胕肿。又水有风水、皮水、正水、石水、黄汗之别，如水积胞中坚满如石，则为石水；汗如柏汁炙黄，名曰黄汗；久而不愈，则为痈脓。又水在肺则咳，在胃则呕，在头则眩，在心则悸，在背则冷，在胁则胀。

荛花 专入肠、胃。辛苦而寒，有毒。大泻里结水湿。治痰饮咳嗽，咳逆上气，喉痹肿满，伤寒温疟，下十二种水，破积聚大坚癥瘕，荡涤肠胃①中留澼饮食，寒热邪气，利水道，去疟癖气块。芫花辛温，多有达表行水之力；此则气寒，多有入里走泄之效，然要皆破结逐水之品。芫花色紫，荛花色黄。张仲景取以治利者，亦水去则利止之意。然用之须当斟酌。反甘草。

甘遂 专入脾、胃、肺、肾、膀胱。味苦气寒，有毒。大泄肾经及隧道水湿，直达水气所结之处，奔涌直决，使之尽从谷道而出，为下水湿第一要药。主十二种水，大腹肿满，面目浮肿，留饮宿食，破癥瘕积聚，去痰水，痰迷癫痫，噎膈痞塞，脚气，阴囊肿坠，散膀胱多热，皮中痞热。去水极神，损真极速，大实大水可暂用之，否则宜禁。喻嘉言曰：胃为水谷之海，五脏六腑之源，脾不散胃之水精于肺，而病于中；肺不能通胃之水道于膀胱，而病于上；肾不能司胃之关时其蓄泄，而病于下，以致积水浸淫，无所底止。故凡因实邪元气壮实而致

---

① 肠胃：原作"胸"，据《证类本草》卷十改。

隧道阻塞，见为水肿蛊胀，疝瘕腹痛，无不仗此迅利，以为开决水道之首，如仲景大陷胸之类。然非症属有余，只因中气衰弱，小便不通，水液妄行，脾莫能制，妄用泄水之品益虚其虚，水虽暂去，大命必随。书言甘草与此相反，何以二物同用而功偏奇？亦以甘行而下益急，非深于斯道者，未易语此。河间云：凡服水肿药未全消者，以甘遂末涂腹绕脐令满，内服甘草水，其肿便去，二物相反而感应如此。皮赤肉白，根作连珠重实者良。面裹煨熟用。用甘草荠、苊汁浸三日，其水如墨，以清为度。再面裹煨。瓜蒂为使，恶远志。水肿有风水、皮水、正水、石水、黄汗五种，水郁于心，则心烦气短，卧不克安；水郁于肺，则虚满喘咳；水郁于肝，则胁下痞满，痛引少腹；水郁于脾，则四肢烦热，体重不能衣；水郁于肾，则腹痛引背，央央腰髀痛楚。水肿与气肿不同，水肿其色明润，其皮光薄，其肿不速，每自下而上，按肉如泥，肿有分界；气肿则色苍黄，其皮不薄，其肿暴起，肿无分界，其胀或连胸胁，其痛或及脏腑，或倏然①为浮肿，或肿自上及下，或通身尽肿，按则随起。但仲景所论水肿，多以外邪为主，而内伤兼及。究之水为至阴，其本在肾，肾气既虚，则水无所主而妄行，若不温肾补脾，但以行气利水，终非引水归肾之理，犹之土在雨中则为泥，必得和风暖

---

① 倏（shū 书）然：忽然。然，原作"为"，据《本草求真》卷五改。

日，则湿气转为阳和，自能令万物生长矣。反甘草。

商陆 专入脾。辛酸苦寒，有毒。能通水道下行。疗胸中邪气，水肿痿痹，腹满疝瘕，痈肿及十种水病，通大小肠，泻蛊毒，堕胎，杀鬼精物，熁①肿毒，傅恶疮。喉痹不通，薄切醋炒，涂喉外，良。功专入脾行水，其性下行最峻，有排山倒海之势，功与大戟、芫花、甘遂相同。仲景牡蛎泽泻散内用商陆，治大病后腰以下肿者，急追以散之也。若脾虚水肿，因服轻剂未愈，遂用此苦劣有毒纯阴之药迅迫图功，效虽稍见，未几即发，决不可救。取花白者良，赤者伤人，只堪贴脐。入麝三分捣贴，小便利则肿消。铜刀刮去皮，水浸一宿，黑豆拌蒸，得蒜良。喻嘉言曰：从来肿胀，遍身头面俱肿者，尚易治，若只单腹胀则难治。遍身俱肿胀者，五脏六腑各有见症，故泻肝、泻脾、泻膀胱、大小肠，间有取效之时。若单腹胀久窒，则清者不升，浊者不降，互相结聚，牢不可破，实因脾胃之衰微所致，而泻脾之药安敢取用？明乎此，则惟有培养一法，补元气是也；又有招纳一法，宣布五阳是也；更有解散一法，开鬼门②、洁净府③是也。凡肿伤脾则脐必突，伤肾则足底必平，伤肺则背肩耸，伤肝则唇黑皮肿，伤心则缺盆必平及咳嗽失音。凡肿先起于腹，后散四肢者可治；

① 熁（xié 协）：原作“膪”，据文义改。指熏灸、熏蒸等疗法。

② 开鬼门：指发汗。

③ 洁净府：指利小便。

先起四肢，后归于腹者必死。嘉言曰：其味酸辛，其形类人，疗水贴肿，其效如神。斯言尽之。

海藻 专入肾。苦咸气寒，无毒。泄热散结软坚。治瘿瘤结气，散颈下硬核痛，瘰疬癥瘕，痈肿，心下满气急，腹中上下雷鸣，或幽幽作声，疝瘕（凡腹痛则曰疝，丸痛则曰瘕），及痰饮脚气，奔豚水肿，利小便，辟百邪鬼魅。凡水因热成而致隧道不通，小便秘塞，硬结不解者，用此坚软结泄，邪退热解[1]，使热尽从小便出而病愈。若病非实结及脾寒有湿者，勿服。海带下水消瘿催生，治妇人病功同海藻，但稍粗柔韧而长，皆反甘草。略洗去咸水用。偏方有[2]同甘草以治瘰疬者，盖激之以溃其坚耳。丹溪治瘿气初起，用海藻一两，黄连二两，为末，时时舐咽，先断一切厚味。

昆布 专入肾。气味咸寒滑，无毒。功同海藻而少滑，性雄破结利水。治十二种水肿，瘿瘤阴㿗，膈噎结气，瘘疮，去面肿，利水道，治恶疮鼠瘘[3]，顽痰积聚。性更雄于海藻，多服令人瘦削。出登莱者，搓如绳索；出闽越者，大叶如菜。略洗去咸味用。

葶苈 专入肺，兼入胃。辛苦大寒，无毒，性急不减硝黄。大泻肺中水气，膹急下行膀胱。治积聚癥瘕结气，

---

① 解：原作"能"，据《本草求真》卷五改。
② 方有：原作"有方"，据文义乙转。
③ 瘘：原作"瘿"，据《本草纲目》卷十九改。

伏留热气，水肿痰壅，止嗽定喘，利水，疗皮间邪水上出，面目浮肿，暴中风热痱痒，肺壅上气咳嗽，胸中痰饮，通月经。十剂云：泄可去闭，葶苈、大黄之属是也。大黄则泄脾胃阴分血闭，葶苈则泻肺经阳分气闭。葶苈有苦有甜，甜者性缓，虽泻而不伤；苦者性急，既泻肺而复伤胃，故必用大枣间补，但水去即止，不可过剂，且性峻不可混气。子如黍米，微长色黄。糯米微炒用，得酒良。榆皮为使。

白前 专入肺。甘辛微温，无毒。为降气祛风除痰要药。治肺气壅实烦闷，胸胁逆气，咳嗽上气，呼吸欲绝及肾气奔豚。《金匮》治咳嗽脉沉，深师治久咳上气，皆[1]取降肺除痰之意。惟肺实者宜，否则忌。似牛膝，取粗长坚直易断者良。去头须，甘草水浸一昼夜，焙用。忌羊肉。若短小能弯不断者是白薇，气味不同。《深师》治体肿短气胀满，昼夜倚壁不得卧，常作水鸡声者，用白前二两，紫菀、半夏各[2]三两，大戟七合，煮取温服，禁食羊肉、饴糖。

续随子 专入胃。味辛气温，有毒。大泻胸中湿滞。即俗名千金子是也。下气最速。治积聚胀满，痰饮，心腹痛冷气，利大小肠，下恶物，治妇人血结月闭，瘀血癥瘕，除蛊毒鬼疰，涂疥癣疮。积聚痰饮，不下食，呕逆及

---

① 皆：原作"该"，据思贤书局刻本改。
② 各：原无，据《本草求真》卷五补。

腹内诸疾。研碎酒服，不过三颗，当下恶物。宣一切宿滞，治肺气水气，日服十粒即泻。若泻多，则以酸浆水或薄醋粥吃，即止。攻击肿胀月闭，性最猛挚，宜相证酌用，不可概施。若脾胃虚寒，平素滑泻者，服之必死，大忌。时珍曰：续随与大戟、泽漆、甘遂茎叶相似，其功长于利水，惟在用之得法，亦皆要药也。去壳，取色白者，研细纸包，压去油用。黑子疣赘，用此捣烂时时涂之，自落；或以煮线系之，自渐脱去。

瞿麦 专入心，兼入小肠。味苦性寒，无毒。大泻心热，利水。止霍乱，通关格，养肾气，逐膀胱邪逆，主五淋，月经不通，破胎堕子，下闭血，破血块，排脓，利小便，决痈肿，去瘢闭，拔肉刺，除目翳。然气禀纯阳，必其小肠气厚，服此疏泄之味，病始克除。若使小肠素虚，纵云心属有热，不惟其热不除，且虚而益虚，必致变生他症矣。妊娠①产后小便不利，及脾虚水肿，均并禁焉。恶螵蛸。淋症有虚有实，如淋果属热，其茎痛不可忍，手按热如火燥，血出鲜红不黯，淋出如砂水石，脐下妨闷，烦燥热渴，六脉沉数有力，洵为属热。如其茎中不痛，痛喜手按，或于尿后才痛，稍久始止，或登厕小便涩痛，大便牵痛，面色痿黄，饮食少思，语言懒怯，六脉虚浮无力，是为属虚。

---

① 妊娠：原作"娠妊"，据《中国医学大成续集》改。

石韦　专入肺。苦甘微寒，无毒。清热利湿。清肺热以滋化源，通膀胱而利水道，止烦下气，治劳热邪气，崩漏金疮，淋沥遗尿，通膀胱，利小便，去恶风，清肺气。治发背，炒末，冷酒调服。《别录》①谓其补五脏，益精气，亦止清热利湿之功，非真有补性也。无湿热者，勿与。生石阴处，柔韧如皮，须拭去背上黄毛，微炙。杏仁、滑石、射干为使，得菖蒲良。生古瓦上者，名瓦韦，治淋亦佳。

紫贝　专入脾、肝。味咸气平，有毒。功专利水通癃，消肿逐蛊，除湿热。治目翳，鼻渊出脓血，伤寒狂热，温疟寒热，能解肌散结热，下水气浮肿，疗鬼疰蛊毒，腹痛下血，男子阴疮脚气，小儿疳蚀斑疹，吐乳，解漏脯②、面臛③诸毒，射冈毒，药箭毒。烧研点目去翳。即贝子之色赤者也。其物出于云南。白入气，紫入血。紫斑而骨白。但与贝子相类，如砑蠃之类，皆能相混，须宜分别。背上深紫有黑点者良。以蜜、醋相兑浸之，蒸过取出，以清酒淘，研。贝类极多，古人以为宝货，而紫贝尤贵。后世不用贝钱，而药中亦希使之。

田螺　专入膀胱、肠、胃。味甘大寒，无毒。能引热下行。利湿热，压丹石毒，去目下黄，腹中结热，止噤口

---

①　《别录》：即《名医别录》。

②　漏脯：隔宿之肉。古人认为此肉为漏水沾湿，有毒，食之可致人丧命。

③　臛：肉羹。

痫，下水气淋闭，脚气上冲，小腹急硬，小便赤涩，手足浮肿。止消渴，生浸取汁饮之。目患赤痛，以珍珠末、黄连末纳入，良久取汁点目，神效。疗热醒酒，煮汁服。治黄疸，捣烂贴脐。捣肉傅热疮，取水搽痔疮狐臭，烧研治瘰疬癣疮。小便腹胀如鼓，取田螺一枚，盐一匙，连壳捣碎，敷脐下一寸三分，即通。此虽外治，亦见性引下行。

蝼蛄 专入肠、胃。气味寒咸。攻拔水气痛①肿。下哽噎，治产难，疗水肿，头面肿，利大小便，通石淋，治瘰疬，骨哽，出肉中刺，解毒，除恶疮，治口疮甚效。性甚奇特，将此分为上下左右四截，上消上肿，下消下肿，左消左肿，右消右肿。自腰以前甚涩，能止大小便；自腰以后甚利，能下大小便。痈肿瘰疬肉刺，生捣汁以涂。骨鲠②入喉不下，末吹即愈。箭簇入肉，用此涂贴患处，则箭即拔。牙齿疼痛，土狗一个，旧糟裹定，湿纸包煨焦，去糟研末，傅之立止。治石淋，用蝼蛄七个，盐二两，新瓦上焙干，研末，每酒服一钱，即愈。去翅足，炒用。或云用火烧地赤，置蝼于上，任其跳死，覆者雄，仰者雌也。治水甚效，但其性急迫，虚人戒之。

降　痰

栝蒌仁 专入肺，兼入脾、胃。气味甘寒，无毒。甘

---

① 痛：《本草求真》卷五作"壅"。可参。
② 鲠：原作"硬"，据《本草求真》卷五改。

补肺，苦寒润下，能清上焦之火，使气下降，为治嗽要药。润肺燥，降火，治咳嗽，涤痰结，利咽喉。治结胸胸痹，酒黄热痢，通乳，止消渴，利大肠，消痈肿毒疮，并悦泽人面。子，炒用，补虚劳口干，润心肺，治吐血，肠风泻血，赤白痢，手面皲。缘人受火逼，则水必停而痰生，肺失养而气壅，故有喘急胸满，咳嗽、咽闭、口渴等病。此性能除上焦蓄热，胸膈郁结痰气，使之入肠胃而下降，故仲景小陷胸汤治邪结在胸，小柴胡汤以易半夏治少阳症口渴，大要取其清降之力也。且又能洗涤胸膈垢腻郁热，为治消渴之圣药。但寒胃滑肠，胃虚食少，脾虚泄泻者忌，若热利者又宜。实圆长如熟柿，子扁多脂，去油用。枸杞为使，畏牛膝、干漆，恶干姜，反乌头。

天花粉　专入肺。味酸而甘，微苦微寒，无毒。即栝蒌根也。亦同栝楼，能降膈上热痰。治热狂时疾，生津消渴，涤身热烦满，除肠胃中痼热，疸黄，身面黄，唇干口燥短气，止小便利，通月水，消肿毒，乳痈发背，痔瘘疮疖，排脓生肌长肉，消仆损瘀血，补虚安中，续绝伤。其清火降痰，较栝楼性急迫，而有推墙倒壁之功。脾胃虚寒者均戒用。澄粉食，大宜虚热人。畏恶同栝楼。

贝母　专入肺，兼入心。辛苦微寒，无毒。泻心火，散肺郁，清心肺热痰。治伤寒及虚劳烦热，肺痿肺痈，咯血吐血，咳嗽上气，疗腹中结实，心下满，洗洗①恶风寒，目眩项直，喉痹，止汗，化燥痰，除淋沥邪气，疝瘕瘿瘤，乳闭难产，金疮风痉，恶疮不敛等症。研末点目，去肤翳。以七枚研末酒服，治产难及胞衣不下。与连翘同服，主项瘿瘤疾。第世多用为治痰之药，不知痰有风痰、寒痰、湿痰、热痰、燥痰、虚痰、气痰、食积痰、皮里膜外痰之别。如肺受火刑②，水饮不化，郁而为痰，此痰之因于燥者，则当用此苦以泻火，辛以散郁，寒以折热。若系脾胃虚寒，水饮停积，窒而不通，而见咳嗽不宁，此痰之因于湿者，则宜用半夏。若混以贝母妄投，其失远矣。盖一宜半夏，一宜贝母，况半夏兼治脾肺，贝母独清肺金；半夏用其辛温散寒性速，贝母用其苦凉清热性缓，大有不同。贝母能散心胸郁气，诗曰言采其蝱③，是也。大者为土贝母，如浙江贝母之类，大苦大寒，止能清解，不可不辨。川产开瓣者良。独瓣不堪入药。去心，米拌炒用。厚朴、白薇为使，畏秦艽，反乌头。

竹沥 专入经络皮里膜外。甘寒而滑，无毒。消风降火，利窍行痰，养血润燥。治暴中风，风痹，胸中大热，止烦闷，消渴，劳复。中风失音不语，清风痰、虚痰在胸膈，使人癫狂，痰在经络四肢及皮里膜外者，非此不达不

---

① 洗洗：寒栗貌。
② 刑：原作"形"，据思贤书局刻本改。
③ 言采其蝱：语出《诗经·鄘风》。蝱，贝母草。

行。疗小儿天吊惊痫，阴虚发热，风痉自汗，反胃口噤，胎产血晕等症，解射罔毒。盖沥之出于竹，犹血之出于人，极能补阴，长于清火，其补阴亦由火清而致。性滑流利，走窍逐痰，为中风要药。盖中风皆由阴虚火旺，煎熬津液成痰，壅塞气道，不得升降，服此流利经络，使痰热去，气道通，而外症自愈，故火燥热者宜之。若胃寒肠滑，及寒痰、湿痰、食积生痰者，勿用。但竹类甚多，惟取竹肉薄节用。将竹截作二尺长，劈开，以砖两片对立，架竹于上，以火炙出其沥，以盘盛起，收之备用。姜汁为使。笋性滑利，多食泻人，僧家谓之刮肠蓖。笋尖，发痘疮。荆沥性味相近，气寒多用荆，气虚热多用竹。姜公服竹沥饵桂，得长生。盖竹沥性寒，以桂济之，亦与姜汁佐竹沥之意相同也。

白果 专入肺。味甘苦性，平收涩，无毒。熟食温肺益气，定痰哮，敛喘嗽，缩小便，止白浊带下。生食降痰解酒，消毒杀虫。嚼浆涂头面手足，去皶皰黯䵟皱皱，及疗癣疳䘌阴虱。多食则收涩太过，令人气壅①胪胀昏闷，小儿发惊动疳。同汞浣衣，则死虫虱。生未经火，得肆其才而不窒；熟则火制，气因不伸。

礞石 专入肝。气味甘咸平。体重沉坠，色青入肝，能平肝下气，为治顽痰癖结之圣药。治积痰惊痫，咳嗽喘

---

① 气壅：原作"壅气"，据《本草纲目》卷三十乙转。

息，食积不消，留滞脏腑，宿食癥块久不瘥，小儿食积羸瘦，妇人积年食癥，攻刺心腹。得巴豆、硇砂、大黄、荆三棱作丸服良。盖风木太过，脾土受制，气不运化，积气生痰，壅塞膈上，变生风热，治宜用此重坠下泄，则风木气平而痰积自除。若血虚气弱，食少便溏，服此必致泄利不止；小儿服之，多成慢①症。坚细青黑，中有白星点。硝石、礞石等分，打碎拌匀，入砂锅煅至硝尽，石色如金为度。如无金星者，不入药。研末，水飞去硝毒。喻嘉言曰：小儿初生以及童幼，肌肉筋骨，脏腑血脉俱未充长，阳则有余，阴则不足，故易于生热，热甚则生风生惊，亦所恒有。设当日直以四字立名，曰热痰风惊，则后人不眩。因四字不便立名，乃节去二字，以惊字领头，风字煞尾，后人不解，以为奇特之名。不知小儿腠理不密，易于感冒风寒，病则筋脉牵强，人遂因其头摇手动，而立抽掣之名；因其口噤脚挛，而立搐搦之名；因其脊强背反，而立角弓反张之名。妄用金石等药镇坠外邪，深入脏腑，千中千死，间有体坚症轻得愈者，又诧为再造奇功。遂致各立专门，虽日杀数儿，而不知其罪矣。惊风一症，不见于古，实系妄凿，务须详辨。

白矾 专入脾。气寒味酸咸，无毒。逐热痰，下泄上涌。性涩而收，治中风失音，除风去热，燥湿追涎，化痰

---

① 慢：原作"漫"，据思贤书局刻本改。

坠浊，解毒除风，杀虫止血定痛。疗寒热，泄痢白沃，阴蚀恶疮，目痛，坚骨齿，除固热在骨髓，去鼻中息肉，脱肛阴挺，崩带，风眼痰饮，疮疡疔肿，瘰疬疥癣，鼻齆喉痹，痛疽，虎犬蛇蝎百虫伤，蛊毒。但暂服则可，久服则损心肺伤骨。洁白光莹者佳。生用解毒，煅用生肌。凡病痛疽发背，不问老少，皆宜服黄矾丸，服至一两以上，无不见效。最止疼痛，不动脏腑，活人不可胜数。用明亮白矾一两，生研，以好黄蜡七钱溶化，和丸梧子大，每服十丸，渐加至二十丸，热水送下。如未破则内消，已破即便合。如服金石发疮，以白矾末酒服，即效。

蓬砂 专入肝。辛甘微咸凉，无毒。色白质轻，除上焦胸膈热痰，治喉痹口齿诸病。消痰止嗽，破癥结，去口气，消障翳，噎膈反胃，积块骨鲠①，结核瘀肉，阴癀恶疮。性能销金，若证非有余者，切勿轻用。出西番者白如明矾，出南番者黄如桃胶。甘草汤煮化，微火炒松用。颂曰：今医家用硼砂治咽喉，最为要功。宗奭曰：含化咽津，治喉中肿痛，膈上痰热。初觉便治，庶不致成喉痹。性能制汞哑铜，并柔五金而去垢腻。

牛黄 专入心、肝。味苦性凉，有小毒。清心肝热痰。清心解热，通窍利痰。治惊痫寒热，热②盛狂痓，中风失音口噤，惊悸，天行时疾，健忘虚乏，安魂魄，辟邪

---

① 鲠：原作"硬"，据《中国医学大成续集》改。
② 热：原无，据《本草纲目》卷五十补。

魅，卒中恶，疗小儿百病，诸痫热，夜啼胎毒，痰热发痘，堕胎。牛黄在于心肝胆之间，凝结成黄，故还以治心肝胆之病，取其长于清心化热，故用以除惊痰之根。至中风不语，必其邪已入脏，九窍多滞，唇缓便闭，舌短耳聋，鼻塞目瞀①，方可投服；若中腑而见四肢不着，中经而见口眼㖞斜，不为开痰顺气，养血活血，便用此投治，引邪深入，如油入面，莫之能出。小儿纯阳，病多胎热痰热，病属心肝二经，命在须臾者，用此多有回生之力。脾胃虚寒者切忌。牛有黄必多吼唤，以盆水承之，俟其吐出，迫喝即堕水，名生黄，如鸡子黄大，重叠可揭。轻虚气香者良。杀死角中得者名角黄，心中者名心黄，肝胆中者名肝胆黄，成块成粒，总不及生者。但取磨指甲上，黄透指甲者真。尤须防骆驼黄以乱。中风须辨真伪，真则外有表症可察，伪则内有虚症可寻。真则表症见而神志无恙，气血未甚亏损，特以外邪内袭而成偏废，新邪而致旧邪交感，面赤唇焦，牙关紧闭，上视强直，掉眩烦渴；伪则表症既无而精气全失，真阴既槁②，真阳既耗，面青或白与黑，痰喘昏乱，眩运多汗，甚则手足厥逆，脱症全具。真脉则阳浮而数，阴濡而弱，及或浮滑沉滑，微虚微数；伪则两尺沉滑，微细虚散欲绝，及或寸关搏指，弦滑洪数。又中风开口则心绝，手撒则脾绝，遗尿则肾绝，气

---

① 瞀：原作"瞀"，据《本草求真》卷五改。
② 槁：原作"稿"，据思贤书局刻本改。

喘面黑鼻煤则肺绝。用药始宜辛热以祛外邪，继宜辛润甘润以固血脉。

泻 热

牵牛 专入肺，兼入大、小肠。气味辛辣，苦寒有毒。属火善走，白者力缓，入肺泻气分湿热，三焦壅结，逐痰消饮，治一切气逆壅滞，及大肠气秘风秘。黑者力速，入右肾命门，走精隧，通下焦遏郁，水肿脚气，除风毒，利小便，治痃癖①气块，腰痛，下冷脓，泻蛊毒药，杀虫，坠胎。和山茱萸服，去水病。凡气虚及湿热在血分者，大忌。惟水气在肺，喘满肿胀等症，暂用以为开泄，俾气自上送下，而使二便顿开，以快一时；若果下焦虚肿，还当佐以沉香、补骨脂等味以为调剂②，俾补泻兼施，而无偏陂损泄之害矣。取子，淘去浮者，舂去皮，酒蒸研细。得木香、干姜良。

大黄 专入脾、胃。大苦大寒，无毒。性沉下降，善走不守，入胃，下热攻滞。专入阳明胃腑大肠，大泻阳明内结，宿食不消。凡伤寒邪入胃腑，而见日晡潮热，谵语斑狂，便闭硬痛，手不可近，及温热瘴疟，下利赤白，腹痛里急，黄疸火疮，水肿，积聚癥瘕，留饮宿食，心腹痞满，肠间结热，二便不通，与热结血分，瘀血血燥，血秘

---

① 癖：原作"癣"，据《本草纲目》卷十八改。
② 剂：《本草求真》卷六作"补"。可参。

实热，荡涤肠胃，推陈致新，故昔人有将军之号。通女子经候及寒血闭胀①，小腹痛，诸老血留结，小儿寒热时疾，烦热蚀脓。然苦则伤气，寒则伤胃，下则亡阴，故必邪热实结，宿食不下，用之得宜。若使病在上脘，虽或宿食不消及见发热，只须枳实、黄连以消痞热，宿食自通。若误用大黄推荡不下，反致热结不消，为害不浅。大黄、芒硝，则泄肠胃之燥热；牵牛、甘遂，则泄肠胃之湿热；巴豆、硫黄，则泻肠胃之寒结，均当详为分别。至于老人虚秘，腹胀少食，妇人血枯，阴虚寒热，脾气痞积，肾虚动气，及阴疽色白不起等症，不可妄用，以取虚虚之祸。川产锦文②者良。生用峻，熟用纯，忌进谷食，得谷食则不能通利。黄芩为使。

连翘　专入心。味苦微寒，无毒。解心经热邪，为泻心要剂。除心家客热，泻心火，除脾胃湿热，治耳聋浑浑焞焞③，散诸经血凝气聚，利水通经，排脓止痛，治痈毒五淋、寒热鼠瘘瘰疬、痈肿恶疮瘿瘤、热结蛊毒等症。书载泻六经郁火，亦以心为火主，心清则诸脏皆清矣。经言诸痛疮疡，皆属心火，连翘实疮家圣药也。凡痈肿而痛者为实邪，肿而不痛为虚邪，肿而赤者为热结，不赤者为留气痰饮。脾胃不足慎之，痈疽溃后勿服。

---

① 胀：思贤书局刻本作"肠"。
② 文：同"纹"。
③ 浑浑焞焞：形容听觉模糊不清，耳内有鸣响声。

前胡　专入肝、胆。味苦微寒，无毒。功专下气，祛肝胆外感风邪、痰火实结。清肺热，化痰热，散风邪，去痰满，胸胁中痞，心腹结气，伤风头痛，伤寒寒热，推陈致新，明目益精，开胃下食，破癥结痰结，暨气实哮喘咳嗽，反胃呕逆痞膈，霍乱转筋，骨节烦闷，安胎及小儿疳气。能去热实，及时气内外皆热，单煮服之。二胡俱是风药，柴胡上升，引邪出；前胡下降，引火下行，用各不同。若外感风邪与痰火实结，而用柴胡上升，不如火益热乎？故必用此下降。但阴虚火动，并气不归元，胸胁逆满，毫无外感者切忌。皮白肉黑，味甘气香者良。内有硬者名雄胡，须拣去勿用。忌火。

白薇　专入肺。味苦而咸，性寒无毒。泻肺燥热，又为阳明冲任之药，盖其味苦泄咸降，能使阴气自上而下。治暴中风，身热肢满，忽忽不知人，狂惑邪气，寒热酸疼，温疟洗洗，发作有时，风温灼热多眠，惊邪痓病，百邪鬼魅，伤中淋露产虚，烦呕汗出，血厥酸痛，热淋遗尿，下水气，利阴气，益精气，久服利人。血热相宜，血虚及胃虚泄泻，阳气外越者均忌。似牛膝而短小柔软，去须酒洗。恶大黄、大戟、山茱、姜、枣。《金匮》安中益气竹皮丸，治妇人产中虚烦呕逆；《千金》葳蕤汤，治风温身热，汗出身重；又有白薇芍药汤，治妇人遗尿（白薇、芍药二味等分，酒调服），不拘胎前产后，皆能补阴平阳，而兼行肺以清膀胱上源，并非虚寒不禁者比也。古方调经种子，往往用之，无不孕。缘于血热而少，其源起于真阴不足，阳胜而内热，故营血日枯也。此能清热益阴，则血自生旺而有子矣。须佐以归、地、芍、杜、苁蓉等药。

白蔹 专入脾、肝。味辛苦甘，性平无毒。散肝脾湿热内结，解毒，敷痈肿疽疮，发背瘰疬，面上疱疮，金疮仆损，肠风痔漏，刀箭疮，止痛生肌，敛疮方多用之，搽冻耳，解狼毒毒。治目赤，小儿惊痫，温疟，女子阴中肿痛，带下赤白，淋浊失精，又为内科之用。胃气虚弱，痈疽已溃者均忌。蔓赤枝有五叶，根如卵而长，三五枚一窠，皮乌肉白。反乌头。色赤为赤蔹，功用皆同。

紫菀 专入肺，辛苦而温，色赤无毒。泻肺血①热。然虽入至高之脏，仍具下降之性，治欬逆上气，欬唾脓血，喘急息贲，虚痨咳嗽，惊悸，吐血诸血，胸中寒热结气，去蛊毒、痿蹷、尸疰、百邪鬼魅。能开喉痹，取恶涎，又能通利小肠，以治尿涩便血，及小儿惊痫。益肺气，安五脏，调中，补五劳体虚不足，下气化痰，止渴，润肌肤，添骨髓。李士材比为金玉君子，非多用独用不能速效。然辛散性滑，止属暂用之品。若阴虚肺热者，又不宜专用多用，须与地黄、麦冬共之。盖疏泄居多，培养力少，与桑白皮、杏仁同为一类。但桑白皮、杏仁则泻肺经

---

① 血：原作"泻"，据《本草求真》卷六改。《中国医学大成续集》作"经"，可参。

气分，此则专泻肺经血分也。肺虚干咳禁用，干咳类多血虚，不可再泄。根作节紫色润软者良。白者名女菀，入气分；此入血分。去头须，蜜水浸焙。款冬为使，恶天雄、瞿麦、藁本、远志，畏茵陈。人多乱以车前、旋覆代，不可不辨。

芦根　专入肺、胃，兼入心。味甘气寒，无毒。清肺降火，兼泻胃中热呕，治客热消渴，伤寒烦热，利肺气，疗喉痹，消痈肿，止小便数，甚至不能忍者。男女吐血、衄血、呕血、咯血、下血，并烧存性，温汤服一钱匕。芦笋能解鱼、蟹、河豚毒，反胃呕吐，由于寒者勿服。取逆水肥厚在土内者甘美，若露出水面者损人。去须节。肺为水之上源，脾气散精，上归于肺，通调水道，下输膀胱，肾为水脏而主二便，三经有热，则小便迫数难忍，以火性急速故也。芦中空，入心肺清上焦热，则气化行而小便自复，其常道矣。

贯众　专入肝、胃。味苦微寒，无毒。泻热杀蛊，辟时行不正之气。除头风，腹中邪热气，破癥瘕，斑痘毒，漆毒，骨鲠，杀三虫，去寸白虫，止金疮，治下血，崩中带下，产后血气胀痛，解猪病。俗名管仲，人多置之水缸，使不染时行不正之气，力能解毒。止鼻血，为末，水服一钱，有效。解鲤鱼骨哽，煎浓汁饮即下。根似狗脊而大，汁能制三黄，化五金，伏钟乳，结砂制汞，解毒软坚。

青葙子　专入肝。味苦微寒，无毒。泻肝经风热。茎叶专名青箱，与鸡冠花微异；子与草决明功同。茎叶治邪气，皮肤中热，风瘙身痒，恶疮疥虫，痔蚀，下部蟨疮，止金疮血，杀三虫。疗温疠，捣汁服。子治口唇色青，五脏邪气，肝脏热毒冲眼，赤障青盲翳肿，恶疮疥疮，益脑髓，镇肝，明耳目，坚筋骨，去风寒湿痹。但瞳子散大者勿服，以其能助阳火故也。

竹茹 专入肺、胃。味甘而淡，气微寒而滑，无毒。清肺凉胃，解烦除呕。开胃土之郁，清肺金之燥，凉血除热，治上焦烦热，止肺痿唾血鼻血[①]，吐血崩中，呕哕[②]噎膈，温气寒热，伤寒劳复，妇人胎动，小儿热痫。治产后呕逆，内虚烦热短气。头痛闷乱不解，用竹皮大丸或甘淡竹茹汤。刮去青皮，用第二层。

淡竹叶 专入胃、心。味甘辛而淡，气寒无毒。清胃凉心，止渴消痰，除上焦风邪烦热。治咳逆上气，喘促呕哕，吐血喉痹，热狂烦闷，温痰迷闷，中风失音不语，壮热头痛头风，胸中痰热，压丹石毒，止惊悸，妊妇头旋倒地，小儿惊痫天吊，逐鬼疰恶气，烦热，杀小虫，凉心经，益元气，除热缓脾。杲[③]曰：除新久[④]风邪之烦热，止喘逆气盛之上冲。总属清利之品。齿中出血，煎浓汁漱，

① 血：《本草纲目》卷三十七作"衄"。
② 哕：同"哕"。干呕。
③ 杲：即李杲，字明之，晚年自号东垣老人，金元四大家之一。
④ 久：原作"入"，据《本草纲目》卷三十七及《本草求真》卷六改。

卷二　一四九

并洗脱肛不收。凡竹须生长甫①及一年者，为嫩而有力。

天竺黄 专入心。味甘气寒，无毒。泻心热。治中风痰坠②，卒失音不语，去诸风热，利窍豁痰，镇心明目，滋养五脏，治小儿惊风天吊，客忤痫疾。系天竺国竹精气结成。其粉形如竹节，功用略同竹沥，皆能逐痰利窍，但此性较为和缓，而无寒滑之患。然久服亦能寒中。今多骨灰、蛤粉杂入，宜辨之。

秦皮 专入肝、胆、肾。味苦气微寒，色青性涩，无毒。功专入肝除热，入肾涩气。治风寒湿③痹，洗洗寒气，除热，去目中久热，两目赤肿疼痛，风泪不止，目中青翳白膜，男子少精，肠澼下痢，妇人带崩，小儿痫惊，身热，作汤浴。煎水澄清，洗赤目极效。洗蛇咬，同药煮汤，并研末傅之。治赤眼肿痛，合黄连等分频点，并秦皮一味煎汤以洗，甚效。久服头不白，轻身，皮肤光泽，肥大有子。但气寒伤胃，总不宜于胃虚少食之人耳。出西土，皮有白点，渍水碧色，书纸不脱者真。细辛、大戟为使，恶吴茱萸。

川楝子 专入心包④，兼入小肠、膀胱。味苦气寒，微毒。解郁热狂燥，疝瘕蛊毒。即苦楝子，又名金铃子。能导小肠膀胱之热，因引心包相火下行，通利小便，为疝

---

① 甫：刚刚。
② 坠：《本草求真》卷六作"壅"。可参。
③ 湿：原作"温"，据《本草纲目》卷三十五改。
④ 心包：原作"心胞"，据《本草求真》卷六改。下同。

气要药。治温疾伤寒，狂燥热厥，止上下部腹痛，疗疮疥，杀三虫，并疝瘕热被寒束，症见囊肿茎强，掣引作痛等证。然人止知其能治疝，而不知其能逐热解狂，如中大热狂，失心燥闷，作汤浴，不入汤使。脾胃虚寒者大忌。疝属热者，必见囊肿茎强，其痛必从下而上，用川练以为向导，则热可除。如疝并非属热，其痛自上而下，痛引入腹，且有厥逆吐涎，非用辛温不能见效，若以川练同入则误矣。然古方偏有同投者，亦因其内有错杂之邪，而即错杂以治之也。杀蛊专用此，以酒煎投服，即时吐出。治疟，煎汤洗之。川产良，酒蒸，待皮软刮去皮，取肉去核。凡使核不使肉，使肉不使核。如使核，捶碎。茴香为使。雄根赤，无子，大毒；雌白有子，微毒。

密①蒙花 专入肝。味甘微寒，无毒。功专入肝润燥，除热养营。消目中赤脉，青盲肤翳，赤肿多眵泪，怕日羞明，及小儿痘疮余毒，疳气攻眼。盖肝开窍于目，目得血而能视，得此清热养阴，则肝血足而诸症自愈。然味薄于气，佐以养血之药，则更有力焉。产蜀中。树高丈余，叶冬不凋，其花繁密蒙茸，故以蒙名。拣净，酒浸一宿，候干蜜拌，蒸晒三次。

柿蒂 专入肺、胃。味苦气平。润肺宁嗽涩肠。开胃

---

① 密：原无，据目录补。

涩肠，消痰止渴，润声喉。生柿甘冷润肠，止咳嗽，清肺理焦烦；干柿甘寒而涩肠，止泄，润肺宁嗽，消宿血，治肺痿热咳咯血，反胃，肠风下血痔漏①。柿蒂止呃逆，与丁香同用，一辛热一苦平，得寒热兼济之妙。柿霜乃其津液，生津化痰，清上焦心肺之热为尤佳，能治咽喉口舌疮痛作嗽。然必元气未离，始可投服，若虚烦喘嗽，及冷痢滑泄者均忌。不宜与蟹同食，令人腹痛作泻。

梨 专入肺、胃，兼入心。味甘微酸，气寒无毒。泻肺胃热结，凉心，利大小肠。治客热，中风不语，伤寒发热，除贼风，止心烦气喘热狂，清喉降火，止嗽消痰。作浆，吐风痰，解渴润燥，醒酒，解疮毒及丹石热气。切片贴汤火伤，止痛不烂。卒中风不语者，生捣汁频服。姜拌②蜜制，消痰止嗽。胸中痞塞热结者，宜多食焉。便秘狂烦惊邪，咽干喉痛，中风因热反胃不食，痈疽目障皆治。然必元气素实，大便素坚方宜，否则多致寒中萎困。金疮及乳妇血虚者尤忌，恐血得寒益凝，且冷利之物，多啖尤伤脾胃。

西瓜 专入心包、胃。味甘性寒。解心包、胃热，止消渴。消烦解暑热，疗喉痹，宽中下气，治血痢，解酒毒。含汁，治口疮。治太阳阳明热病大渴，又引心包之热

---

① 润肺宁嗽……下血痔漏：据《本草纲目》卷三十载，此为柿霜之功效。

② 拌：原作"泮"，据思贤书局刻本改。《本草求真》卷六作"汁"。

下入小肠膀胱而出，有天生白虎汤之誉。治目病，以皮切片晒干，日日服之大效。多食伤脾助湿，若脾胃素虚，恣服转渴，必致膈滞上涌，或泻、或肿、或胀，在所不免。卫生歌云：瓜桃生冷易少食，免至秋来成疟疾。

铜青　专入肝、胆。味苦酸涩，气平微毒。泻肝胆积热，除目翳。即铜绿①是也。内科吐风痰之剂，外科止金疮之血，女科理血气之痛，眼科除风热之疼，去肤赤及鼻息肉。醋醮喉中，吐风痰。为散，能疗喉痹牙疳。醋调揩腋下，治狐臭。姜汁调，点烂弦风眼，去疳疮恶疮，杀虫，所治皆厥阴之病。锦囊用上上黄连三钱，杏仁八粒，去皮生用，生甘草六分，胆矾一分，铜青三分，大元②枣一枚，水煎乘热擦眼，甚效。即吐痰，亦须视人之虚实强弱而察其脉，乃可投之。盖多服则损血。以醋制铜刮用。

海石　专入肺、肾。味咸气寒，无毒。软坚，消老痰结核，散上焦积热，破下焦积块。一名浮石，系水沫结成，浮于水上，故以浮名。色白体轻，入肺清其上源，止嗽止渴，治上焦痰热，目翳痘痈，积块瘿瘤，通淋消疝，下气，疗疮肿，杀野兽毒。但实则宜投，虚则宜慎，多服损人血气。水沫日久结成海中者，味咸更良。

空青　专入肝。甘酸大寒。泻肝积热，除内外目翳，为治目神药。疗目赤痛，去肤翳，止泪出，治青盲耳聋，

---

① 绿：原作"碌"，据《本草纲目》卷八改。下同。
② 元：同"圆"。

明目，利小水，通关窍，养精神，治头风，益肝气，镇肝，瞳人破者，得再见物。中风口喝不正，以豆许含咽，甚效。此感铜精气而结，故专入肝明目。盖人得水气之清者为肝血，其精英则为胆汁，肝开窍于目，血者五脏之英，注之为神，胆汁充则目明，减则目昏。铜亦青阳之气所生，其气之清者为绿，犹肝血也。其精英为空青之浆，犹胆汁也。治目神药，亦以类相感焉。钻孔取浆，点多年青盲内障翳膜。其壳磨翳，甚效。书云：不怕人间多瞎眼，只愁世上无空青。但其中水久则干，必须验内有青绿如珠者即是，无即不确。凡人多怒则火起于肝，水虚则火起于肾，得此寒以除热则火自敛。《圣济录》① 治黑翳覆瞳，用空青、矾石煅各一两，贝子四枚，研细日点效。

石膏　专入胃腑，兼入脾、肺。甘辛而淡，体重而降，无毒，其性大寒。功专入胃，清热解肌，发汗开郁。治阳明头痛，发热恶寒，日晡潮热，口干舌焦唇燥，中暑微热，牙痛，神昏谵语，气逆惊喘，腹胀尿闭，肠胃结气，中暑自汗，胃热发斑，除肺热，散阴邪，止消渴烦逆，缓脾益气。治伤寒头痛如烈，壮热皮如火燥。和葱煎茶，去头痛。按此是胃腑②药，邪在胃腑，肺受火制，用此辛寒清肺，故有白虎之名，肺主西方故也。但西方有肃

---

① 《圣济录》：即《圣济总录》。圣，原作"宝"，据《本草求真》卷六改。

② 腑：原作"府"，据下文改。

杀而无生长，如不得已而用，中病即止，切勿过食以损生气。况有貌似热症，里实阴寒而见斑黄狂燥，日晡潮热，便秘等症，服之更须斟酌。汪昂曰：按阴盛格阳，阳盛格阴二症，至为难辨。盖阴盛极而格阳于外，外热而内寒；阳盛极而格阴于外，外冷而内热。经所谓重阴必阳，重阳必阴，重寒则热，重热则寒①也。当于小便分之，便清者外虽燥热而中实寒，便赤者外虽厥冷而内实热也。再看口中之燥润，及舌胎之浅深，胎黄黑者为热，宜白虎汤。亦有胎黑属寒者，舌无芒刺，口有津液，急宜温之，误投寒剂则殆矣。又按热在胃腑，症见斑疹，然必色赤如锦纹者为斑，隐隐见红点者为疹，斑重而疹轻，斑疹亦有阴阳，阳症宜石膏。又有内伤阴症见斑疹者，微红而稀少，此胃气极虚，逼其无根之火游行于外，当补益气血，使中有主则气不外游，血不外散，若作热治，生死反掌，医者最宜审慎。

青盐 专入肾，兼入心。味咸气寒，无毒。除肾经血分实热。治目痛，心腹痛，助水脏，益精气，除五脏癥结，心腹积聚，蛊毒疥癣，吐血尿血，齿舌出血，牙龈热痛，坚骨固齿，明目乌须，功胜食盐。解芫青、斑蝥②毒。小便不通，用戎盐弹丸大一枚，茯苓半斤，白术二两，煎服。出西羌。不假煎炼，方棱明莹色青者良。

---

① 重阴必阳……重热则寒：语出《素问·阴阳应象大论》。
② 斑蝥：原作"班蝥"，据思贤书局刻本改。

食盐　专入心、肾。味咸气寒。补心润肾，软坚除热。治目赤痛肿，血热心虚，骨病齿痛，痰饮喘逆，结核积聚，腹痛霍乱，又能涌吐醒酒，解毒杀虫，洗目去风。空心揩齿吐水洗目，夜见小字。病因心起，喜笑不休，用盐煅赤，沸饮即止。横生逆产，用盐摩产妇腹，并涂儿足底，仍急爪搔之，即便缩入，乃正产。浙西将军病每夕蚯蚓鸣于体，一僧用此方洗之而安，以蚓畏盐也。痰嗽哮症，血病消渴及水肿，俱大忌。过食渗胃中津液，故渴。

朴硝　专入肠、胃，兼入肾。味苦咸辛，大寒无毒。消脏腑热邪固结。治天行热疾，头痛，寒热邪气，逐五^①脏积聚，结固留癖，血闭热胀，停痰痞满，胃中食饮热结，推陈致新，化诸种丹石。炼饵服之，轻身神仙^②。腹胀疫疠，黄疸淋闭，瘰疬，目赤障翳，通经堕胎，消痈肿排脓，润毛发。即皮硝生于卤地，刮取初次煎成为朴，其性急；由朴再煎为芒，其性差缓最阴，能柔五金，化七十二石为水，况人脏腑积聚乎？然必热邪深固，闭结不解，用此苦咸以为削伐，则药与病符，方不见碍。若使病非实热，及或热结不坚，妄用承气、朴硝等以为消削，必至伤人性命。硝利小便而堕胎，然伤寒妊娠可下者，用此兼大黄引之，直入大腹润燥奭^③坚泻热，而母子俱安。

---

① 五：原作"六"，据思贤书局刻本改。
② 服之……神仙：原无，据《本草纲目》卷十一补。
③ 奭：同"软"。《本草求真》卷六作"软"。

玄明粉　专入肠、胃。味辛甘咸，性冷无毒。泻肠胃实热。治心热烦燥，五脏宿滞癥结，明目，退膈上虚热，消肿毒，去胃中实热，荡肠中宿垢。系芒硝再煎而成，其色莹白，功用等于芒硝，皆有软坚推陈致新之力。然煅过多次，其性稍缓，不似芒硝其力迅锐，服之恐有伤血之虞。若佐甘草同投，则膈上热痰，胃中实热，肠中宿热，皆治。忌苦参。惟三焦肠胃实热积滞，少年气壮者，量与服之。若脾胃虚寒无实热，及阴虚火动者，均为大戒。

寒水石　专入胃、肾。味辛而咸，气寒无毒。解火热，利水道。治身热，腹中积聚邪气，皮中如火烧，时气热盛，五脏伏热，胃中热，烦满水肿，止渴凉血降火，止牙疼，坚牙明目，压丹石毒。解伤寒劳复。然此止可暂治有余之邪，及敷汤火①伤，若虚人热浮，其切忌焉。又名凝水石、白水石，生于卤地，因盐津渗入土中，年久结聚，清莹有棱而成也。莹白含之即化者真，否即是伪，但真者绝少。《易简方》汤火伤，用寒水石烧研敷。《经验方》小儿丹毒，皮肤热赤，用寒水石半两，白土一分，为末，醋调涂。

雪水　专入胃。味甘性冷，气禀太阴。解热除燥。治伤寒阳毒，天行时气瘟疫，并盛夏暑热内淫，燥热殆甚，大人丹石发动，小儿热痛②狂啼，酒后暴热。洗目，退赤。

---

① 火：此下原有"水"字，据思贤书局刻本删。
② 痛：《本草纲目》卷五作"痫"。可参。

伤寒火暍，宜用此煎药，抹痱亦良。解烧酒诸毒。治热症，可用块置于两乳之间。宋徽宗食冰致病，杨介[①]仍用冰煎药，深得以冰解冰之义。

孩儿茶　专入心、肺。味苦微涩，性凉无毒。功专清上膈之热，化痰生津，收湿止血，定痛生肌。除心肺热，涂金疮。口疮、喉痹、咽痛，同蓬砂合末吹之。治时行瘟瘴，烦燥口渴，并一切吐血、衄血、便血、尿血、血痢及妇人淋崩，经血不止，阴疳痔瘘，红肿热疮。出南番，系细茶末入竹筒，埋土中，日久取出，捣汁熬成。块小润泽者上，大而枯者次之，真伪难辨，气质莫考，用宜慎之。

熊胆　专入心、肝，兼入脾、大肠。味苦性寒，无毒。功专凉心平肝。治时气热盛，变为黄疸，暑月久痢，心痛，痓忤，目赤翳障，诸疳，耳鼻疮，恶疮痔漏，杀虫，及小儿风痰壅塞，瘈疭惊痫，治心中涎，以竹沥化两豆许，服之甚良。性善辟尘，若于水面投少许，则尘豁然而开。取少许研滴水中，挂如线，直至水底不散者真。止可作丸，勿煎汤服。实热则宜，虚家当戒。

鳢鱼胆　专入心、脾。味甘性寒，无毒。即乌鱼，名七星鱼，又名七乌鲤。祛风下水，疗五痔，治湿痹，利大小肠，治妊娠有水气。凡胆皆苦，惟此独甘，泄心脾热，治十二种水气，垂死，用肉与冬瓜、葱白煮服。煮汤浴

---

①　杨介：北宋名医，字吉老，泗州（江苏盱眙）人，撰《存真环中图》，已佚。

儿，可稀痘，特须除夕浴之。喉痹将死者，点入少许即愈，病深者水调灌之。腊月收取，阴干。

石决明 专入肝。味咸气寒，无毒。入肝除热，为磨翳消障之品。治目障翳痛，青盲，肝肺风热，骨蒸劳极，通五淋，愈疮疽。但须与养药同入，方能取效。久服令人寒中。研细水飞，点目能消外障。痘后眼翳，可同谷精草等分，细研末，猪肝蘸食即退。一名千里光，得水中阴气以生。形如蚌而扁，七孔、九孔者良。盐水煮一伏时①，或面裹煨熟，研粉极细，水飞。恶旋覆。

珍珠 专入心、肝，兼入脾、胃。味甘微咸，气寒无毒。除心肝热邪，及脾肾湿热。镇心，点目去肤翳障膜。安魂魄，止遗精白浊，坠痰拔毒，收口生肌，治惊热，痘疔，下死胎胞衣。绵裹塞耳，治聋。除面䵟，合知母疗烦热消渴。涂面，令人润泽好颜色。涂手足，去皮肤逆胪②。若病不由火热者，忌之。即蚌所生，禀太阴精气而成，功用多入阴经，光明坚硬，大小无定，要以新完未经钻缀③者为上。耳聋本属肾虚有热，耳为肾窍，甘寒所以主之。治疗肿痈毒，长肉生肌，尤臻奇效。但体坚硬，取新洁未经攒缀者，乳浸三日，研粉极细如飞面，方堪服食，否则伤人脏腑，外掺肌肉作痛。

---

① 一伏时：即一昼夜。

② 逆胪：指手足爪甲际皮剥起的病症。

③ 钻缀：原作"攒破"，据《本草纲目》卷四十六改。

金汁 专入胃。味苦气寒。大解胃腑热毒。一名粪清，主治同人中黄。用棕皮绵纸上铺黄土，淋粪滤汁，入新瓷，碗覆，埋土中一年，清若泉水，全无秽气，胜于人中黄，年久弥佳。又取粪入坛，埋于土中三年，取出莹清如水。得土气最厚，故能入胃，大解热毒，凡湿热时行，毒势冲迫，势危莫制者，用此灌之，下咽稍减，以气味相投，故直入其巢而破毒。浇花最良。

秋石 专入肾。味咸气温。补肾水，润三焦。滋阴润脏，退骨蒸，软坚块，治虚痨冷疾，消痰咳，通尿利便，涩精固气，为滋阴降火之圣药。为精火两衰而用，安五脏，养丹田，返本还元，明目清心，延年益寿。但气薄火衰水泛亦忌。秋时取童便，每缸用石膏七钱，桑条搅，澄倾清液，如此三次，乃入秋露水，搅澄，故名秋石。如此数次，俟其滓秽净，咸味减，然后以重纸铺灰上晒干，刮去在下重浊，取轻清者为秋石。再将秋石研，入罐铁盏盖定，盐泥固济，升打，升起盏上者名秋水，味淡而香，乃秋石之精英也。

泻　火

黄芩 专入心、脾、肺，兼入肝、大肠、膀胱。味苦性寒，无毒。清上中二焦实火，除脾家湿热。泻肺火上逆，肺中湿热，凉心解渴，去关节烦闷，寒热往来，天行时疾，风热湿热头痛，火咳肺痿，胸高气喘，喉痹喉腥，目中肿赤，瘀血壅盛，上部积血，诸失血，胃中热，热毒骨蒸，肠胃不利，小腹绞痛，奔豚肠澼，安胎，养阴退阳，治黄疸，破五淋，疗疮排脓，疗乳痈发背，恶疮火疡，女子血闭，淋露下血，小儿腹痛。苦寒伤胃，虚寒者戒之。胎前若非实热而服，阴①损胎元矣。酒炒则膈热可除，而肝胆火熄；生用则实热堪投，而腹痛自愈。但肺虚腹痛属寒者忌。柴胡退热，乃苦以发之，散火之标也。黄芩退热，乃寒能胜热，折火之本也。东垣治肺热，身如火燎，烦燥引饮而昼胜者，宜一味黄芩汤，以泻肺经气分之火。中虚者为枯芩，即片芩，泻肺火，清肌表之热；内实者名条芩，即子芩，泻大肠火。上行酒炒；泻肝胆火，猪胆汁炒。山药、龙骨为使，畏丹皮、丹砂。黄明者良。痢为肠澼，凡痢有寒有热。痢属热则形气坚强，脉必滑实有力，身则畏热喜冷，不欲衣被，渴则恣好冷水，愈凉愈快，随饮随消，小便热赤涩痛不堪，下痢纯红，痛则腹②硬拒按，并或头痛身热，筋骨痠痛，此实症也。痢属寒则形体薄弱，颜色青白，脉虽紧数而无力无神，脉即真弦而中虚似实，血则微红不鲜，或杂有紫红、紫白、屋漏形下物，或浅黄色淡，不甚秽臭，痛则不实不坚，或喜揉按，或喜暖熨，或胸腹如箕而不欲食，或胃脘作呕而多吞酸，或数至圊欲出不出，或口虽渴而不欲饮，即饮亦不欲咽，

---

① 阴：暗之义。

② 腹：原作"鞭"，据《本草求真》卷六改。

此虚症也。肺虚不宜者，以苦寒伤脾胃，损其母也。

　　黄连　专入心，兼入肠、胃、脾。大苦大寒，无毒。大泻心火实热。治热气，目痛眦伤泪出，明目镇肝，凉血燥湿，开郁解渴除烦，消心瘀，止盗汗。治郁热在中，烦燥恶心，兀兀欲吐，心下痞满，心病逆盛，心积伏梁，去心窍恶血，解服药过剂烦闷，嘈杂吞酸吐酸，腹痛心痛，定惊。解酒毒及巴豆、轻粉毒，杀蛔。止肠澼，除口①干，治痈疽疮疡，与妇人阴蚀，小儿疳积，并吐血衄血。调胃厚肠益胆，疗口疮。虚寒为病大忌。出宣州者粗肥，出四川者瘦小，毛多刺多，状类鹰爪，连珠者良。去毛、姜汁炒。黄芩、龙骨为使，恶菊花、元参、僵蚕、白鲜皮，畏款冬花、牛膝，忌猪肉，杀乌头、巴豆毒。元素曰：黄连其用有六，泻心脏火，一也；去中焦湿热，二也；诸疮必用，三也；去风湿，四也；赤眼暴发，五也；止中部见血，六也。震亨曰：下痢胃口热噤口者，用黄连人参煎汤，终日呷之，如吐再强饮，但得一呷下咽便好。元素曰：古方以黄连为治痢之最，盖治痢惟宜辛苦寒药，辛能发散开通郁结，苦能燥湿，寒能胜热，使气宣平而已。诸苦寒药多泄，惟黄连、黄柏性冷而燥，能降火去湿而止泻痢，故治痢以之为君。杲曰：凡眼暴发赤肿，痛不可忍者，宜黄连、当归以酒浸点之；宿食不消，心下痞满者，

---

① 口：原作"日"，据思贤书局刻本改。

须用黄连、枳实。时珍曰：黄连治目及痢为要药。古方治痢，香连丸用黄连、木香，姜连散用干姜、黄连，变通散用黄连、茱萸，姜黄散用黄连、生姜。治消渴用酒蒸黄连，治伏暑用酒煮黄连，治下血用黄连、大蒜，治肝火用黄连、茱萸，治口疮用黄连、细辛，皆是一冷一热，阴阳互用，无偏胜之害。

胡黄连　专入脏腑、骨髓。苦平无毒。理腰肾，补肝胆，明目，治骨蒸劳热，三消，去心热，五心烦热，伤寒咳嗽，温疟，泻痢，五痔；妇人胎蒸，消果子积，为小儿疳热良药。气味亦同黄连，性专下达，大泻脏腑骨髓淫火热邪。同猪胰，疗杨梅恶疮；同干姜，治小儿果积；同鸡肝，治小儿疳眼；同乌梅，治小儿血痢。脾胃虚寒者切忌。心黑外黄，折之尘出如烟者真。出波斯国，近时秦陇、南海亦有。畏恶同黄连。经曰：心移热于肺为膈消，渴而多饮，为上消肺热症也。又曰：二阳结而为消，多食善饥，为中消胃热症也。渴而小便数有膏，为下消肾热症也。经言痔因饱食，经脉横解，肠澼为痔。又言督脉生病见痔漏。按痔有牝痔、牡痔、脉痔、肠痔、血痔之分，皆湿热下流伤于血分，无所施泄，则逼肛门而为痔。

知母　专入肺，兼入肾。辛苦寒滑，无毒。治肺中久伏热邪，以清化源，又佐黄柏以治膀胱热邪，泻下焦有余之火，因而上清肺金，入肺肾二经气分。消痰止嗽，治伤寒烦热，久疟骨蒸，热厥头痛，喉中腥臭，肢体浮肿，心烦躁闷，消渴热中，阳明火热，产后蓐劳，安胎止子烦，安心止惊悸，除热劳传尸痊痛，下水通小肠，滋肾水，平命门相火，辟射工、溪毒。黄柏虽除膀胱湿热，但肺金不肃则化源无滋，故必得知母之辛苦，沉中有浮，降中有升，既能下佐黄柏以泄肾水，复能上行以润心肺，俾气清肺肃而湿热得解。是以昔云黄柏无知母①，犹水母①之无虾也，诚以见其金水同源，子母一义，不可或离之义。性最沉寒，本无生气，清火则可，补阴则谬。久服伤胃滑肠，令人作泻。第其阴柔巽②顺，似乎有德，犹之小人在朝，国家元气受其剥削，而有阴移而莫之觉者，是宜见之真而辨之早也。读此可为妄用知母、黄柏一箴。得酒良，上行酒浸，下行盐水拌。忌铁。震亨曰：小便不通，有热有湿，有气结于下，宜清宜燥宜升，又有隔二隔三之治。如肺不燥但膀胱热，宜泻膀胱，此正治；如因肺热不能生水，则清肺，此隔二之治；如因脾湿不运而津不上升，故肺不能生水，则燥胃健脾，此隔三之治。泻膀胱，黄柏、知母之类；清肺，车前、茯苓之类；燥脾，二术之类。

青黛 专入肝。味咸性寒，无毒。大泻肝经实火，及散肝经火郁。系蓝靛浮沫，搅澄，掠出取干而成。治天行头痛发热，泻肝散五脏郁火，解烦热，消食积，止吐血、咯血、痢血。除小儿风热惊痫，疳毒丹热，杀虫。磨傅痈

---

① 母：原无，据思贤书局刻本及《本草求真》卷六补。
② 巽：八卦之一，代表风。

疮、蛇犬等毒，金疮出血，同大黄末傅之尤良。如圣饼子治咯血，用青黛同杏仁研置柿饼中煨食。皆取苦寒之性，以散风郁燥结之义。即云功与蓝等，而止血拔毒之功，治膈化蛊之力，更有胜也。蓝叶与茎，即名大青，大泻肝胆实火，以祛心胃热毒，故于时疾阳毒，发斑喉痹等症最利。斑由里实表虚而得，故斑得以透肌。斑如疹子者其热轻，斑如锦纹者其热重，斑如紫黑者其热极重而胃烂也。舌胎赤斑头痛，有犀角大青汤。一妇患脐腹二阴遍生湿疮，热痒而痛，出黄汗，二便涩，用鳗鲡、松脂、黄丹之类涂之，热痛愈甚，其妇嗜酒，喜食鱼虾发风之物，乃用马齿苋四两，研烂，入青黛一两和涂，热痛皆去，仍用八正散而愈。此中下焦蓄蕴风热毒气，若不出，当作肠风内痔，妇不能禁酒，果仍发痔。

龙胆草 专入肝、胆，兼入膀胱、肾。大苦大寒，无毒。沉阴下降，大泻肝胆火邪，兼膀胱肾经，除下焦湿热，功同防己。除胃中伏热，时气温热，骨间寒热，惊痫邪气，蛊膈天行瘟疫，去目中黄及睛赤肿胀，瘀肉高起，痛不可忍，疗咽喉痛，风热盗汗，口干热狂，热痢疸①黄，寒湿脚气，去肠中小虫，杀蛊毒，治小儿壮热骨蒸，客忤疳气，痈肿疮疥，明目止烦。苦寒至极，大损胃气，无实火者忌。甘草水浸，暴用。小豆、贯众为使。恶地黄。酒

---

① 疸：原作"疽"，据《中国医学大成续集》改。

浸，亦能外行上行。汪昂曰：目疾初起宜发散，忌凉药。经云火在上者，因而越之。脚气因足伤于寒湿而成，但肿而不痛者为湿脚气，宜清热利湿搜风；拘挛枯细，痛而不肿者为干脚气，宜养血润燥舒筋。

玄参 专入肾。苦咸微寒，无毒。入肾补水，泻无根浮游之火上攻咽喉。主暴中风伤寒，身热支满，狂邪忽忽不知人，热风头痛，伤寒阳毒发斑，懊侬烦渴，温疟，喉痹咽痛，瘰疬结核，痈疽鼠瘘，骨蒸传尸，下水止烦，滋阴降火。然此只可暂用以熄火，非若地黄温肾壮水，以制阳光，故元参非真能滋阴，亦以火折而阴不受熬煎，自能滋也。若脾虚泄泻者切忌。蒸过焙用。勿犯铁器。恶黄芪、山茱、姜、枣。反藜芦。肾脉贯肝膈，入肺中，循喉咙，系舌本，凡肾水虚损，相火上炎者，多有喉痹咽肿，咳嗽吐血等症。

射干 专入心、肝、脾。辛苦微寒，有小毒。泻火解毒，散血消痰。治喉痹咽痛为要药。消结核疝瘕，治咳逆上气，腹中邪逆，胸满气喘，去胃中痈疮，疗老血在心脾间，痰涎积于肺脾肝内，降实火，利大肠，通经闭，治便毒疟母等症。惟实火者宜之，虚则大戒。泔水浸一日，堇竹叶煮半日。

天冬 专入肺，兼入心、肾。甘苦大寒。清金降火，益水之上源，下通足少阴肾。润燥滋阴，保定肺气，治欬逆促，肺痿生痈吐脓，除热，中风，主心病，嗌干心痛，渴而欲饮，痿躄嗜卧，足下热而痛，杀虫，治湿疥及一切有火诸症。阳事不起，宜常服之。但性寒而滑利，若脾胃虚寒，及无①热而泄泻恶食者忌。取肥大明亮者良。去心皮，酒蒸用。地黄、贝母为使。恶鲤鱼。熬膏尤良。肺痈本于五脏蕴火，及胃中积热上蒸②，与外感风寒、内伤营血热结而成。痿则本于津液枯槁③，不能上输于肺，及风热伤卫，而致气竭力疲。痈则为阳实，痿则为阴虚；痈则邪伤于营，故唾有血而无沫，而便多下脓垢；痿则邪伤于卫，故唾有沫而无血，而便多下浊沫；痈则口中辟辟作燥而渴，痿则口④中不燥而步武，喘鸣冲击连声而痰始应；痈则胸中隐隐作痛，痿则胸中不痛而气馁不振；痈则脉数而实，痿则脉数而虚；痈则宜表宜下，痿则宜滋宜润。治法因于内者，从内酌治；因于外者，从外酌解。因于虚者，养血补气保肺；因于实⑤者，泻热豁痰，开提升散。

丹皮 专入心、肾、肝。辛苦微寒，无毒。泻肾经血分实火实热，治无汗骨蒸，并治心肾肝三经血中伏火。和血凉血而生血，破积血，止衄血吐血，主治寒热，中风瘈疭，惊痫，除癥坚，瘀血留舍，时气头痛，烦热五劳，劳气头腰痛，风禁癫疾，散诸痛，疗痈疮，退无汗之骨蒸，

---

① 无：原无，据《本草求真》卷六补。
② 蒸：原作"而"，据《本草求真》卷六改。
③ 槁：原作"稿"，据思贤书局刻本改。
④ 口：原作"日"，据《本草求真》卷六改。
⑤ 实：原作"湿"，据《本草求真》卷六改。

治女子经脉不通，血沥腰痛，下胞胎及产后一切冷热血气。时珍曰：伏火为阴火。即相火炽盛，则血必枯、必燥、必滞，与火上浮因①为吐为衄。汪昂曰：血属阴，本静，因相火所逼，故越出上窍。世人专以黄柏治相火，而不知丹皮之功更胜。盖黄柏苦寒而燥，初伤胃，久则败阳，苦燥徒存，补阴绝少。丹皮赤色象离②，能泻阴中之火，使火退而阴生，所以入肾而佐滋补之用，较黄柏不啻霄壤矣。元素曰：丹皮治无汗之骨蒸，地骨皮治有汗之骨蒸。神志不足者属心与肾，仲景肾气丸用丹皮，治神志不足也。《内经》曰：水之精为志，故肾藏志，火之精为神，故心藏神。但补性少，泄性多，凡胃气虚寒，血崩经行过期不净者，并禁。胎前亦宜酌用。赤者利血，白者兼补气。单瓣花红者入药，肉厚者佳。酒拌蒸用。忌蒜、胡荽、伏砒。畏贝母、菟丝子、大黄。瘛则筋急而缩，疭则筋缓而伸，或伸或缩，手如曳锯，谓之瘛疭，即俗所谓搐③搦。惊则外有所触，心无所主；痫则卒然昏仆，身软吐痰，时发时止。五痫：一曰志痫，二曰心痫，三曰思痫，四曰忧痫，五曰疫痫。

黄蘗 专入肾，兼入膀胱。味苦性寒微辛。沉阴下降，泻膀胱相火，除湿清热，补下焦虚。治心痛鼻衄，头

---

① 因：《本草求真·卷六》作"而见"。宜参。
② 离：八卦之一，主火。
③ 搐：原作"瘖"，据《中国医学大成续集》改。

疮口疮，骨蒸劳热，目赤耳鸣，消渴便闭，诸痿瘫①痪，水泻热痢，黄疸水肿，痔血肠风，诸疮痛痒，杀虫安蛔，男子阴痿，及傅茎上疮，治下血如鸡鸭肝片，女子漏下赤白，阴伤②蚀疮，傅小儿头疮。诊其尺果洪大，按之有力。可炒黑暂用，使其湿热顺流，阴火潜消，则阴不受熬煎，乃能得长，非黄柏真能滋阴也。得知母，滋阴降火；得苍术，除湿清热，为治痿要药；得细辛，泻膀胱火，治口舌生疮。川产肉厚色深者良。生用降实火，蜜炙则庶不甚伤胃，炒黑能止崩带，酒制治上，蜜制治中，盐制治下。恶干漆，得知母良。必属实火方宜，若虚火误服，则恐有寒中之变。奈今人不问虚实，竟以为去热治痿之妙药，而不知阴寒之性，损人气，减人食，消亡命门真元之火，阻丧脾胃运行之职。元气既虚，又用苦寒，遏绝生机，为患莫测。自古人同知母用于六味丸中，名知柏地黄丸。又知、柏各一两，酒洗焙干，入桂，名滋肾丸，谓其可滋真阴，此说一出，天下翕然③宗之，至今牢不可破。讵知黄柏性禀至阴，味苦性寒，只入肾泻火，入膀胱泻热，且行严冬肃杀之令，安能补阴？不可不知。时珍曰：东垣、丹溪皆以黄柏为滋阴降火要药，上古所未言也。盖气为阳，血为阴，邪火煎熬，则阴血渐涸，故阴虚火动之病须之。然必

① 瘫：原作"痛"，据《本草纲目》卷三十五改。下同。
② 伤：原作"阳"，据《本草纲目》卷三十五改。
③ 翕然：一致貌。

少壮气盛能食者，用之方宜。瘫痪本有气虚、血虚、脾虚、肾虚、湿痰、死血之别，但因热伤血，血不养筋，而致蜷短而拘；因湿则伤筋，筋不束骨而致弛长而痿，宜用苍术、黄柏，名二妙散以治。震亨曰：火有二，君火者，人火也，心火也，可以湿伏，可以水灭，可以直折，黄连之属可以制之；相火者，天火也，龙雷之火也，阴火也，不可以水湿折之，当从其性而伏之，惟黄柏之属可以降之。汪昂曰：按火有虚火、实火、燥火、湿火、相火、郁火之异，虚火宜补，实火宜泻，燥火宜滋润，郁火宜升发。湿火由湿郁为热，多病胕肿，经所谓诸腹胀大，皆属于热，诸病胕肿，皆属于火是也，宜利湿清热而兼补脾，相火寄于肝肾，乃龙雷之火，非苦寒所能胜，宜滋肾养血，壮水之主，以制阳光。又按诸病之中，火症为多，有本经自病者，如忿怒生肝火，焦思生心火之类是也。有子母相克者，如心火克肺金，肝火克脾土之类是也。有脏腑相移者，如肺火咳嗽，久则移热于大肠而泄泻；心火烦焦，久则移热于小肠而为淋闭之类是也。又有别经相移者，有数经合病者，当从其重者而治之。

桑白皮　专入肺。辛甘性寒，无毒。善入肺中气分，泻火利水，除痰泄气。治肺热喘满，唾血热渴，水肿胪胀，虚劳客热头痛。消痰止渴，开胃下食，疗腹满水肿，霍乱吐泻，利二便，散瘀血，下气行水，杀腹脏虫。煮汁饮，利五脏；入散用，下一切风气水气。研汁，治小儿天吊惊痫客忤，及傅鹅口疮，大验。为线，可缝金疮。时珍曰：桑白皮长于利小水，乃实则泻其子也，故肺中有水气及肺火有余者宜之。十剂云：燥可去湿，桑白皮、赤小豆之类是也。此燥字就湿去重除之后而言，勿泥燥热之燥看。罗谦甫曰：是泄肺中火邪，非泻肺气也。火与元气不两立，火去则气得安矣。但性寒而裂①，肺虚火衰水涸，风寒作嗽者，为切忌焉。刮去皮取白，或生用，或恐泻气则蜜炙用。续断、桂心为使。忌铁。桑枝能通关节，行津液，祛风利水，治遍体风痒干燥，水气脚气，久服终身不患偏风，疗口干及痈疽后渴，用嫩条细切一升，熬香煎饮，亦无禁忌。扎把燃火，则能除风去痹，故煎药熬膏良。桑椹甘酸而温，色黑入肾而补水，利五脏，关节痛，安魂镇神，聪耳明目，除热养阴，生津止渴，乌须黑发，利水消肿，解酒，不可多食，恐致衄。日②干为末，蜜丸良。取极熟者滤汁熬膏，入蜜炼稠，点汤和酒立妙，入烧酒经年愈佳。四月饮桑椹酒，能理百种风。桑耳散血除瘀，破癥攻瘕。桑叶清肺泻胃，凉血燥湿去风，长须明目，代茶止消渴，末服止盗汗。宋医钱乙治肺气热盛，咳嗽而后喘，面肿身热，泻白散用桑白皮炒一两，地骨皮焙一两，粉甘草炒半两，每服一二钱，入粳米百粒，水煎，食后温服。桑白皮、地骨皮皆能泻火从小便去，甘草泻火

① 裂：疑为"烈"之讹。
② 日：原作"口"，据《本草纲目》卷三十六改。

而缓中，粳米清肺而养血，此乃泄肺诸方之准绳也。时珍曰：煎药用桑者，取其能利关节，除风寒湿痹诸痛也，观《灵枢经》治寒痹内热，用桂酒法，以桑炭炙布巾，熨痹处。又痈疽发背不起发，或瘀肉不腐溃，及阴疮瘰疬，流注臁疮，顽疮恶疮，久不愈者，用桑木炙法，未溃则拔毒止痛，已溃则补接阳气，亦取桑通关节，去风寒，火性畅达，出郁毒之意。其法以干桑木劈成细片，扎作小把，燃火吹熄，炙患处①，每吹炙片时，以瘀肉腐动为度，内服补托药，诚良方也。《圣济录》治吐血不止，晚桑叶焙研，凉茶服三钱，只一服止，后用补肝肺药。《千金方》治头发不长，用桑叶、麻叶煮泔水抹之，七次可长数尺。《集简》② 治风眼下泪，用腊月不落之桑叶煎汤，日日温洗，或入芒硝。扶桑丸除风湿，乌须明目，用黑芝麻同桑叶等分为丸。经霜桑③叶研末，米饮服，止盗汗。

山栀子　专入心、肺。味苦大寒，轻飘象肺，色赤入心。泻心肺热邪，使之屈曲下行，从小便而出。解三焦郁火，平热厥头痛，面赤目赤，口噤心痛音哑，止吐血衄血，崩淋血痢，损伤瘀血，心烦懊憹不眠，解五黄五淋，亡血津枯消渴，除时疾热，去热毒风，紫癜白癜，疱皶疮疡，杀䗪虫毒，风疮。上治心肺火，下泄肝肾膀胱火，清

---

① 处：原无，据《本草纲目》卷三十六补。
② 《集简》：即《集简方》，系李时珍所撰。
③ 桑：原无，据《本草纲目》卷三十六补。

胃脘血，疗大小肠大热，消脐下血滞。惟其气浮，故仲景用以吐上焦痰滞；惟其味苦，故丹溪用以降内郁热邪。然损胃伐脾，气虚者忌之，心腹痛不因火者，尤为大戒。若非实热，概用恐有损食泻泄之虞。生用泻火治上为宜，炒黑止血治下为宜，姜汁炒止烦呕。内热用仁，表热用皮。心痛因热，固当用此，但丹溪谓心痛久则郁而成热，特就大势论耳，若使痛喜手按，及痛喜饮热汤，其痛虽久，岂可作热治乎？仍当以脏之阴阳及今所见之兼症兼脉，以分病之是寒是热，药之宜温宜凉，不可拘泥。栀子止热郁之血耳，若经寒而血不归，则不可妄用。《本草汇》^① 曰：治实火之血，顺气为先，气行则血自归经；治虚火之血，养正为先，气壮则自能摄血。奈今医士，不论寒热虚实，但见血病即作热治，妄用栀、连、芩、柏，殊为可惜。治衄血不止，用山栀子烧灰，吹之屡效。治小便不通，用栀子仁十四个，独蒜头一个，食^②盐少许，捣贴脐及囊，良久即通。治吃饭直出，用栀子二十四个，微炒去皮，水煎服。治下痢鲜红血，用栀子烧灰，水服一钱匙。烦则属气，燥则属血，故栀豉汤吐虚烦客热，瓜蒂散吐痰食宿食。

地骨皮 专入肺、肾。味甘气寒。降肺中伏火，除肝肾虚热，凉血凉骨。治吐血尿血，咳嗽，五内烦热，肾热

---

① 《本草汇》：药学著作，十八卷，清代郭佩兰撰，刊于 1655 年。
② 食：原作"沧"，据《本草求真》卷六改。

消渴，外治肌热虚汗，上除头风痛，中平胸胁痛，下利①大小肠，疗在表无定之风邪，传尸有汗之骨蒸。即枸杞根也。与丹皮同治骨蒸，但丹皮治无汗骨蒸，此治有汗骨蒸，若有汗而用丹皮辛散，必致夺汗无血。细剉，拌面煮熟，吞之，去肾家风，益精气。煎汤嗽口，止齿血，治骨糟风。叶名天精草，苦甘而良，清上焦心肺客热，代茶止消渴。今人但知芩、连治上焦火，知、柏治下焦火，而不知地骨皮之甘淡微寒，深得补阴退热之义。时珍常以青蒿佐此退热，屡有殊功。李东垣曰：地为阴，骨为里，皮为表，服此既治内热，而于表里浮游之邪，无不皆愈，此为表里上下通治，而于下尤切。但脾②胃虚寒及肠滑中寒者，均忌。甘草水浸用。潮热是由内熏蒸而达于表，朱二允曰：能退内潮，人所知也，能退外潮，人实不知。病或因风寒散而未尽，作潮往来，非柴、葛所能治，用地骨走表又走里之药，消其浮游之邪，未有不愈者，特表而出之。头痛系外感之风则宜散邪，系内生之风则宜清热，盖热退而风自熄也。

枇杷叶 专入肺。味苦气平。清肺和胃降气，为降火消痰止嗽之要剂。治肺气热咳，呕逆口渴，卒宛，呕哕不止，妇人产后口渴，疗肺风疮及胸面上疮，解暑毒，疗脚气。缘嗽多由胃气不和，肺气不顺，以致火气痰塞，因而

---

① 利：原作"痢"，据思贤书局刻本改。
② 脾：原作"皮"，据《本草求真》卷六改。

咳嗽不已。丹溪云：气有余便是火。火起则痰生，服此则肺金清肃，而气不得上逆而顺矣，气顺则痰与火皆顺，盖痰气火同为一类，由是呕者、逆者、咳者、渴者悉愈。昔人用此，合款冬、紫菀、杏仁、桑皮、木通等分，大黄减半，蜜丸，以治肺热火嗽，身如火焚，每食后夜卧含化，甚效。取叶干重三钱者为气足，拭净毛，免射肺作咳。治胃病，姜水涂炙黄；治肺病，蜜水涂炙黄。但虚寒呕吐，及风寒咳嗽者忌之。

茶茗 专入胃、肾。味甘气寒。消胃肾火。又入肺清痰利水，入心清热解毒。下气消食，去痰热，除烦渴，清头目，醒昏睡，解酒食油腻燔炙之毒，利大小便，止头痛，愈瘘疮，寒胃消脂。合醋治泄痢，甚效。与生姜治赤白痢。同川芎、葱白煎饮，治头痛。味甘而细者良。但酒后饮茶，引入膀胱肾经，患瘕疝水肿。空心饮茶，直入肾削火，复于脾胃生寒，阳脏服之无碍，阴脏不宜。但热服则宜，冷服聚痰，多服损神少睡，久服伤精瘦人。茶之产处甚多，性亦不一。名阳羡①者，为真岩茶，能降火清头目；经冬过腊名腊茶，能佐刘寄奴以治便血甚速。松萝②生徽州，专化食；日铸③生浙江，专清火；建茶④生闽，专解瘴；苦丁生六合，专止痢；普洱生滇南，消食解瘴止

① 阳羡：指宜兴出产的茶，宜兴秦汉时称阳羡，故名。
② 松萝：松萝茶，产于安徽休宁城北的松萝山。
③ 日铸：日铸茶，产于浙江省绍兴县日铸山。
④ 建茶：因产于福建建溪流域而得名。

痢；蒙山①世所罕有，真伪难辨，总属导痰消滞之品。

犀角 专入胃，兼入心。苦酸咸大寒。清胃中大热，凉心泻肝。祛风利痰，辟邪解毒，治狂言妄语，热烦痈肿，惊烦目赤。磨汁治吐血、衄血、下血、蓄血，伤寒时疫，发斑发黄，痘疮稠密，内热黑陷，消痈化脓，解山瘴、溪毒，杀钩吻、鸩羽、蛔②毒。胃为水谷之海，口鼻为阳明之窍，凡毒邪必先由口鼻以至胃腑。五脏六腑皆禀气于胃，风邪热毒必先干之，饮食药物亦先入胃。犀角苦寒，角尖精力尽聚，使入阳明以清诸热百毒，则热邪既去，心经自明，而如上诸症亦愈。用犀作筯，遇饮食有毒则生白沫，搅之无白沫者则无毒。大寒之性，非大热者不敢轻用。妊娠服之，能消胎气。乌而光润者良，角尖尤胜。现成器物，多被蒸煮，不堪入药。镑成以热掌摸之，香者真。入汤剂磨汁，入丸剉细，纸裹纳怀中待热，捣之立碎。升麻为使。忌盐。

羚羊角 专入肝，兼入心、肺。苦咸大寒，无毒。专泻肝火，兼清心肺。平肝舒筋，定风安魂，散血下气，辟恶解毒，治伤寒时气，寒热烦满，气逆食噎不通，热在肌肤，湿风注毒伏在骨间，狂越僻谬，梦魇③惊骇，瘀滞恶血，血痢肿毒，疝气瘰疬恶疮，及中恶毒风，卒死昏乱不

---

① 蒙山：蒙顶茶，产于四川蒙山。
② 蛔：《本草纲目》卷五十一作"蛇"。可参。
③ 魇：原作"压"，据《本草纲目》卷五十一改。

识人。散产后恶血，冲心烦闷，烧末，酒服之。本火畜而性独属木，故入肝经甚捷，同气相求也。治目暗障翳，及小儿惊痫，妇人子痫，大人中风①搐搦，筋脉挛急，历节掣痛。相火寄于肝胆，在气为怒，病则烦懑气逆，噎塞不通，寒热及伤寒伏热，惟羚羊角能降之。羚之性灵，而筋骨之精在角，故又能辟恶而解诸毒。碎佛牙而烧烟，走蛇虺也。性寒能伐生生之气，无大热者勿用。多两角，惟一角者更胜。刿研极细，或磨汁用。

人中白 专入膀胱、肝。味寒气平，无毒。泻肝膀胱火邪，使之尽从小便而出。即尿白垢之物，刮取在新瓦上煅研用。治肺痿，心膈热，羸瘦，传尸痨热，消渴，降火，消瘀血，治咽喉牙疳口疮，痘疮倒陷，鼻衄诸窍出血，肌肤汗血，脚气成漏，疳蟨，汤火灼疮。烧研，主恶疮。阳虚无火，食不消，肠不实者忌之。以蒙馆童子便桶，及山中老僧尿器刮下者尤佳，新瓦煅过。李士常苦鼻衄，仅存喘息，医用人中白散，即时血止。又鲁棠鼻衄如倾，白衣变红，头空空然，医用此治之即止，并不再作。

童便 专入膀胱，兼入肺、胃、肝、心。味咸气寒，无毒。能引肺火下行，从膀胱出，乃其旧路，降火滋阴甚速。为除痨热骨蒸，咳嗽吐血，妇人产后血衄，晕绝闷绝之圣药。治寒热头痛，久嗽上气，失音，劳渴烦燥，痎疟

① 风：原作"气"，据《本草纲目》卷五十一改。

中暍，鬼气瘟病，吐衄，损伤瘀血，皮肤皴裂，蛇犬咬，火烧，癥积满腹，绞肠痧痛，产后败血入肺，火热如燎，胞衣不下，杀虫解毒。尝见覆车被伤七人，仆地呻吟，俱令灌此，皆得无恙。凡一切伤损，不问壮弱及有无瘀血，俱宜服此。若胁胀或作痛，或发热烦燥口渴，惟服此一味，胜于他药。他药虽效，恐有瘀血，反致误人。童便不动脏腑，不伤气血，万无一失，军中多用此，屡试有效。禁忌同人中白。取十二岁以前童子，不食荤腥，去头尾，取中间一段清彻①如水者用。当热饮，如冷则和热汤服，盖热则真气尚存，其行自速，冷则惟有咸寒之性。或入姜行痰，或入韭汁散瘀。冬月用汤温之。童男者尤良。

下　气

荆三棱　专入肝。味苦气平。大破肝经血分，破血中之气。治气胀，破积气，通肝经积血，消疮肿坚硬，食停膈痛，老癖癥瘕，积聚结块，妇人血脉不调，心腹痛，通月水，产后腹痛血晕，下乳汁，堕胎，利气止痛，功近香附而力峻，同血药则通血，同气药则治气。按化积必借气运，若专用克伐则气愈不运，积安得去？须辅以健脾②补气药为要。出荆地。色黄体重，若鲫鱼而小者良。今世所用皆草三棱，醋浸炒，或面裹煨。

---

① 清彻：清而透明。
② 脾：原作"皮"，据文义改。

旋覆花　专入肺、大肠。性辛温，味苦咸，微毒。下肺气，消痰结。一名金沸草。性主下降，除头目风，心脾伏饮，胁下胀满，胸上痰结，唾如胶漆，风气湿痹，皮间死肉，目中眵薎①，大腹水肿，行痰水，治噫气，消坚软痞，利大肠，通血脉，定惊悸。筋断，捣汁滴伤处，以滓敷上，半月即愈。时珍曰：凡藤蔓多象人之筋，故治筋病多用，旋覆花藤细如筋，可啖②，故能续筋敷伤。仲景治伤寒汗下后，心下痞坚，噫气不除，有旋覆花代赭石汤。噫气即嗳气也。经曰五气所病，心为噫。又曰寒气客于胃，厥逆从下散上，复出于胃，故为噫。噫气多属气虚，三焦失职，清无所归，浊无所降，然亦有痰、有火、有食。仲景立此以治伤寒汗下后胃虚，内用人参、甘草以扶正，姜、枣以和中，旋覆花旋转阴中阻格之阳升而上达，赭石使恋阳留滞之阴降而下行，然后参、甘、大枣可收补虚之功，生姜、半夏可奏开痞之效。阴虚劳嗽，风热燥咳皆忌，若误用之，其嗽必甚。且走散之药，冷痢大肠虚寒者切忌。花类金钱菊。去皮、蒂、蕊、壳蒸用，入汤剂须用绢包煎，恐其毛入肺作嗽。

杏仁　专入肺。辛苦甘温润利，有小毒。散肺气分风寒，下气除喘，解肌润燥，宣滞行痰。治时行头痛，去头

---

① 薎（miè 灭）：眼眶红肿。
② 啖：原作"咬"，据《本草求真》卷七改。

面诸风气齇①疱，喘嗽上气，喘促雷鸣，喉痹，惊痫，心下烦热急满痛，上焦风燥，胸膈气逆，腹痹不通，大肠气秘，温病脚气，蛊毒疮疥，狗毒、面毒、锡毒、金疮，杀虫消肿。入天门冬煎，润心肺。和酪作汤，润声气。东垣论杏仁与紫菀，均属宣肺除郁开溺，但紫菀主泄肺中之血，杏仁主下肺中之气。与桃仁俱治便秘，而杏仁治其脉浮气喘，便秘于昼而见；桃仁治其脉沉狂发，便秘于夜而见。冯楚瞻②论杏仁、栝楼均属除痰，而杏仁从腠里中发散以祛，故表虚者最忌；栝楼从肠胃中清利以除，故里虚者切忌。用杏仁以治便秘，须用陈皮以佐，则气始通。脉浮者属气，用杏仁、陈皮；脉沉者属血，用桃仁、陈皮。肺与大肠为表里，贲门在胃口之上主往来，魄门即肛门，主收纳，为气之通道，故并用陈皮佐之。至久服令人须眉发落，亦是耗气之故。阴虚喘嗽，及亡血与表虚者，均未可妄投。去皮尖，炒研，发散连皮尖研。双仁者杀人。得火良。恶黄芪、黄芩、葛根。《医余》③云：索面④、豆粉近杏仁则烂，是杏仁能消其积也。狗咬伤疮，嚼烂杏仁，以涂即愈，是能解狗毒也。诸疮肿痛，用杏仁去皮，研摅

---

① 齇（zhā 渣）：酒糟鼻子上的红斑。

② 冯楚瞻：即冯兆张，字楚瞻，清代医家，浙江海盐人，撰有《冯氏锦囊秘录》。瞻，原作"晚"，据《本草求真》卷七改。

③ 《医余》：皇汉医学丛书之一。

④ 索面：一种用手工拉成晾干的素面，称"坠面"，俗称为"长寿面"。

取膏，入轻粉、麻油调搽神效，是能治疮疡毒也。目中翳遮，但瞳子不破，用杏仁三升去皮，面裹作三包，糠火煨熟，去面研烂，压去油，每一钱入铜碌一钱，研匀点之，是能治目翳也。

枳壳 专入肺、胃及大肠。苦酸微寒，无毒。功专下气行痰，开胸利肺开胃，破胸膈以上之气而使之下行。治反胃霍乱，风痹淋痹，食积咳嗽，背膊闷倦，胸膈痰滞，心腹结气，两胁胀虚，关膈壅塞，癥结痃癖，水肿泄痢，里急后重，肠风淋闭痔肿，散结消胀除痞，止风痛。炙热①，熨痔肿。但损胸中至高之气，虽可束胎瘦胎，然必气实可投，若虚而用之，则不免有虚虚之祸。且大损真元，彼胀满因于邪实者可用，若因土虚不能制水，肺虚不能行气而误用之，则祸不旋踵。如气弱脾虚，以致停食痞满，法当补中益气，则食自化，痞自消。若再用此破气，是抱薪救火矣。王好古曰：枳实佐以参、术、干姜则益气，佐以硝、黄、牵牛则破气。故《本经》先言益气复言消痞。昔湖阳公主难产，方士进瘦胎饮，用枳壳四两，甘草二两，为末②。五月后日服一钱。洁古改以枳术，名束胎丸。寇宗奭谓瘦胎、束胎二药，予甚不然。盖孕妇全赖血气以养胎，血气充实，胎乃易生。彼公主奉养太过，气实有余，故可服之，若概施则误矣。时珍曰：八九月胎气

① 热：原作"熟"，据《本草纲目》卷三十六改。
② 为末：原无，据《本草纲目》卷三十六补。

盛壅，用枳壳、苏梗以顺气，盖胎前无滞，则产后无虚。若气弱者则忌。陈者良。面炒用。

枳实 专入脾、胃。苦酸微寒，无毒。散胸膈以下实气。较壳虽小，然性酷，下气最迅，有推墙倒壁之功，不似枳壳体大气散，而仅为利肺开胸宽膈之味。解伤寒结胸，上气喘咳，胸胁痰癖，心下急痞痛逆气，胁风痛，胃中湿热，大①风在皮肤中，如麻豆苦痒，逐停水，消胀满，破积坚，止溏泄，肾内伤冷，阴痿而有气，加而用之。枳实与枳壳主治略同，但枳实利胸膈力猛，枳壳宽肠胃力缓。气在胸中则用枳壳，气在胸下则用枳实。虽古有云枳壳治气，枳实治血，然气行则血自通，究皆利气之品，而非通血之剂。同白术则可调脾，同大黄则可推荡。若气虚痞满而用枳实、枳壳，则与抱薪救火者无异矣。时珍曰：自飞门至魄门，皆肺主之一气而已，盖三焦贵相通也，而脏腑最喜清利，故又云益气。

荞麦 专入肠、胃。味甘性寒。降气宽肠，消积去秽。消热肿风痛，除白带白浊，脾利泄泻②，以沙糖水调炒面二钱服。敷痘疮溃烂，汤火灼伤，去气盛湿热，实肠胃，益气力，续精神。痢疾及绞肠痧腹痛，炒焦热水冲服。小儿丹毒赤肿、热疮，醋调涂极妙。盖味甘入肠，性寒泄热，气动而降，能使五脏滓滞皆能炼化。俗言一年沉

---

① 大：原作"火"，据《本草纲目》卷三十六改。
② 泻：原作"渫"，据文义改。

积在肠胃者，即去也。但脾胃虚寒者勿食，食则令人头眩。作面和猪、羊肉食，则须眉脱落。又不可合黄鱼食，皆性动降之故。烧灰淋汁，即碱，同化石灰，能去靥肉。

平　泻

沙参　专入肺。甘苦而淡，性微寒无毒。体轻入肺，清热泄火。补肺阴，养肝气，宣五脏风气，治久嗽肺痿，头痛胸痹，心腹痛，惊气烦热，皮间邪热，皮肌浮风，常欲眠，疝气下坠，疗恶疮疥癣身痒，排脓，消痈肿。寒客肺中作嗽者勿服。至言补肺养肝及益脾肾，皆是从子母受累推究而出，服此肺不受刑，子母相安，即肝亦不受累，诸脏并见安和，非真能补阴也。热在于肺，能清肺热则阴不受累。故书言人参补五脏之阳，沙参补五脏之阴。凡书所载药性补泻，类多如斯，不独沙参为然。似人参而体①松，白实长大者良。生沙地者长大，生黄土者瘦小。恶防已。反藜芦。

薏苡仁　专入肺、脾、胃。味甘而淡，性微寒，属土色白，无毒，乃阳明药也。上清肺热，下理脾湿，升少降多。治肺痿肺痈，咳吐脓血涕唾，上气，风热，筋急拘挛，除筋骨中邪气不仁，疗水肿湿痹，疝气，泄痢热淋，堕胎，利小便，止消渴，杀蛔虫，破肿毒，去干湿脚气，

---

① 体：《本草纲目》卷十二此下有"轻"字。可参。

大验。健脾益胃，补肺清热，胜湿祛风。但此性力和缓，用之须倍他药。若津枯便秘，阴寒转筋及有孕妇女，不宜妄用。杀蛔，取根同糯米煮熟，或盐汤煮过用。筋为厥阴所主，而亦借阳明胃土以为长养，盖阳明胃土，内无湿热以淫，则上不薰蒸于肺，以致肺热叶焦，则宗筋亦润，宗筋润则筋束而机关利。凡痿①厥多因肺热叶焦，而机关不利，故治痿则独取于阳明。薏苡清热除湿，实为治痿要药。震亨曰：寒则筋急，热则筋缩。急因于坚强，缩因于短促。若受湿则弛，弛则引长。然寒与湿未尝②不挟热。三者皆因于湿，然外湿非内湿启之不成病。故湿多因酒，而鱼肉继之，甘滑、陈久、烧炙并辛香，皆致湿之因也。筋急寒热皆有，因热者固当用薏苡清热除湿，因寒者又当散寒除湿，不宜用此清热之剂。

麦冬 专入心、肺。味甘微苦微寒，甘多寒少。润肺清心泻热。有类天冬，但彼所主在肺，此则在肺而并在心。消痰行水，生津止嗽，解热除烦，疗时疾热狂头痛，热毒大水，面目肢节浮肿，治肺痿吐脓，止呕吐，同人参则能复脉生津，名生脉散。清肺中伏火，补心气不足，疗身重目黄，心下支满，心腹结气，虚劳客热，暑伤元气，脉绝短气，口干燥渴。强阴益精，消谷调中，止血妄行及经水枯，乳汁不下，肠中伤饱，羸瘦短气，定肺保神，安

---

① 痿：原作"萎"，据《本草求真》卷七改。
② 尝：原作"常"，据《本草求真》卷七改。

魂定魄。久服轻身明目。和车前、地黄丸服，去湿痹，变白，夜视有光。断谷为要药。但性寒而润，虚寒泄泻者勿用。肥白而大者佳。去心，入滋补药酒润①，或拌米炒黄。地黄、车前为使。恶款冬、苦参、青箱、木耳。忌鲫鱼。熬膏良。盖肺朝百脉，脉属心，心燥则肺金失养而脉绝，心清则气即充而脉复。麦冬气禀清肃，能于心中除烦，由于肺清则水得生而心不烦，譬如人当盛暑，则燔灼不宁，若值秋风一至，则炎热顿解，而无燥郁不堪之候。东垣曰：人参甘寒，泻火热而益元气；麦冬苦寒，滋燥金而清水源；五味酸温，泻丙火②而补庚金③，益五脏之气。治嗽须分内伤外感，如外感则声盛而浊，先缓后急，日夜无度，痰涎稠黏而喘急；内伤声怯而槁，先急后缓，或早甚，或暮甚，清痰少气而喘乏。外感则其发必暴，或为寒热，或为气逆，或为鼻塞声重头痛，轻者脉亦和缓，重者脉见弦洪；内伤其发有渐，或素有劳积虚损，日渐以甚，其症或为寒热潮热④，或为形容瘦减，或两颧常赤，或气短喉干，其脉轻亦微数，重必细数弦紧。痿证有五，按经言肺热叶焦，皮毛虚弱急薄以着，则症见足弱不能以行；心热火炎下厥，则症见筋纵不能任地；肝热口苦血干，则症成拘挛筋痿；脾热胃干而渴，肌肉不仁，则症发为肉

---

① 润：《本草纲目》卷十六及《本草求真》卷七作"浸"。可参。
② 丙火：即心火。
③ 庚金：指肺。
④ 热：原作"湿"，据《本草求真》卷七改。

痿；肾热腰脊不举，骨枯髓减，则症发为骨痿①。独肺热叶焦，高源化绝，则诸脏不得仰肺灌溉，故痿独推于肺，而治痿又责重于阳明。

百部 专入肺。甘苦微温，无毒。润肺除寒，杀虫止嗽。治咳嗽上气，火炙酒渍饮之。除一切蛊毒，及传尸骨蒸、寒嗽、暴嗽、久嗽，疳积疥癣，杀蛔、蛲、蝇、虱及树木蛀虫，触烟即死。去寸白虫，虫②蛊蚕咬毒。但伤胃滑肠，脾胃虚人，须与补气药并行。根多队成，故以百名。取肥实者，竹刀劈去心皮，酒浸焙用。

百合 专入心、肺。味甘淡，性平微寒，无毒。清心肺余热。治百合病，止嗽，定胆，益气补中，敛气养心，安神定魄。除浮肿胪胀，痞满寒热，通身疼痛，癫邪狂叫惊悸，喉痹心痛，心下急满，腹胀，百邪鬼魅，涕泪不收，脚气热咳，产后血狂运，乳痈胁痈，发背诸疮肿，善通二便。心急黄，宜蜜蒸食之。但中寒下陷者忌之，初嗽者不宜遽用。花白者入药。百合之甘敛，胜于五味之酸收，盖久嗽之人，肺气必虚，虚则宜敛。涕泪系肝肺③之邪，有寒有热，不可概作热。经曰：肺为涕，肝为泪，心为汗，脾为涎，肾为唾。

石斛 专入脾、肾。甘淡微咸，性平微寒，无毒。入

---

① 肺热叶焦……发为骨痿：语本《素问·痿论》。
② 虫：原作"蛊"，据《本草纲目》卷十八改。
③ 肺：原作"胆"，据《本草求真》卷七改。

脾除虚热，入肾涩元气。治发热自汗，伤中，除痹下气，逐皮①肤邪热痱气，补五脏虚劳羸瘦，安神定惊，强阴益精，久服厚肠胃，健筋骨，强腰膝，补肾益力，疗骨痿风痹，腰脚软弱，囊湿精少，小便余沥，痈疽排脓内塞。长于清胃除热，惟胃虚有虚热者宜之，若虚而无火者，不得混用。但形瘦味淡，非先入药久熬，其汁莫出。且治虚热，补性虽有，亦在量病轻重施用。取光润如金钗，股短中实者良。长而虚者味苦，名木斛，服之损人。去头根，酒浸用。恶巴豆。畏僵蚕。细剉，水浸熬膏更良。

钩藤 专入心、肝。味甘微苦，气平微寒，无毒。清心热，祛肝风，为心肝经要药。治头旋目眩，舒筋，下气宽中，小儿惊痫瘛疭，眼翻抽掣，客忤胎风，发斑疹，内钓，腹痛，妇人赤白带下。主肝风相火之病，使风静火熄，则诸证自平。祛肝风而不燥，庶几中和，故小儿科珍之。但性稍寒，无火者勿服。然惟小儿风热初起，病未见甚者，用之得宜，若使风火至极，势难②骤遏，则此疏泄轻平之品，何能骤期见效？是又当投以重剂，则药始与病当，而无病重药轻之弊矣。取藤细多钩者良。钩犹有力，但久煎则无力。凡藤类皆象筋，故抽掣病由筋而生者，必多用之。按筋急而缩为瘛，筋缓而弛为疭，伸缩不已为瘛疭，俗谓之搐搦是也。

---

① 皮：原作"脾"，据《本草纲目》卷二十改。
② 难：原作"虽"，据《本草求真》卷七改。

白茅根 专入心，兼入脾、胃。味甘性寒，无毒。泻火消瘀，凉血止哕，除伏热，利水道。治劳伤虚羸，肺热喘急，内热烦渴，伤寒哕逆，黄疸水肿，止吐衄诸血，瘀血血闭寒热，利小便，下五淋，除客热，补中益气，坚筋，疗妇人月经不匀，通血脉，止淋沥崩中。针①能溃脓，花能止血。凡苦寒之药，多伤气败胃，惟此味甘性纯，专理血病，凡吐血瘀淋崩闭，并以上诸症，审系因热因火而成者，服之则热除而血即理，火退而气与水亦俱消矣。吐血由于心肝火旺，逼而上行，与衄血由于肺火所致，皆当用此水煎温服；或为末，米泔水调服。若吐血由于虚寒者，则非所宜。且能溃痈疽及疖毒诸疮，或用根捣敷，或煮汁调敷，或酒煮均可。此药甘不泥膈，寒不伤中，为治虚羸客热犯中州之要剂。时珍曰：此良药也。人多忽之。茅以白者为良。针尤益小儿。

青蒿 专入肝、胆，兼入肾、三焦。味苦微辛，气寒无毒。清肝、肾、三焦阴火伏留骨节。治骨蒸劳瘦，疟疾寒热，风毒热黄，蓐劳虚热，虚烦盗汗，久疟久痢，瘙痒痂痒恶疮，杀虱，鬼气尸疰，明目，清暑辟秽，补中益气，驻颜色，长毛发，令黑不老，兼去蒜发②，杀风毒。心痛热黄，生捣汁服，并贴之。烧灰隔纸淋汁，和石灰

---

① 针：指茅针。
② 蒜发：泛指斑白的头发。

煎，治恶疮息肉黡①斑。生捣敷金疮，止血止痛良。凡苦寒药多于②胃家不利，唯青蒿芬芳袭脾，宜于血虚有热之人，以其不犯冲和之气尔。然寒而泄泻③者，仍当避之。童便浸用，熬膏良。使子勿使叶，使根勿使茎。伏内庚日采蒿悬门庭，可辟邪，故能治鬼蛀。

　　萱草　专入心、脾。味甘气微凉，无毒。清心利水除烦。去湿除热，消食止渴，治小便赤涩，身体烦热，开胸宽膈，除酒疸，安五脏，令人心平气和，无有忧郁，因是命名。久服轻身明目。时珍曰：萱草即今东人采其花晒干而货之，名黄花菜。又曰：萱属水，性下走阴分，一名宜男草。苗如葱叶，烹之可以适口。又云：即鹿葱。但气味轻淡，服之功难遽臻，不似猛烈者，入口即见有效。

　　山楂　专入脾、胃，甘酸微温，无毒。化饮食，消肉积，化痰破气，伐胃戕脾。治痰饮痞满，癥瘕积聚，吞酸，滞血痛胀，化血块气块，活血，疗腰痛，小肠疝气，发小儿疮疹。妇人产后儿枕痛，恶露不尽，煎汁入砂糖服之，立效。煮汁洗漆疮，多瘥。煮汁服，止水利④，淋头洗身，治疮痒。按楂最能消化肉食，与麦芽消谷食者不同，凡煮老鸡硬肉，投此数枚则易烂，其消肉积之功可推。且人多食则嘈烦易饥。服参太过，但用山楂即解，岂

①　黡（yǎn 演）：黑色的痣。
②　于：原作"与"，据文义改。
③　泻：原作"洩"，据文义改。
④　利：《本草纲目》卷三十作"痢"。可参。

非戕脾伐生气之验欤！儿枕痛能止，痘疮不起能发，犹见通瘀运化之速。时珍曰：凡脾弱食物不化，胸腹酸刺①胀闷者，于每食后嚼二三枚，绝佳。但不可多，恐反克伐也。若云健脾，亦因脾有食积，用此消磨，俾食行而痰消，气破而滞化，止属消导之品，故实而用此轻平消导则健；倘虚而用此，保无伐生生之气乎？大者良。

粳米　专入脾、胃，兼入心、肝。补中，壮筋骨，益肠胃，温中益气，止烦止渴止泄，和胃气，长肌肉，通血脉，和五脏，好颜色。常食干粳饭，令人不噎。煮汁，主心痛，止渴，断热毒下痢。合芡实作粥食，益精强志，聪耳明目。北粳良，南粳温；赤粳热，白粳凉，晚白粳寒；新粳热，陈粳凉。新米作食动风，陈者下气，病人尤宜。诸方用此佐助，盖恐药性苦寒，得此甘缓同入，俾胃气不致顿损，而热与烦亦得与之俱安矣。此虽常食之物，服之不觉有益，而一投入药中，则其力甚巨未，可等为泛常而忽视也。

米醋　专入肝。味酸苦气温，无毒。敛血气，散瘀，消痈肿，下气消食。除癥，疗心腹诸痛，黄疸黄汗，破结气，心中酸水痰饮，治妇人心痛血气，并产后及伤损金疮出血昏运，杀一切鱼、肉、菜毒，理诸药，消毒。同青木香磨服，则止卒心痛及心腹血气诸痛。以火淬醋入鼻，则

---

① 刺：原作"利"，据《本草纲目》卷三十改。

治产后血晕。治口疮，浸黄柏含之。涂肿痛，用大黄末调之。治痃癖，和生大黄煎服甚良。多食伤筋软齿，损胃减颜色。时珍曰：脾病毋多食酸，酸伤脾，肉胸唇揭。

阴阳水 专入肠、胃。即沸汤半杯，合井冷水半杯而合用之也。调中消①食，治阴阳不和，吐泻并作霍乱不宁，病属仓卒，寒热难分，阴阳莫测，惟急用此投治，庶使阴阳调和而症得愈。若心腹绞痛，止有吐泻之势，而无吐泻之实者，是为干霍②乱，即绞肠痧，则又另有法在，非此水所能治。心腹绞痛，不得吐泻，此名干霍乱；吐泻有物，名湿霍乱。盖病在上则吐，在下则泻，邪在中则吐泻并作。若偏剂别出，须当详审，未可妄投。

鳖甲 专入肝。味咸气平，无毒。泻肝分积热，除劳嗽骨蒸。治心腹癥结，宿食癥块坚积，去痞疾息肉，温疟老疟，疟母寒热往来，血瘕腰痛，阴毒腹痛，胁下扑损血瘀，痔核恶肉，妇人经阻产难，经脉不通，漏下五色，产后阴脱，疗阴蚀堕胎，消阴疮肠痈疮肿，小儿惊痫，斑痘烦喘，补阴补气。肝虚无热者忌。色绿九肋，重七两者为上。醋炙。若治劳，童便炙，更可熬膏。鳖肉凉血补阴，亦治疟痢，然冷而难消，脾虚者大忌。恶矾石。忌苋菜、鸡子。究之皆除热伐肝之品，非真滋肝药也。

---

① 消：原作"伤"，据《本草纲目》卷五改。
② 霍：原作"藿"，据思贤书局刻本改。

温 血

鸡苏 专入肠、胃。味辛微温，无毒。温利下焦血分瘀滞。即龙脑薄荷也。生于水旁，又名水苏，系野生之物。功有类于苏薄，但苏薄性稍凉主升，多于气分疏散；水苏性稍温主降，多于血分温利。清肺下气，理血辟恶消谷，治头风目眩、血瘀血热、肺痿血痢、吐衄崩淋、喉腥口臭、脚肿邪热等病。酿酒清酒及酒煮汁常服，治头风目眩及产后中风。恶血不止，服之弥妙。作生菜食，除胃间酸水。但辛烈之物走散真气，虚者宜慎，表疏汗出者亦忌。方茎中虚，似苏叶而微长，齿密面皱，气甚辛烈。

泽兰 专入肝、脾。苦甘辛微温，无毒。入脾行水，入肝治血。治头风目痛，面黄浮肿，通九窍，利关节，破宿血①，调月经，消癥瘕，散水肿，治产后百病，腹痛劳瘦，血淋腰痛，吐血衄血，痈毒，仆损金疮。与兰草一类二种，俱生下湿地②，紫茎素枝，赤节绿叶，叶对节生有细齿，但以茎圆节长，叶有歧为兰草；茎微方节短，叶有毛为泽兰。兰草走气分，利水除痰，杀蛊辟恶，为消渴良药；泽兰走血分，消水肿，涂痈毒，破瘀除癥，为妇人要药。兰泽草，采置发中，除垢；浸油涂发，去风垢，令香润。此脾肝药也，脾喜芳香，肝宜辛散，脾气舒则三焦通

---

① 宿血：原作"宿食"，据《本草纲目》卷十四改。
② 地：原无，据《本草纲目》卷十四补。

利而正气和，肝郁散则营卫流行而病邪解。但性虽和缓，终是破血之品，无瘀者勿用。

大小蓟 专入肝。甘温无毒。皆能破血退热，治吐衄肠痈。但小蓟力微，不如大蓟力迅之消痈肿。大蓟止吐血衄血，女子赤白沃，安胎。捣根绞汁服半升，主崩中血下，立瘥。叶，治肠痈，腹脏瘀血，作运扑损，生研，或酒或童便任服。又恶疮疥癣，同盐研署之。小蓟养精保血，破宿血，生新血，暴下血、血崩、金疮出血、呕血等症，绞取汁温服。作煎和糖，合金疮，解蜘蛛、蛇、蝎毒。治热毒风，并胸膈烦闷，开胃下食，退热，补虚损。苗，去烦热，生研汁服。大小蓟相似，花如髻。大蓟茎高而叶皱，小蓟茎低而叶不皱。皆用根。若脾胃虚寒，饮食不思，泄泻不止者，切勿妄服。

紫砂糖 专入肝。味苦性温。导血通滞，缓肝和中，消痰治嗽。治心腹热胀，口干渴，解酒毒及烟草毒。腊月瓶封窖粪坑中，患天行狂热者，绞汁服，甚良。味甘主缓、主壅，故痰湿过服，则恐至恋膈胀满。蔗浆煎至紫黑色，其性较白糖更温，多食生胃火，助湿热，损齿生虫。白砂糖入气，补脾润肺，主治略同，久食损齿生虫，助热反致热壅上膈。中满者勿服。与鲫鱼同食成疳虫；与笋同食不消成癥，身重不能行；与葵同食生流癖。

谷精草 专入肝，兼入胃。味辛微苦，气温无毒。入肝散结，通血和目。功能明目退翳，兼治头风喉痹，头痛目盲，齿风牙痛，诸疮疥癣。本谷余气结成，得天地中和之气，辛能散结，温能通达，治血热涩泪，雀盲至晚不见，并疳疾伤目，痘后星障皆效，且退翳明目，功力驾于白菊，而去翳明目，尤为专剂。时珍曰：谷精体轻性浮，能上行阳明分野。凡治目中诸病，加而用之，甚良。明目退翳，实在菊花之上。按望月沙系兔食此草而成，望月沙尚能治眼，则知此更眼家要药。取嫩秧花如白星者良。

王不留行 专入肝、胃。味辛甘平，气温无毒。入肝行血不留，止心烦鼻衄，祛游风风毒风疹，去风痹，通经内塞，金疮，止血定痛，妇人血经不匀，难产，下乳，利小便，拔竹刺，治恶疮发背，痈疽瘘乳。与瞿麦同，则知疏泄至极。能走血分，通血脉，乃阳明冲任之药。性走而不守，谓虽有王命不能留其行，故名。古书云穿山甲、王不留，妇人服之乳常流，亦其行血之力也。又云：止血定痛，能治金疮，似与行血之意相悖，讵知血瘀不行，得此则行，血出不止，得此则止，止非故止也，得其气味以为通达，则血不从疮口长流，而自散各经，以致其血自止，其痛自定，岂必以止为止哉？古人表著治功，多如此立谈，待后人思议详审。失血后与崩漏家及孕妇并忌。花如铃铎，实如灯笼子，壳五棱。取苗、子蒸，浆水浸用。

天仙藤 专入肝、脾。味苦气温，无毒。活血利水。一云即青木香藤。疏气活血，治风劳心腹痛，妊娠水肿。同麻黄治伤寒发汗，同大黄堕胎。苦主疏泄，温得通活，故能活血通道，而使水无不利，风无不除，血无不活，痛与肿自无不愈也。治子肿，用天仙藤、香附子、陈皮、甘草、乌药等分，为末，用木瓜、生姜、苏叶煎汤服，为天仙藤散。始自两足，渐至喘闷，似水，足趾出水，谓之子气。叶似葛，圆而小，有白毛。根有须，四时不凋者是。

骨碎补 专入骨，兼入心。味苦而温，无毒。破瘀逐血补骨。功专入肾坚骨，入心破血，治肾虚久泻、耳鸣，骨中毒气，气血疼痛，五劳六极，手足不收，上热下冷，跌扑损伤，骨痛牙痛，血出。至命名之意，以骨碎能补骨耳。虽与补骨脂相似，然总不如补骨脂性专固肾通心，而无破瘀逐血之治也。肾虚泄泻、耳鸣，研末，夹猪肾煨，空心食。盖肾司开合之权，久泄多责于肾。牙痛，炒黑为末，擦牙。折伤，粥和末，裹伤处。根似姜而扁长，铜刀刮去黄赤毛，细切，蜜拌蒸，晒用。勿与风燥药同用。

桂心 专入心。味甘苦辛，性热无毒。温血分寒，除冷止痛。取中心者为桂心，专温营分之里药，治九种心痛，腹内冷气痛不可忍，风僻失音，阳虚失血，咳逆结气，一切风痹风气，骨节挛缩，鼻中息肉，喉痹噎膈，脚痹不仁，通九窍，利关节，续筋骨，益肌肉，宣气血，补虚寒及五劳七伤，止下痢，破血，通利月闭，胞衣不下，破痃癖癥瘕，内托痈疽痘疮，消瘀血，能引血化汗化脓，杀三虫，解蛇蝮毒，杀草木毒。所治专主心腹之里，非若肉桂，未去外层皮肉，其治专在通经达络，以除风寒湿痹，而仅在躯壳之外也。九种心痛：一虫、二疰、三风、四悸、五食、六饮、七冷、八热、九去来痛。后人又祖其义，而更为别之有九，曰饮、曰食、曰血、曰气、曰冷、曰热、曰悸、曰蛊、曰蛭①，皆明邪乘手少阴之络而成。

乳香 专入心，兼入脾、胃、肾。一名薰陆香。苦温辛香，无毒。活血舒筋行气。治耳聋，中风口噤不语，止霍乱，冲恶中邪气，心腹痛疰气，生肌止痛，不眠，补肾，定诸经之痛。止大肠泄澼，疗折伤，治诸疮令内消，痈疽诸毒，托里护心，且用入疮口，能使毒气外出，不致内攻，亦治癫狂。痈疽已溃勿服，脓多勿敷。出诸番，圆大如指头，明透者良。性黏难研，水飞过，用钵坐热水中，以灯心同研则易细。凡血因气逆，则血凝而不通，以致心腹绞痛；毒②因气滞，则血聚而不散，以致痛楚异常。乳香入心，复能入肾温补，使气与血互相通活，俾血不令气阻，气亦不令血碍，实为行气活血之品。非如没药气味苦平，功专破血散瘀，止有推陈之力，而无致新之妙。凡人筋不伸者，敷药宜加乳香，以其性能伸也。治口疮，烧烟以薰。治癫狂，用灵仙、辰砂、乳香、枣仁，酒下，恣饮沉醉，听睡，或加人参内入，名宁志膏。

酒 专入脾、胃，走表。甘辛苦淡，大热有毒。宣行

---

① 蛭：《本草求真》卷七作"痓"，《张氏医通·诸痛门》作"疰"。可参。

② 毒：原作"痛"，据思贤书局刻本改。

药势。通血脉，养脾气，苦者能降，辛者能散，甘者和中而缓，厚者尤热而毒，淡者利小便，用为向导，可以通一身之表，引药至极高之分。热饮伤肺，温饮和中，少饮则和血行气，壮神御寒，辟邪逐秽，和胃怡神壮色，且雾露岚瘴，风寒暑湿，得此皆可暂辟。若恣饮不节，则损胃烁精，动火生痰，发怒助欲，致生湿热诸病。至于夜饮，尤属不宜，盖夜气主收敛，气密①则固，若用酒宣发，醉饮就枕，热壅三焦，伤心损目，乱其神明，劳其脾胃，停湿动火，致病多端。

韭菜 专入肝、肾、肠、胃。味辛微酸，气温无毒。活血补阳通滞。治吐血衄血，唾血尿血，温中下气，补虚益阳，调和脏腑，令人能食，充肺气，除心腹痼冷，腹中冷痛，止泄脓血。捣汁服，治胸痹骨痛不可触者，又解药毒，疗狂狗咬人数发者，亦涂诸蛇虺②、蝎虿③、恶虫毒，又治肥白人中风失音，及胸痹刺痛如锥，即吐出胸中恶血，甚验。将汁澄清，和童便饮之，能消散胃脘瘀血，甚效。又主上气喘息欲绝，解肉脯毒，止消渴盗汗，熏产妇血运，洗肠痔脱肛。滞气客于肠胃，则血因气而益阻；胃气不通于五脏，则腰脐冷而疝癖生。肝主疏泄，肾主闭藏，肝肾虚则启闭非时。经曰：足厥阴病则为遗尿，及为

---

① 密：原作"蜜"，据思贤书局刻本改。

② 虺（huǐ 毁）：古书上说的一种毒蛇。

③ 虿（chài 瘥）：蝎子一类的有毒的虫。

白淫。服此气行血散，肝补肾固而病自愈，凡血瘀气滞等症，俱能立效。治犬蛇伤，用此捣烂如泥，加盐少许，作厚藉频换则安；被刑杖及打折血凝，薄敷运动即散；久病下痢不止，同鲫鱼煮食即止。但火甚阴虚用之最忌。忌蜜牛肉。韭子治功略同，但治遗精白浊更甚①。蒸暴炒研用。《素问》曰：足厥阴病则遗尿，思想无穷，入房太甚，发为筋痿，及为白淫②。男随溲而下，女子绵绵而下。韭子之治遗精漏泄，小便频数，女人带下，能入厥阴，补下焦肝及命门之不足。命门者藏精之府，故同治也。虫牙，《救急易方》用瓦片煅红，安韭子数粒，清油数点，待烟起以筒吸引至痛处，良久，以温水嗽吐，有小虫出为效。未尽再薰。震亨曰：心痛有食热物及怒郁，致死血留于胃口作痛者，宜韭汁、桔梗加入药中，开提血气。有肾气上攻以致心痛者，宜用韭汁和五苓散为丸，空心茴香汤下。盖韭性急，能散胃口气血滞也。反胃，宜用韭汁二杯，入姜汁、牛乳各一杯，细细温服。盖韭汁消血，姜汁下气消痰和胃，牛乳能解热润燥补虚也。《单方总录》曰：食不得入，是有火；食久反出，是无火。李士材又谓此不必拘，但察脉大有力，呕吐酸臭，当作热治；脉小无力，呕吐清水，当作寒医。色之黄白而枯者为虚寒，红赤而泽者为实热。能合色脉，庶乎无误。

本草汇纂

一九八

---

① 甚：《本草求真》卷七作"胜"。可参。
② 思想无穷……白淫：语本《素问·痿论》。

墨　专入肝、肾。味辛气温。止血生肌宣滞。治血热过下，瘟疫鼻衄，产后血晕崩脱。金疮及飞丝尘芒入目，浓磨点之。止血，则以苦酒汁送投。消诸痈肿，则以猪肝汁、酽醋調。胞衣不下，则以酒磨服。眼有丝缠，则以墨磨鸡血速点。客忤中腹，则磨地浆汁吞。松烟墨方可入药，惟远烟细者佳，粗者不可用。

百草霜　专入肝，兼入肾。味辛气温，无毒。活血止血杀虫。即釜底煤烟也。所主与伏龙肝相似。治伤寒阳毒发狂，黄疸疟痢，噎膈，咽喉口舌诸疮，妇人崩中带下，胎前产后诸病，消化积滞，止上下诸血。凡血见黑即止，蛊毒恶气，得辛温则散。吐血血晕，或酒或水或醋①，细研温服。亦涂金疮，止血生肌。白秃诸疮，亦须用此，皆取火化从治之义。

兔屎　专入肝。一名望月砂。味辛性平，微冷无毒。除热结毒积及目中浮翳。治痨瘵五疳，疳疮痔漏，蛊食痘疮，杀虫解毒。若阴气上乘，目翳不清，未可用也。盖其饵谷精草，故能明目。妊妇忌服，恐生缺唇，尤恐有倒逆之虑。

海螵蛸　专入肝，兼入肾。味咸气微温，无毒。入肝肾血分，通血脉，除寒湿，治血枯。此即乌贼鱼骨也。止吐血衄血，目翳泪出，聤耳出脓，肠风崩漏，涩久虚泻

---

① 或酒或水或醋：原作"或酒水醋"，据《本草求真》卷七改。

痢，腹痛环脐，丈夫阴中肿痛，又止疮多脓汁不燥，妇人赤白漏下经汁，血闭，阴蚀肿痛，寒热癥瘕，无子，血瘕血枯病，伤①肝唾血下血，治疟消瘿。研末，傅小儿疳疮，痘疮臭烂，大人阴疮，汤火伤，跌伤出血。聍耳底有脓及耳聋，同麝为末，吹耳。治赤白目②翳，同冰片少许点之。止鼻衄，同槐花末吹。治喉痹，同银硃吹鼻。治蝎螫疼痛，同白矾末吹鼻。小儿重舌鹅口，同鸡子黄涂。小儿脐疮出血脓，同干胭脂为末，油调。涂舌肿血出如泉，同蒲黄等分为末，傅之。皆是宣通血分之滞，无他术也。取骨鱼卤浸，炙黄用。恶附子、白及、白蔹。能淡盐。腹中有墨，书字逾年乃灭。时珍曰：按《素问》③云：有病胸胁支满者，妨于食，病至则先闻腥臊臭，出清液，先唾血，四肢清，目眩，时时前后血④，病名曰血枯。得之年少时，有所大脱血，或醉入房中，气竭肝伤，故月事衰少不来，治之以四乌鲗鱼一藘茹为末，丸以雀卵，大如小豆，每服五丸，饮以鲍鱼汁，所以利肠中及肝伤也。观此，则其入厥阴血分无疑矣。经闭有二症，有余者血滞，不足者肝伤。乌鲗所主者，肝伤血闭不足之症，正与《素问》相合。

---

① 伤：原作"属"，据《本草纲目》卷四十四改。
② 目：原无，据《本草求真》卷七补。
③ 《素问》：指《素问·腹中论》。
④ 前后血：指尿血与大便出血。

凉　血

生地黄　专入心、肝、肾，兼入小肠。味甘苦性寒，无毒。凉血解热，泻火消瘀。入心肾，泻丙火，清燥金，治心腹急痛，齿痛唾血，心痛①掌中热痛，脾气痿蹶嗜卧，足下热而痛，吐血咯血，衄血畜血，尿血，崩中带下，伤中胞漏，胎动下血，破恶血，去瘀通经，疗热毒痢疾，肠胃如焚，伤寒瘟疫痘症，诸大热大渴引饮，折跌绝筋，利大小便，杀虫。必燥结有实火者，方可用。若血因寒滞，用此则寒益甚。肥大者良。酒制，免伤胃。忌铁。钱仲阳导赤散，与木通同用，能泻丙丁之火。血出于鼻，是由清道；血出于口，是由浊道；血出于咳，是由于肺；血见于呕，是由于肝；血见于吐，是由于胃；血由痰涎而滞，是出于脾；血见于咯，是出于心；血见于唾，是出于肾；血由耳出，其名曰衄；血由鼻出，其名曰衄；血由肌肤而出，其名曰血汗；血由口鼻俱出，其名曰大衄。皆当详其虚实以治。

红花　专入肝，兼入心包。辛苦甘温，无毒。色红入血，为通瘀活血要剂。润燥消肿，止痛通经，治喉痹不通，痘疮血滞，产后血运口噤，腹内恶血不净，胎死腹中，经闭便难，肌肤疼痛。胭脂系红花染出，解痘毒，敷

---

① 痛：《本草纲目》卷十六作"病"。可参。

痘疗，并治小儿聤耳。用红花三钱半，枯矾五钱，为末，以绵杖缴净吹之。时珍曰：红花汁与血同类，故能行男子血脉，女子经水，但少则生血，多则行血，过多则行血不止，恐致危毙。经闭有血枯血滞之分，此惟血滞者宜之。血下而清者，营虚有热；血下而浊者，热与湿蒸。血色鲜者属火发，血色黑者属血燥极。血与泻物并下者属有积，或因脉络受伤；血从尿出者属阴虚火动，或因房劳过度，营血妄行。血色黑黯，面色枯白，尺脉沉迟者，属下元虚寒，阳虚阴走；呕吐而见血色紫凝者，属热甚销铄，故见稠浊。热甚水化，故血见黑紫。血从汗出者属火。喜伤心，喜则气散，故血随气以行。血在粪前者为近血，其血由于大肠；血在粪后者为远血，其血由于肺胃，由气虚肠薄，故血渗而下出也。血自口鼻上出，为阳盛阴衰，有升无降。

紫草 专入心包①、肝。甘咸气寒，无毒。色紫质滑，入心包肝，凉血解毒。治心腹邪气，通九窍，利二便，疗五疸②，消水肿，痫癣恶疮，斑疹疮毒盛，和血利大肠。合膏，涂小儿疮及面皯。《活幼书》云：紫草性寒，小儿脾胃实者可用，脾胃虚者反能作泻。凡便滑者忌服。古方用茸以发痘疮，取其初得阳气，以类触类，今人不达此理，一概用之误矣。

---

① 包：原作“胞”，据《本草求真》卷七改。
② 疸：原作“疳”，据《本草纲目》卷十六及《本草求真》卷七改。

旱莲草　专入肝、肾。味甘而辛，性平色黑，无毒。为止血凉血要剂。又名鳢肠草、金陵草。益肾阴，乌髭发。如针灸疮发红，血不止者，敷之立已。止血排脓，通小肠，傅诸疮并蚕病。血痢，熬膏用即止。膏点鼻中，添脑。汁涂须眉发，生速而繁，并变白为黑。疗火疮发红，即退。擦齿牙，动摇即固。合冬青子名二至丸，能补肝肾。但性阴寒，虽凉血不益脾胃。须同姜汁、椒服，方免腹痛作泻。似莲房，断之有汁，须臾而黑。熬膏良。

侧柏叶　专入肺、肝。苦涩微寒，性清而燥，无毒。最清血分湿热，止吐血衄血，痢血崩中赤白，肠风尿血，去风湿诸痹，历节风痛，生肌杀虫。傅汤火伤，止痛灭瘢。其止血凉血者，盖仗金气以制木，借炒黑以止血也。但涂汤火伤损，灸罨冻疮。取汁涂头，润鬓发染髭。取根上发枝数茎，蒙茸茂密名佛手柏者真。酒浸，或炒或生用。桂、牡蛎为使。恶菊花。宜酒。汪昂曰：肢节大痛，昼静夜剧，名白①虎历节风，亦风湿所致，治宜用此。

辰砂　专入心。味甘微寒，体阳性阴，无毒。清心热，镇惊安神。润心肺，养精神，安魂魄，镇心定惊，泻心经邪热，治惊痫，杀精魅邪恶鬼，清肝明目，祛风止渴，解毒，定癫狂，止牙疼，下死胎，解胎毒痘毒，驱邪疟，除中恶腹痛，毒气疥瘘诸疮，涂疮痂息肉。杲曰：丹

---

① 白：原作"曰"，据《本草求真》卷七改。

砂纯阴，纳浮游之火而安神明，凡心热者，非此不能除。同滑石、甘草则清暑，同远志、龙骨则养心气，同丹参则养心血，同地黄、枸杞则养肾，同厚朴、川椒则养脾，同南星、川乌之类则祛风。且以人参、茯神浓煎汁，调入丹砂，则治离魂病。凡人自觉本形两分，并行并卧，不辨真假者，离魂病也。夜多恶梦，戴辰砂如箭簇者，涉旬①即验。又以丹砂末一钱，和生鸡子黄三枚，搅匀顿服，则妊娠胎动即安，胎死即出。慎勿经火及一切烹炼，则毒等于砒碅。况此纯阳重滞，即未烹炼，久服呆闷，以其虚灵之气被其镇坠也。明如箭镞者良。恶磁石，畏盐水，忌一切血。

赤芍 专入肝。味酸微寒，无毒。泻肝血热。主寒热，治目赤，胁痛血虚，腹痛下痢，腹痛坚积，血痹瘕疝。血聚外肾为疝，腹内为瘕。经闭，肠风，痈肿，散恶血，利小便，安脾肺，收胃气，止泄痢。与白芍主治略同，但白补而敛，赤泻而散。白则敛阴益脾，能于土中泻木；赤则散邪行血，能于血中活滞。至云产后忌用，亦须审其脉症及脏偏胜若何，不可拘。如脏属阳，脉症俱实，虽产后亦所不忌；若脏属阴，脉症俱虚，即产前不得妄施。凡治病总以通晓脉症虚实为要。恶芒硝、石斛。畏鳖甲、小蓟。反藜芦。

---

① 涉旬：原作"浃洵"，据《本草纲目》卷九及《本草求真》卷七改。

地榆　专入肝、肠、胃。苦酸微寒，性沉而涩，无毒。清下焦血热血崩，俾热悉从下解，为解热止血要药。止吐血鼻衄崩中，肠风血痢，治胆气不足，明目，消酒除渴，止汗止痛，除恶肉，疗金疮，止①脓血，诸瘘恶疮热疮，妇人乳产痓②痛，月经不止。止水泻、冷热痢、疳痢极效。气血虚寒及初起者禁用。作膏可贴金疮。捣汁可涂虎、犬、蛇虫伤，饮之亦可。汁酿酒，治风痹，补脑。似柳根，外黑里红，取上截，炒黑用。梢反行血，得发良。恶麦冬。肠风下血，清而色鲜，四射如溅，乃风性使然，《素问》所谓久风入中，则为肠风飧泄是也。若肛门射血如线，或点滴不已者，乃五痔之血耳。

卷柏　专入肝。味辛无毒。生用性平，破血通经，治癥瘕淋结；炙用性温，止血，治肠风脱肛。治头中风眩，五脏邪气，止咳逆，疗痿躄，除面䵟，暖水脏，女子阴中寒热痛，治尸疰鬼疰腹痛，百邪鬼魅啼泣。强阴益精，令人好容颜。性与侧柏悬殊，侧柏仗金气以制木，借炒黑以止血，治各不同。盐水煮③半日，井水煮半日，焙用。生石上，卷挛如鸡足，故以卷名。俗呼万年松。

银柴胡　专入肾，兼入胃。味甘微寒，无毒。入胃除虚热，入肾凉血。治虚劳肌热，骨蒸劳疟，热从髓出，小

---

① 止：原无，据《本草纲目》卷十二补。
② 痓：原作"痔"，据《本草纲目》卷十二改。
③ 煮：原作"炒"，据《本草纲目》卷二十一及《本草求真》卷七改。

儿五疳羸热。功等石斛，皆入胃而除虚热，但彼兼入肾，涩元气，强筋骨；此则入肾，凉血为异。肝痨必用此为主，虚痨方中亦用，此治上下诸血。且与北胡大异，盖北胡能升少阳清气上行，升清发表，必有外邪方用；此则气味下达入肾凉血，与彼迥不相符。若用北胡以治虚劳，则阴火愈升愈起，将咳嗽发热愈无宁日，可不辨而混用乎？出银州者良，根长尺余，微白，故以银胡号之。

蒲公英　专入胃、肝。味甘性平，微寒无毒。清胃热，凉肝血。化热毒，解食毒，散滞气，消肿核，专治疔毒乳痈，亦为通淋妙品。擦牙，染须发，壮筋骨。白汁，涂恶刺、狐尿刺疮，即愈。缘乳头属肝，乳房属胃，乳痈①乳岩多因热盛血滞，用此直②入胃、肝二经，故妇人乳痈水肿，煮汁饮及外敷立消。用忍冬同煎，入酒少许服尤良。内消须同夏枯、贝母、连翘、白芷等药同用。又能入肾凉阴，故于须发可染。独茎一花者是，有桠者非。茎断有白汁。凡螳螂诸虫游诸物上，必遗精汁，干久则有毒。人手触之成疾，名狐尿刺，惨痛不眠，百疗难效，取汁厚涂即愈。《千金》极言其功。

凌霄花　专入肝。味甘而酸，气寒无毒。泻肝血热。即紫葳花。肝经血分药也。凡人火③伏血中，而见肠结血

---

① 痈：原作"邕"，据《本草求真》卷七改。

② 直：原作"宜"，据《本草求真》卷七改。

③ 火：原作"虫"，据《本草求真》卷七改。《本草纲目》卷十八言："行血分，能去血中伏火。"

闭，风痒，崩带癥瘕，一切由血瘀血热而成者，治当用此，肺痈多用此为君。妊娠内有瘀积，用此去瘀而胎自安。若瘀血既无，妄用必生他故，故又云孕妇忌服。然此究为女科血热必用之药，但当相症施治。藤生，花开五瓣，黄赤有点，不可近鼻，闻必伤脑。治酒齇，用凌霄花为末，和蜜陀僧唾调敷。此专主泻热，热去则血自活。

槐角　专入胃、大肠，兼入肝。味苦酸咸，大寒无毒。除热散结清火。除五内邪热，止涎唾，补绝伤①，火疮，目泪不止，头脑心胸间热，口齿风袭，固齿乌髭，去风眩烦闷，痔瘘肠风，阴疮湿痒，润肝燥，凉大肠，妇人乳瘕，子脏急痛，堕胎。槐花苦凉，功用相同。去单子及五子者，铜锤捶细，牛乳拌蒸。槐花味苦独甚，其凉大肠血分更甚，凡大小便血及目赤肿痛、舌衄并用。舌衄，炒研掺之。但性纯阴，虚寒者宜戒，即虚热而非实火，亦勿妄投。陈者良。十月上巳②采槐角，渍牛胆中，干百日，食后吞一枚。明目补脑，发白还黑，肠风痔血，尤宜服之。肛边发露肉珠，状如鼠乳，时出脓血，曰牡痔；肛边肿痛，生疮突出，肿至五六日，自溃出脓血者，曰牝痔；肛边生疮，颗颗发瘑，痒而复痛，更衣即出清血者，名曰脉痔；肠内结核，痛而有血，寒热往来，登厕脱肛者，曰肠痔；因便而血随出者，曰血痔。又曰：粪前有血，名外

---

① 伤：原无，据《本草纲目》卷三十五补。
② 上巳：指上旬的巳日。

痔；粪后有血，名内痔；谷道弩肉，名举痔；头上有孔，名痔漏；疮内有虫，名虫痔。大法用槐角、地榆、生地凉血，芩、连、栀、柏清热，防风、秦艽祛风湿，芎、归、人参和血生血，枳壳宽肠，升麻升提。治肠风略同，不宜专用凉药，须兼补剂收功。

无名异 专入肝。味甘而咸，微寒无毒。解热和血，收湿气。即俗名干子是也。治金疮折伤内伤，消痈疽肿毒，止痛，生肌肉，合金疮。凡痈肿，以醋摩傅之。人于受杖时，每服三五钱，则杖不甚痛，亦不甚伤。用醋摩涂肿处，即消。究皆外治之品。生川广，小黑石子也，一包数百枚。

猪尾血 专入肝，兼入心、脾。凉血活血。和龙脑香治痘疮倒靥。即猪尾尖剖出者。盖猪通身皆滞，食饱即卧，其活止在一尾，而尖尤至活。使瘀血一活，则通身之血俱活。况以至阴之物，而治至阴之血，则热自得阴化而悉解。吴费①建中著有《救偏琐言》②，治痘，凡逢毒盛而见干红晦滞，紫艳干燥之象，轻则用以桃仁、地丁、红花、赤芍，重则用以猪尾尖血，取一盏、二盏入药同投，兼佐冰片开泄腠理，通达内外，诚发千古未发之奇秘也。

兔肉 专入肝，兼入大肠。性寒。凉血解热毒，利大

---

① 费：原作"黄"，据《本草求真》卷七改。
② 《救偏琐言》：痘疹专著，五卷，清代费启泰撰，刊于 1659 年。费启泰，清代医家，字建中，乌程（今浙江吴兴）人。

肠。兔肝，泻肝热，故能明目。久食绝人血脉，损元气阳事，令人痿黄。妊妇尤为大忌，不独令子生出即形缺唇已也。今人不察，动以为虚劳圣药，以致阳气日虚，阴气日竭，其害不可胜言。

青鱼胆 专入肝、胆。味苦气寒。凉肝血，开目翳，功专点目去障，治鲠。目睛生汁注眼，能于黑夜视物，以其好啖螺蚬，盖螺蚬能明目也。又主涂痔疮，擦火疮，吹喉痹，功与熊胆相同。腊月收，阴干。色青入肝，开窍于目，以胆入胆故也。

夜明砂 专入肝。味辛性寒。入肝活血明目，为治目盲障翳之圣药。一名天鼠屎，即蝙蝠屎也。因食蚊虫而化，蚊善食人血，砂皆蚊眼，故即以食血者活[1]血。治惊疳疟魅[2]，干血气痛腹痛，消积，下死胎，涂瘰疬痈肿。加石决明、猪肝煎，名决明夜灵散，治鸡盲眼。一同鳖甲烧烟，能辟蚊。淘净焙用。恶白微[3]、白蔹。

血余 专入肝、心，兼入肾。味苦微温。凉血逐瘀。疗惊痫，理咳嗽，固崩带，止血晕，血痢血淋，舌血鼻衄，及转胞不通，涂疮疥，入膏敷毒。若胃虚用之，多致吐泻。皂荚洗，煅用。《素问》曰：肾之华在发。注云：

---

① 活：原作"治"，据《本草求真·卷七》改。

② 魅（qí 奇）：小儿鬼。魅，原作"鬼皮"，据《本草纲目》卷四十八改。

③ 白微：即白薇。《中国医学大成续集》作"白薇"。

肾主髓，脑者髓之海，发者脑之华，脑减则发落①。盖水出高源，故肾华在发，发者血之余也。精之荣以须，气之荣以眉，血之荣以发。《类苑》云：发属心，禀②火气而上生；须属肾，禀③水气而下生；眉属肝，禀木气而侧生。故男子肾气外行，故有须，女子、宦官则无也。生人发挂果树上，乌鸟不敢来食其实。又人逃走，取其发于线车上，却转之，则迷乱不知所适。此皆神化莫测。

---

① 落：思贤书局刻本、《本草纲目》卷五十二均作"素"。可参。
② 禀：原作"气"，据《本草纲目》卷五十二改。
③ 禀：原作"气"，据《本草纲目》卷五十二改。

卷 三

下 血

紫参 专入肝,兼入胃、膀胱。味苦而辛,气寒无毒。功专破血逐瘀。治寒热邪气,心腹积聚坚胀,衄血汗出,狂疟瘟疟,唾血,肠中聚血,肠胃大热,止渴益精,消瘀,通九窍,治妇人血闭不通,血痢、赤白痢,利大小便,疗痈肿诸疮,金疮,破血,生肌止痛。仲景治下痢腹痛,而用紫参汤以除,亦取散其积血之意。但市人罕识其真,用以紫菀为代,虽其寒热不同,而其疏利则一。反藜芦。又名牡蒙①。《圣惠方》治吐血不止,用紫参、人参、阿胶炒等分,为末,乌梅汤服一钱。一方去人参,加甘草,以糯米汤服。

三七 专入肝、胃,兼入心、大肠。甘微苦温,无毒。入肝血分,化血为水。止血散血定痛,治吐血衄血,血痢血崩,目赤痈肿,经水不止,产后恶血不下,跌扑损伤,血出不止者,嚼烂涂,或为末掺之。为金疮、杖疮要药,并虎蛟蛇伤。盖血瘀则痛,敷散则血止。三七能于血分活滞,故能止血定痛。试法:取入猪血中,血旋化为水

① 牡蒙:原作"牝蒙",据《本草纲目》卷十二改。

卷三

二一一

者真。能损新血，无瘀者勿用。时珍曰：能合金疮，如漆黏物。又云：受杖时，先服一二钱，则血不冲心，杖后尤宜服之。产广西。略似白及，其长者如老干地黄，有节，味微甘，颇似人参。

茜草　专入心包、肝。味酸咸寒，色赤无毒。入心包肝血分，行血止血。治寒湿风痹，黄疸，六极伤心肺，吐血，止鼻洪，骨节风痛，泻血尿血，月经不止，带下，扑损瘀血，活血通经，痔瘘疮疖，排脓。酒煎服。总皆除瘀去血之品。功用略似紫草，但紫草只入肝凉血，使血自为通活；此则能入肝与心包，使血必为走泄也。但血虚发热及无瘀者，均忌用。根可染绛。忌铁。

郁金　专入心，兼入肺。辛苦微甘，气寒无毒。其性轻扬，入心散瘀通滞，其气先上行而微下达。凉心热，散肝郁，破血积恶血，血淋尿血，治血气心腹痛，失心癫狂，下气，女人宿血气心痛，产后败血冲心，冷气结聚，温醋磨傅之。亦治马胀及痘毒入心，阳毒，生肌定痛。震亨曰：郁金属火与土，其性轻扬上行，治吐血衄血，唾血血腥，及经脉逆行，并宜郁金末加韭汁、姜汁、童便同服，其血自清。痰中带血①者，加竹沥；又鼻血上行者，郁金、韭汁加四物汤服之。如败血冲心，加以姜汁、童便；去心疯癫，明矾为丸，朱砂为衣；与受蛊毒，加以升

① 血：原作"出"，据《本草纲目》卷十四及《本草求真》卷七改。

麻之类。《经验方》治失心癫狂，用真郁金七两，明矾三两，为末，薄糊丸，白汤下。又妇人癫狂十年，至人授此方，初服心胸间有物脱去，神气洒然，再服而苏。此惊忧痰血络聚心窍所致。郁金入心去恶血，明矾化顽痰故也。《范石湖文①集》云：岭南有桃②生之害。于饮食中行厌胜法，鱼肉能反生于人腹中，致死每阴投其家。初中③觉胸腹痛，次日刺人，十日则反生在腹中。胸膈痛，即用升麻或胆矾吐之；若膈下痛，以米汤调郁金末二钱服，即泻出恶物。或合郁金、升麻服之，不吐则下。若恶血、恶痰、恶瘀、恶淋、恶痔在于下部而难消者，俟其辛气既散，苦气下行，即能为疏泄，而无濡滞难留之弊。此药本属入心散瘀，因瘀去而金得泄，能开肺金之郁，故命名郁金。如真阴亏虚火亢，吐血不关肺肝气逆者，不宜用也。出川广。圆如蝉肚，外黄内赤，色鲜微香，折之光明脆彻，苦中带甘者乃真。市多以姜黄伪充。

莪术 专入肝。辛苦气温，无毒。大破肝经气分之血。治心腹痛，霍乱冷气，吐酸水，中恶疰忤鬼气，解毒，开胃消食，酒研服。通肝经聚血，通月经，消瘀血，止扑损痛下血及内损恶血，破奔豚疝癖，以酒醋摩服。盖人血气安和，则气与血通，血与气附，一有所偏，非气盛

---

① 文：原无，据《本草纲目》卷十四补。
② 桃：《本草求真》卷七作"挑"。
③ 中：《本草纲目》卷十四及《本草求真》卷七并作"得"。可参。

而血碍，即血壅而气滞。三棱气味苦平，既于肝经血分逐气；莪术气味辛温，复于肝经气分逐血。故凡气因血滞而见积痛不解，吐酸奔豚，痞癖①癥瘕等症者，须当用此调治。俾气自血顺，而不致闭结不解矣。但蓬术②虽属磨积之味，若虚人服之，则积未去而真已竭，须得参、术补助为妙。大者为广术，根如生姜。莪术根下似卵不齐，坚硬难捣，炭火煨透，乘热捣之，或醋磨、酒磨，或煮熟用。按之应手为癥，是因伤食所得；假物成形为瘕，是因伤血所得；见于肌肤，可见为痞，是因伤气所得；结于隐癖，不见为癖，是因积聚所得。五积：肝积曰肥气，在左胁下，形如覆杯，有头有足，如龟鳖状。心积曰伏梁，起于脐上，大如手臂，上至心下。脾积曰痞气，在胃脘，覆如大盘；肺积曰息奔，在右胁下，覆如大杯；肾积曰奔豚，发于少腹，上至心下，如豚奔走之象，或上或下，亦无定时。经曰：大积大聚，毒可犯也，衰其大半而止，过者死③。故去积须以甘温调养。又曰：壮者气行则已，怯者则着而成病④。洁古云：壮人无积，惟虚人则有之，故养正则邪自除。血积宜用桃仁、山甲、干漆、大黄、虻虫、蓬术、瓦垄子⑤；痰积宜用半夏、南星、白术、枳实、礞

---

① 癖：原作"癣"，据《本草求真》卷七改。
② 蓬术：即莪术。又名蓬莪术、蓬莪等。
③ 大积大聚……过者死：语本《素问·六元正纪大论》。
④ 壮者气行……着而成病：语本《素问·经脉别论》。
⑤ 瓦垄子：即瓦楞子。《本草求真》卷七作"瓦楞子"。

石、硝石、风化硝、白芥子、海石、蛤粉；水积宜用大戟、甘遂、莞花、芫花；酒积宜用干葛、神曲、豆蔻①、黄连、干姜、甘草、牵牛；茶积宜用姜黄、茱萸、椒、姜；癖积宜用三棱、莪术、巴霜、大黄；肉积宜用山楂、阿魏、硝石；虫积宜用雄黄、锡灰、槟榔、雷丸、芜荑、使君子、鹤虱；疟积宜用桃仁、鳖甲、草果。

姜黄 专入脾，兼入肝。味辛而苦，气温色黄，无毒。理血中之气，破血下气，治手臂风寒湿痹痛，心腹结聚症忤，除风消肿，性更烈于郁金。除血积气胀、癥瘕血块，扑损瘀血，止暴风痛冷气，下食，通月经，疗产后败血攻心。功用颇类郁金、三棱、莪术、延胡索，但郁金入心，专泻心包之血；莪术入肝，治气中之血；三棱入肝，治血中之气；延胡索则于心肝血分行气，气分行血；此则入脾，既治气中之血，复理血中之气。陈藏器曰：此药辛少苦多，性过郁金，破血立通，下气最速。若血虚腹痛臂痛，而非瘀血凝滞者，用之病反增剧。蜀川产者，色黄质嫩，有须，折之中空有眼，切之分为两片者，为片姜黄。广生者，质粗形如干姜，仅可染色，不可入药，有损无益。时珍曰：古方五痹汤用片子姜黄，治风寒湿气手臂痛。戴元礼②云：片子姜黄能入手臂治痛，其兼理血中之

---

① 豆蔻：即豆蔻。
② 戴元礼：明代医家，名思恭，字符礼，浙江金华人，著有《证治备要》。

气可知。《和济方》治小儿胎寒腹痛，啼哭吐乳，大便色青，状若惊搐，出冷汗，姜黄一钱，没药一钱，乳香二钱，为末，蜜丸芡实子大。每服一丸，钩藤汤下。《经验方》心痛难忍，用姜黄一两，肉桂三两，为末，醋汤服一钱，立效。凡用总宜片子姜黄，广产者勿误用。

蒲黄　专入肝。味甘气平，无毒。治分生熟，生用性滑行血，炒用性涩止血。用生则宣瘀通滞，凉血和血，止心腹诸痛，膀胱寒热，疗积块，跌扑伤损，风肿痈疮，游风肿毒，排脓，尿闭不解，通经络，下乳汁。用熟焦黑，则止吐血鼻衄，下血肠风，泻血痢血尿血，妊妇下血坠胎，血运血癥，儿枕气痛，带下，月候不匀，止泄精。然证属外因，固可建奇功，若内伤不足之吐衄，则非此能治。时珍曰：一妇舌胀满口，以蒲黄频掺，及晓乃愈。宋度宗舌肿满口，御医用蒲黄、干姜末等分，搽之立愈。观此则蒲黄之凉血可知矣。盖舌为心苗，心包相火乃其臣使，得干姜为阴阳相济也。失笑散用此，同五灵脂治血气滞痛。但无瘀者勿用。香蒲花上黄粉，名蒲黄。根，去热燥，心下邪气，口中烂臭，坚齿明目。

丹参　专入心包络，兼入肝。味苦色赤，性平而降。入心包络，破血瘀，安神志。治头痛目赤，寒热积聚，百邪鬼魅，腹痛气作，声音鸣吼，肠鸣幽幽如走水，除风邪留热，心腹痛疾结气，邪气骨节疼痛，四肢不遂，腰脊强，冷热痨，风痹足软脚痹。破宿血，生新血，安生胎，堕死胎，除烦养神定志，调经脉活血，通心包络，并除崩带，癥瘕疝痛，疮疥癣瘘，肿毒丹毒，排脓生肌止痛。总由瘀去则病除，非真能生新安胎，养神定志也。妊娠大便不实者切忌。虽能生血，究长于行血，若无瘀者须斟酌用之。畏盐水，忌醋，反藜芦。时珍曰：五参配五色五脏，故人参入脾曰黄参，沙参入肺曰白参，玄参入肾曰黑参，牡①蒙入肝曰紫参，丹参入心曰赤参，其苦参则右肾命门药也。乃人或舍紫参而称苦参，其亦未达此义。按《妇人明理论》云：四物汤治妇病，不问胎前产后，经水多少，皆可通用。惟一味丹参散与之相同，盖丹参生血安胎，止带调经，其功大类当归、地黄、芎䓖、芍药故也。《普济》②用五参丸治面上酒刺，用紫、丹、人、沙、苦五参各一两，胡桃仁杵和为丸，茶下。

益母草　专入心包、肝。辛苦微寒，无毒。一名茺蔚。功能入肝、心包络，消水行血，去瘀生新，调经解毒，为胎前产后要剂。治风解热，顺气活血，养肝益心，安魂定魄，止渴润肺，疗血逆大热，头痛心烦，血风血痛，血淋血闭，血崩带下，胎漏产难，产后血胀血晕，疗肿乳痈等症。外此，番沙③腹痛呕吐，用此浓煎恣饮，亦

---

① 牡：原作"牝"，据《本草求真》卷七改。

② 《普济》：即《普济方》。由明太祖第五子周定王主持，教授滕硕、长史刘醇等人执笔汇编而成，刊于1406年。

③ 番沙：病症名，痧证之一，一名黑痧。《张氏医通》卷九："近时有感恶毒异气，而骤发黑痧，俗名番沙。"沙，《本草求真》卷七作"痧"。

取能散恶血。若其病非恶血，则非所宜。但气味辛散滑利，全无补益，勿因其有益母之名而滥用之，瞳神散大者尤忌。子主治略同，但行中有补，非若草之徒以消水行血为事也。虽曰行中有补，究是滑利之品，非血滞血热者勿与，瞳神散大亦忌。忌铁。子微炒用。时珍曰：益母根、茎、花、叶、实，并皆入药。若治肝经风热，明目益精调经，则用子；若治肿毒疮疡，消水行血，妇人胎产诸病，宜并用为良。盖根、茎、花、叶专于行血，而子则行中有补也。带下者，因病生于带脉，盖横于腰间也。下白则为白带，属气虚，宜补中益气；下赤则为赤带，属血虚，宜养血滋阴兼调气。

刘寄奴 专入肝。味苦微温，无毒。破瘀通经，除癥下胀，及止金疮血，止大小便血，汤火伤毒。治心腹痛，下血破血，止霍乱水泻。小儿①尿血，新者研末服，愈。血在人身本贵通活，若滞而不行，则癥瘕胀满愈甚；行而不止，则血亦滞而不收，必使血出益甚。寄奴总为破血之品，故能使滞者破而即通，亦使通者破而即收也。但性多走泄，不可过服久服，令人吐利。一茎直上，叶尖长糙涩，花白蕊黄，如小菊花。茎、叶、花、子皆可用。

苏木 专入心、胃。甘咸辛平，微凉无毒。入三阴血分，行血去瘀，宣表里之风。治霍乱呕逆，虚痨血癖气壅

---

① 小儿：《本草纲目》卷十五作"小便"。可参。

滞，妇人血气心腹痛，月候不调，产后血运，胀满欲死，痈肿扑损，排脓止痛。男女中风口噤不语，及经络不通，产后恶露不安，并宜细研乳头香①末方寸匕，以酒煎苏方木②调服，立吐恶物，即瘥。产后败血上冲，加乳香酒服，此实证也。若挟虚气喘，面黑欲死，乃败血乘虚入肺也，用苏木二两，水二碗，煮一碗，入人参末一两服。随时加减，神效不可言。倘或产后去血太多，气随血去，脉微神倦，口鼻气冷，胸腹无滞而运③者，宜单用大剂独参汤以固其脱。但性疏泄，产后恶露已净，大便不实及无瘀滞者均忌。出苏方国。忌铁。

没药　专入心，兼入肝。苦平兼辛，无毒。入十二经，宣血破瘀，散结止痛。治目赤翳晕肤赤，心胆虚，肝血不足，堕胎，及产后心腹血气痛，破癥瘕宿血，损伤瘀血，金疮杖疮，诸恶疮痔漏，消肿定痛生肌。若诸痛不由血瘀而由血虚，产后恶露去多，腹中虚痛，痈疽已溃，法当咸禁。出诸番。色赤类琥珀者良。用钵坐热水中，以灯心同研则易细。

郁李仁　专入脾，兼入大肠、膀胱。性平味辛苦酸甘，无毒。入脾下气行水，破血润燥。治水肿癃急，面目四肢浮肿，大肠气滞，燥涩不通，大腹水肿，肠中结气，

---

①　乳头香：即乳香。
②　苏方木：即苏木。
③　运：同"晕"。思贤书局刻本及《中国医学大成续集》并作"晕"。

关格不通。用酒炒能入胆，治悸并目张不眠，止五脏膀胱急痛，宣腰胯冷脓，消宿食，利小便。破癖气，下四肢水，酒服四十九粒。研和龙脑香，点赤眼。然此止属治标救急之剂。津液不足者，慎勿轻投，且多食尤令人津液亏损，燥结愈甚。汤浸，去皮尖，蜜浸研如膏。《钱乙传》：乳妇因悸而病，既已目张不得瞑。乙令煮郁李酒饮，醉即愈。原因目系内连肝胆，恐则气结，胆横不下。郁李去结，随酒入胆，结出胆下则目能瞑矣。此盖得肯綮①之妙者也。

干漆　专入肝、脾。味辛气温，毒烈。功专行血杀虫，削年深坚结之积滞，破日久凝结之瘀血。疗咳嗽，消痞结，续筋骨绝伤，除腰痛，治传尸痨，除风，女子疝瘕，经脉不通，利小肠，去蛔虫。丹溪云：漆性急而飞补②，用之中节，积滞去后，补性内行，人不知也。血见干漆即化为水，其能损新血可知。虚人及惯生漆疮者戒之，勿为丹溪飞补之说所误。如无积血者亦忌，以其大伤营血，损胃气耳。炒令烟尽为度，或烧存性。半夏为使，畏川椒、紫苏、鸡子、螃蟹。若患漆疮，以生蟹汁、紫苏解之。漆得蟹而成水，物性相制也。凡畏漆疮者，嚼蜀椒涂口鼻则可免。

血竭③　专入肝。味甘而咸，性平有小毒。色赤入心

---

　　① 肯綮：筋骨结合的地方，比喻要害或最重要的关键。綮，原作"紧"，据思贤书局刻本改。

　　② 补：原无，据《本草纲目》卷三十五补。

　　③ 血竭：原作"血蝎"，据思贤书局刻本改。

肝血分，散瘀生新，专除血痛。治心腹卒痛，折跌金疮血出，疮口不合，止痛生肌，疗妇人血气痛，小儿癥疭。破积血，去五脏邪气搅刺，内伤血聚，并宜同酒调服。乳香、没药虽主血病，而亦兼入气分；此则专入血分，但性急迫，引脓甚利，不可多服。凡血病无积瘀者忌之。系南番树木之液，犹人之膏脂，磨之透指甲，烧之有赤汁涌出，久而灰不变本色者真。嚼之不烂如蜡为上。假者是海母血，味大咸，有腥气。须另研作粉，筛过，若同众药捣，则化作尘飞。

桃仁 专入心包、肝。辛苦甘平，无毒。入心包肝，破血通瘀。止咳逆上气，消心下坚硬，心腹痛，除卒暴击血，骨蒸，肝疟寒热，鬼疰疼痛，瘀血血闭，癥瘕邪气，血结血燥，通润大便，破畜血，产后血病，通月水，杀三虫，疗跌扑损伤积血，皮肤①瘙痒，发热如狂，为畜血必需之药。每夜嚼一枚，和蜜涂手、面良。若非血瘀而误用之，必大伤阴气。且气薄味厚，沉而下降，泻多补少，散而不收，用之不当，及过用多用，使血下不止，损伤真阴，不可不慎。行血，连皮、尖生用；润燥，去尖炒用。俱研碎，或烧存性用。双仁者有毒，不可用。香附为使。诜②曰：能发丹石毒，生者尤损人。瑞曰：桃与鳖同食，

---

① 肤：原作"胃"，据《中国医学大成续集》改。

② 诜：即孟诜（公元621年～公元713年），唐代医家，其著作为《食疗本草》。

患心腹痛，服术人亦忌之。成无己曰：肝者血之源，血聚则肝气燥。肝苦急，急食甘以缓之。桃仁缓肝散血，故仲景抵当汤用之，治伤寒八九日，内有蓄血，发热为狂，小腹满痛，小便自利者，此汤主之。又有当汗失汗，热毒深入，吐血及血结胸，烦躁谵语者，亦以此汤主之。张璐云：大抵气血喜温而恶寒，寒则泣①不能流，温则消而出之，此轩岐②秘旨。但世医一见血症，每以寒凉滋阴为务，其始非不应手，取效一时，乃屡发屡折，而既病之虚阳愈衰，必致呕逆喘乏，夺食泄泻。尚以药力未逮，猛进苦寒，有阴不济阳而上溢者，尚为戈戟，况阳不统阴而亡脱者，尤为鸩砒③。盖因阳药性暴，稍有不顺，下咽立见其害，不若阴柔之性，至死不知其误，而免旁人之讥谤也。噫！医之弊，仅可为知者道，难为俗人言耳。

莲藕 专入心、脾。味甘涩，性平，生寒熟温，无毒。入心脾血分，消瘀除热。生用甘寒，凉血散瘀，止渴除烦，治霍乱后虚渴，病后干渴热渴。熟用甘温，补心益胃，止泄止怒，大能开胃，补五脏，实下焦，久服令人心欢。同蜜食，令人腹脏肥，不生诸虫，亦可休粮。生捣汁，罯金疮折伤，止暴痛，解射罔毒、酒毒、蟹毒。澄粉服食，安神益胃，轻身延年。但世多以豆、麦伪充，真者

---

① 泣：通"涩"，凝滞之义。思贤书局刻本作"滞"。
② 轩岐：指黄帝与岐伯。
③ 鸩砒：鸩酒与砒霜，均为剧毒之品。

绝少。盛怒血淋，以发灰二钱，藕汁调服。折裂冻疮，热捣涂患处。孟诜曰：产后忌生凉，独藕不忌，谓其能散瘀血也。藕节味涩，同生地汁、童便服之，善止一切血症。煮忌铁器。噤口痢服之，能使结粪自下，胃气自开，亦以热除血解为治。然噤口冷痢则忌服。主折伤，续筋骨，破积聚，排脓，治产后血邪，止惊悸，以酒磨服。

自然铜　专入骨。味辛气平，无毒。散瘀血，破气，接骨止痛。合乳香、没药、䗪虫、五铢古钱、麻皮灰、血竭、狗头骨作丸，以当归、地黄、续断、牛膝、丹皮、红花煎浓汤送下，以治跌扑损伤最效。但中病即已，过服恐泄真气。铜非煅不可用，然火毒、金毒相煽，复挟香药热毒内攻，虽有接骨神功，颇多燥烈之弊，大宜慎用。产铜坑中，火煅醋焠七次，细研，甘草水飞用。

古文钱　专入肝、肾。味辛气平，有毒。破瘀开结散滞。治目赤肿痛翳障，数日不能开，用生姜一块，洗净去皮，以古青钱刮汁点之，初甚苦，热泪蔑①面。然终无损伤，且一点遂愈。治跌扑损伤，火煅醋焠四十九次，能入受伤凝滞之所，而消其瘀血。妇人生产横逆，心腹痛，月隔②五淋，烧赤以醋焠用。止心腹痛，和薏苡根煮服；治五淋，以大青钱煮汁服。

花蕊石　专入肝。性温味酸而涩，气平无毒。通瘀止

---

① 蔑：涂。
② 隔：原作"膈"，据思贤书局刻本改。

血。专入肝经血分，能化瘀血为水，止金疮出血，刮末傅之即合，仍不作脓。治一切失血伤损，内漏目翳，疗妇人血运恶血，下死胎，下胞衣。但此原属劫药，下血止后，须以独参汤救补则得之矣。若过服则大伤阴血，恐于肌肉有损，不可不谨。产硫黄山中。以罐固济，顶火煅过，出火毒，研细水飞，晒干用。近世以合硫黄同煅研末，敷金疮其效如神。人有仓卒金刃，不及煅治者，刮末敷之亦效。时珍曰：花蕊石酸涩，功专止血，能化血①为水，酸以收之也。东垣谓胞衣不出，涩剂可下，赤石脂亦下胞胎，义同。

皂矾 专入脾，兼入肝。酸涩性凉，无毒。化痰燥湿，解毒杀虫。酸涌凉散涩收，散风眼，虫牙口疮喉痹，消积滞，除胀满，黄肿疟痢，恶疮疥癣。酿鲫鱼烧灰同服，疗肠风下血，利小便。功等白矾，但力稍缓。然烧赤则入血分，伐肝木，燥脾湿，去积垢，其效甚速。治喉痹，取酸涌化痰之力，同米醋研食之，咽汁立瘥。且诸治之外，又善消积滞，凡腹中坚积，诸药不能化者，红矾②同健脾消食药为丸，投之辄消。但胃弱人不宜多用，服此者终身忌荞麦，犯之立毙。深青莹净者良。煅赤名绛矾。畏醋。按《张三丰仙传》云：治脾土衰弱，肝木气盛，木来克土，心腹中满，或黄肿水土色，宜伐木丸。方用苍术

---

① 血：原无，据《本草纲目》卷十补。
② 矾：原作"磨"，据《中国医学大成续集》及《本草求真》卷七改。

二斤，米泔水浸，同黄酒面曲四两，炒赤色，皂矾一斤，醋拌晒干，火煅为末，醋糊丸。每服三四十丸，好酒、米汤下，日三服。时珍常以此加平胃散，治贱役中腹满，果验。《金匮》治女痨、黑瘅①硝石矾②石丸，专取皂矾破瘀。

五灵脂 专入心、肝。气腥臭难闻，味甘性温，无毒。入肝行血，破瘀止痛。即北地寒号虫鸟屎也。状如凝脂，故名。能入血凝臭秽之处而疗其病。治心腹冷气，疗伤冷积，心腹、胁肋、少腹诸痛，目翳作痛，往来不定，疝痛，血痢肠风，身体血痹刺痛，肝疟发寒热，反胃消渴，及痰涎挟血成窠，血贯瞳子，血凝齿痛，重舌，女子血闭，胎前产后血气诸痛，小儿惊风五痫，五痫癫疾，杀虫，解药毒及蛇、蝎、蜈蚣伤，为血分行气必需之药。凡血崩经水过多，赤带不止，宜半炒半生用，酒调服，能行血止血，治血气刺痛。但此气味俱厚，辛膻不堪，故仅可治有余之滞，若血虚无瘀者，服之大损真气，且腥更使人动吐，所当避也。酒飞，去砂石，晒干入药。行血宜生，止血宜炒。恶人参。市多杂以砂石货之。然色黑气甚臊恶，总以糖心润泽者真。宗奭③曰：目中翳障，往来不定，乃血病也。肝受血则能视，目病不治血，为背理也。用五

<hr>

① 黑瘅：即黑疸。瘅，通"疸"。
② 矾：原作"磨"，据《中国医学大成续集》及《本草求真》卷七改。
③ 宗奭：即寇宗奭，宋代药物学家，著有《本草衍义》三卷。

灵脂而愈。有人被蛇毒伤，良久昏愦，僧以五灵脂一两，雄黄半两，酒调二钱灌之，遂苏。仍以溽敷咬处，少顷，复灌二钱，其苦皆去。李仲南①云：五灵脂治崩中，非止血之药，乃去风之剂。风，动物也，冲任经虚，致风伤袭营血，以至崩中暴下，与荆、防治崩义同。方悟古人识见，深远如此。但未及肝血虚滞，亦自生风之义耳。按冲为血海，任为胞胎，任脉通，冲脉盛，则月事以时下，无崩漏之患，且易生子。

瓦楞子 专入肝。味咸而甘，性平无毒。泻肝经血分积块。即蚶子壳。消血块，化痰积，治血气冷气，为妇人血块癥瘕，男子痰癖积聚要药。连肉烧存性研，傅小儿走马牙疳有效。与鳖甲、虻虫同类，皆能消痞除积，但虻虫其性甚迅，此与鳖甲其性稍缓耳。煅红醋淬三次用。积者阴气也，五脏所生，其始发有常处，其痛不离其部，上下有所终始，左右有所穷处，谓之积。聚者阳气也，六腑所成，其始发无根本，上下无所留止，其痛无常处，谓之聚。积聚之症，非止根于偶尔食积不化，可用以化气消导之剂。经言卒然饱食则胀满，起居不节，用力过度则络脉伤，伤于阳络则血外溢，血外溢则衄血；伤于阴络则血内溢，血内溢则后血；伤于肠胃之络则血溢于肠外，肠外有寒汁沫与血相搏，则并合凝聚不得散，而积成矣②。且胃

---

① 李仲南：元代医生，与孙永贤合著《永类钤方》。
② 卒然饱食则胀满……而积成矣：语本《灵枢·百病始生》。

之大络，名曰虚里，贯膈络肺，出于左乳下，其动应衣，是即阳明宗气所出之道。凡人饮食不节，渐以留滞，而致痞积成于右胁膈膜之外者，即此候也。

斑蝥 专入下部。味辛气寒，有毒。破恶血恶毒，其性下走而不上，专走下窍，直至精尿之处，蚀下败物，痛不可当，且入胎则堕，其毒可知。外用蚀死肌，敷疥癣鼠瘘恶疮。内治破石淋，拔瘰疬疔肿，下猘犬①伤、恶毒、蛊毒、轻粉毒，取其以毒攻毒，然惟实者可用。杨登甫曰：瘰疬之毒莫不有根，大抵治以斑蝥、地龙胆为主，制度如法，能令其根从小便出，如粉片、血块、烂肉，次以木通、滑石、灯心辈导之。下犬毒之初，先于患人头上拔去血发二三茎，以斑蝥七枚，去翅、足，炙黄，用蟾蜍捣汁服之，疮口于无风处捌去恶血，小便洗净，发炙敷之，服后小便当有瘀毒泄去，三四日当有狗肉三四十枚为尽。如数少，再服七枚。若愈后，忌闻钟声，复发则不可治矣。去头、足，糯米炒熟，生用吐泻。人亦有用米取气不取质者。畏巴豆、丹参。恶甘草、芫花。

水蛭 专入肝。味咸与苦，气平有毒。通利水道，破血堕胎。治恶血积聚，赤白游疹，丹肿肿毒初生。女子月闭，欲成血痨，逐恶血瘀血，破血瘕积聚，无子，利水道，堕胎，并痈疽恶疮，折伤坠跌蓄血。染须极效。即马

---

① 猘（zhì 秩）犬：即疯狗。

黄蜞也。虽煅之存性，然见水复能化生，啮人脏腑。如犯之者，用黄泥作丸吞之，必入泥而出，或以牛、羊热血同猪脂饮之，亦下。但破瘀之药甚多，何须用此？炒枯黄，或先熬黑，过七日置水不活者方用。畏石灰、食盐。

虻虫 专入肝。微苦微咸，气寒有毒。破血堕胎。治喉痹结塞，逐瘀血，破血积，通血脉，利九窍，除贼血在胸腹五脏，攻血遍行经络，堕胎只在须臾，疗血蓄身黄脉结，腹痛如狂，女子月水不通，并癥瘕，寒热疟母，坚痞积块。盖此物善啮牛、马、猪血，因其性取用，故以治血结诸病。但性属恶毒，若非气足之人，实有蓄血者，勿轻与。去翅、足，炒用。恶麻黄。

䗪虫 专入肝。味苦咸，性寒有毒。凉血破积，软坚接骨。治心腹寒热洗洗，血积癥瘕，破坚，下血闭，月水不通，行产后血积，折伤瘀血，重舌木舌，小儿腹痛夜啼。即属地鳖，又名土鳖。生土中，善攻隙穴。以刀断之，中有汁如浆，斗按即连，复能行走，故能治跌扑损伤，续筋接骨，真奇物也。古方治跌扑损伤，多合自然铜、龙骨、血竭、乳香、没药、五铢钱、黄荆子、麻皮灰、狗头骨以治。通乳脉，用一枚擂，水半合①，滤服，勿令知之。虚人有瘀，斟酌用之。阴干，临时研入。畏皂荚、菖蒲。凡人阴血贯于周身，虽赖阳和，赤忌燥烈。若

---

① 合：原作"含"，据《本草纲目》卷四十一改。

热气内郁，则阴阳阻隔①而经络不通，因而寒热顿生，得此咸寒入血软坚，则凡血聚积块癥瘕，靡不悉除，而血脉调和，营卫畅达，月事时至，又安有月枯血闭，而不见其生育者乎？

螃蟹 专入胃、肝。味咸，最属阴寒，有小毒。除血热血滞，化血为水。弘景曰：以黑犬血灌蟹，三日烧之，能集鼠于庭。同银硃烧烟，则使臭虫即毙。蟹近于漆，则化漆为水。筋骨损断，去壳同黄捣烂，微炒，纳入疮中，筋即连也。治胸中邪气热结，喎僻面肿，蓄血发黄。解结散血，愈漆疮，消食。捣膏涂疥癣，捣汁滴耳聋。妇人乳痈硬肿，及产后肚痛血不下者，以酒食之。小儿解颅不合，同白及末捣涂，以合为度。但性寒伤中，败胃动风，若血因寒滞，及腹中疼痛喜热恶寒者切忌。孕妇食之，令儿横生，其爪尤甚，能堕胎。与柿同食，令人泻泄及发癥瘕。宗奭曰：此物极动风，有风疾人切不可食。中蟹毒者，捣藕节，热酒调服。

杀 虫

天名精 专入肺、胃。味甘辛寒，无毒。破血生肌，去痹，除胸中结热，止烦渴，逐水吐痰，止疟止鼻衄，治瘀血血瘕欲死，下血止血，乳蛾喉痹，砂淋血淋，利小

---

① 隔：原作"膈"，据思贤书局刻本改。

便，解毒，小儿牙关紧闭，急温惊风，杀三虫，除诸毒肿，疗疥瘘痔金疮。揩身痒癮疹，立已。服汁吐疟痰，漱①汁止齿痛。捣敷蛇虫螫毒。根名杜牛膝，功用相同，色白如短牛膝，煎汤洗痔，渣塞患处良。地黄为使。

鹤虱 专入肝。气味辛平。入肝除痰，杀虫②。治蛔咬腹痛，杀五脏虫，止疟，傅恶疮。凡一身痰凝气滞，得此苦以疏泄，则痰气顿解，而虫自无安身之地矣。虫心痛，以淡醋和半匕服，立瘥。除蛔蛲虫，为散，以肥肉臛汁服方寸匕，亦入丸散用。蛊痛则面白唇红，时作时止。即天名精子，最黏人衣。有狐气，炒熟则香。但药肆每以葫芦、萝卜子代充，不可不辨。《千金方》曰：人腹生虫，大率有九：一曰伏虫，长四分，为群虫之主；二曰蛔虫，长一尺，生发多则贯心而杀人；三曰白虫，即寸虫，长一寸，子孙相生，其母转大，长至四五丈，亦能杀人；四曰肉虫③，状如烂杏，令人烦满；五曰肺虫，状如蚕，令人咳嗽；六曰胃虫，状如虾蟆，令人呕吐，胃逆喜哕；七曰弱虫，又名膈中，状如瓜瓣，令人多唾；八曰赤虫，状如生肉，令人长鸣；九曰蛲虫，形极微细，有如菜虫，居于广肠之间，多则为痔，剧则为癫，因人疮痍，即生痈疽癣瘘，病疥龋虫等症。

---

① 漱：原作"嗽"，据文义改。
② 虫：原作"蛊"，据思贤书局刻本改。
③ 肉虫：原作"内虫"，据《千金要方》卷十八改。

雷丸 专入胃，兼入大肠。味苦而咸，性寒有小毒。除热，消积，杀虫。入胃除热消积，治湿热内郁，癫痫狂走，逐邪气毒气，皮中热结，汗出恶风，虫毒，寸白虫自出，杀三虫。作摩膏，除小儿百病，利丈夫，不利女子。腹大气胀，蛊作人声者，服之即能有效。但杀虫之外无他长，久服令人阴痿。若无蛊积者，不得妄用。竹之余气，得霹雳①而生，故名。大小如栗，皮黑肉白者良，若肉紫黑者杀人。竹刀刮去黑皮，甘草水浸一宿，酒拌蒸或炮用。厚朴、芫花为使。恶葛根。蛊②在肝，令人恐怖，眼中赤癃；蛊在心，令人心烦发躁；在脾使人劳热，四肢肿急；在肺使人咳嗽气喘。

芦荟 专入肝，兼入脾、心。大苦大寒，无毒。功专杀蛊除疳，凉肝明目，镇心除烦。除热风烦闷，胸膈间热气，小儿惊痫疳积，杀三虫及痔病疮瘘，解巴豆毒。研末，敷蜃齿甚妙，治湿癣出黄汁。治虫，用芦荟、使君子等分为末，米饮下。单用杀疳蛔，吹鼻杀脑疳及除鼻痒。然苦虽能杀虫，寒虽能疗热，而气甚秽恶，仅可施之藜藿人③。若脾胃虚者，入口便大吐逆，遂致夺食泻泄，因而羸瘦怯弱者多矣。出波斯国木脂也，如黑锡，味苦色绿者真。刘禹锡《传信方》云：予少年曾患癣，初有颈项间，

---

① 霹雳：原作"癣疠"，据思贤书局刻本改。
② 蛊：《本草求真》卷八作"虫"，可参。
③ 人：《本草求真》卷八无，可参。

后延上左耳，遂成湿疮浸淫。用诸药徒令蜇蠹，其疮转甚。偶于①楚州，卖药人教用芦荟一两，炙甘草半两，研末，先以温浆水洗癣，拭净傅之，立干便瘥。真奇方也。气血得香则顺，得臭则逆，慎之。

阿魏　专入脾、胃。味辛气平，且极臭烈，无毒。入脾胃，消痞除秽，杀诸小虫。去臭气，下恶气，破癥积，除邪鬼蛊毒，风邪鬼疰，心腹中冷，传尸冷气，霍乱心腹痛，肾气瘟瘴，治疟辟瘟，消肉积及一切蕈、菜毒，解自死牛、羊、马肉毒。治久疟，用真阿魏，丹砂糊丸，人参汤下。但人血气闻香则顺，遇臭则逆，故胃虚气弱之人，虽有痞积，但当先养胃气，胃强则坚积自磨而消矣，切勿用此臭烈，更伤胃气。出西蕃②波斯国中，阿虞木脂熬成。至难辨真伪，但取少许，安置铜器一宿，沾处白如银汞者真。昔人以真者最难得，故云黄芩无假，阿魏无真。又刘禹锡诗云：阿魏无真却有真，臭而止臭乃为珍。用钵细研，热酒器上裛③过入药。

大枫子　专入肝、脾。味辛性热，有毒。取油，杀疮癣疥疠，杨梅诸疮。有杀虫劫毒之功，止可外敷，不可内服。粗工治大风病，佐以大枫油，殊不知此物性热，虽有燥痰之功，而究易伤血，往往有病将愈而先失明者，不可

---

① 于：原作"遇"，据《本草纲目》卷三十四改。

② 西蕃：亦作"西藩""西番"。我国古代对西域一带及西部边境地区的泛称。

③ 裛（yì 义）：熏。原作"煏"，据《本草纲目》卷三十四改。

不慎。凡血燥之病，宜苦寒以胜，纵疮疥有宜辛热，而血既受损，病必益剧。即效期劫致①，亦戒多服。须除油为妙。出南蕃。子中有仁白色。久则油黄不用。

榧实 专入肺。甘涩微苦，体润而滑，性平无毒。润肺，杀蛊，化水。治咳嗽，明目，消谷，健筋骨，助阳道，行营卫，轻身，令人能食。多食一二升，亦不发病。治腹中邪气，白浊，疗五痔，去三虫蛊毒，鬼疰恶毒，寸白虫。丹溪曰：此肺家果也。炒食味即香酥甘美，但多食则恐引火入肺，大肠受伤，或致滑肠，然惟五痔人宜之。好食茶叶面黄，每日食榧子七枚，以愈为度。治寸白虫，日食榧子七枚，满七日，虫化为水。昔东坡诗云：驱除三彭蛊，愈我心腹疾。义正是矣。忌鹅肉。反绿豆，能杀人。

石榴皮 专入胃、肝，兼入大小肠。止下痢漏精，治筋骨风，腰脚不遂，行步挛急疼痛，涩肠。取汁点目，止泪下。煎服，下蛔虫，杀虫。止下血脱肛，崩②中带下。浸水汁黑如墨，乌须方绿云油中用之。但多恋膈成痰，痢疾未尽者，服之太早反为害也。酸石榴治泻痢，崩中带下，过食损肺坏齿。榴花千叶者，治心热吐血。又研末吹鼻，止衄血立效，亦敷金疮出血。

水银 走而不守。性禀至阴，辛寒有毒。杀诸虫，治

---

① 效期劫致：《本草求真》卷八作"效以骤成，功以劫致"，可参。
② 崩：原作"奔"，据思贤书局刻本改。

疮疥。治恶疮痢疥，疹瘘痂疡白秃，皮肤中虱，除虮虱，解金银铜锡毒，能销五金，镕化还复为丹。堕胎绝孕。得盐、矾为轻粉；加硫黄为银砆；用熀成罐，同硫黄打火升炼，则为灵砂；同皂矾则为升降灵丹。凡药之飞腾灵变，无有过是，故以之杀诸虫，除疥疮也。以傅男子阴器，则必消痿无气。入耳能蚀人脑至尽，头疮切不可用。性滑重，直入肉，令百节挛缩。外敷尚防毒入，若内服则害不待言。得枣肉入唾同研则散，得铅则凝，得硫黄则结，得川椒则收，水银失在地者，以花椒、茶末收之。畏磁石、砒霜。

银朱 外治。性躁味辛，有毒。杀蛊①治疮。破积滞，劫痰涎，散结胸，疗疥癣恶疮，杀虫及虱。其性躁烈，能烂龈挛筋。时珍曰：功过与轻粉同。且同蟹壳烧之，则臭虫绝迹。和枣肉熏之，则疮疥顿枯。但用以服食，古人切戒，谓其性悍烈，良非所宜。系水银同煅炼成砆。外治亦取以毒攻毒之意也。

轻粉 专入筋骨。辛冷而燥，有毒。杀虫治疮，劫痰消积。通大肠，除水肿蛊胀，瘰疬，疥癣虫及鼻上酒皶，风疮瘙痒，敷②小儿疳痹。烈毒之性，走而不守，今人用治杨梅疮毒，虽能劫风痰湿热从龈而出，暂得宽解，然毒气窜入筋骨，血液耗损，久久发为结毒，遂成废人。仍须

---

① 蛊：《本草求真》卷八作"虫"，可参。
② 敷：原作"转"，据思贤书局刻本改。

用水银升炼，入三白丹引拔毒之药，同气搜逐疠风。醉仙丹、通天再造散，用以搜剔毒邪，仍从齿缝出，再以钱氏利惊丸、白饼子并用，则痰积从大便而出。黄连、土茯苓、陈酱，可制其毒。畏磁石、黄连。忌一切血。升炼轻粉法：水银一两，白矾二两，食盐一两，同研不见星，铺铁器内，以小乌盆覆之。筛灶灰，盐水和，封固盆口。以炭打二炷香取开，则粉升于盆上矣。其白如雪，轻盈可爱。又法：水银一两，皂矾七钱，白盐五钱，同上升法，一两汞可升粉八钱。绿矾原与水银难合，而何偏制成粉？盖水银金之魂魄，绿矾铁①之精华，二气同根，是以炼成。但无盐则色不白。太真玉红膏，轻粉、滑石、杏仁等分，为末，蒸过，入脑、麝少许，鸡子清调匀，洗面毕傅之，旬日色如红玉。

谷虫 专入肠胃。味苦性寒。消食积。治热病谵妄，毒痢作吐，小儿疳积疳疮，腹大脚弱，翳膜遮睛。出于粪中，故仍取入腹消积，俾不伤正气。其法漂净炙黄，为末调服。用虾蟆数十只，打死置于坛内，取谷虫入内食尽，然后淘去秽恶，取谷虫焙干。鼻齿疳疮，取此有尾者烧灰一钱，同褐衣灰和匀，频吹最效。治针箭入肉中及取虫牙，用白马脑上肉二斤，待生蛆，与乌骨白鸡食之，取粪阴干，每一钱入硇砂一钱，研匀，用少许擦痛处，片时即

① 铁：同"铁"。

落。皆取秽以入秽，遇骨与肉钻入之意，无他义也。

发　毒

蓖麻子　专入经络诸窍。甘辛有热。性味颇类巴豆，既有收引拔毒之能，复有开窍通利之力。捣膏以贴手臂肿痛，一夜即效。用此同羊脂、麝香煎作摩膏，日摩数次。子宫脱下，用此研膏以涂顶心即入，或捣仁贴丹田亦可。胞衣不出，用此研膏以涂脚心即下。中风口眼㖞斜，偏左贴右手心，偏右贴左手心即正。至于口噤鼻塞耳聋，喉痹眼胀，用烟油薰即开。水癥浮肿，以水研服二枚，即吐恶沫，再加至三枚，三日一服，即瘥。虽壮人亦止可五粒。针刺入肉，竹木骨鲠①，用仁捣敷患处即拔。瘰疬恶疮，用仁外敷立愈。时珍曰：鸬鹚油能引药气入内，蓖麻油能引毒气出外。凡此皆属外用以奏奇功，但热毒气味颇类巴豆，不可内服。盐水煮，去皮，研取油用。忌铁。

芙蓉花　专入肺，兼入肝。味辛气平，质滑涩黏，无毒。功专清肺凉血，散热解毒，止痛消肿排脓，为外科痈疽药也。凡清凉膏、清露散、铁箍散，即是此物。凡一切痈疽肿毒，无论花、叶及根，皆可捣研为末，调蜜涂四围，留中患处，干则频换。初起者即觉清凉，痛止肿消；已成者即脓出；已溃者即易敛，或加赤小豆、苍耳子同入

---

① 鲠：原作"硬"，据文义改。

为末，屡有殊功。然必毒轻不重，方可取用，若大毒阴毒，其势莫遏，则非轻平小剂所能治，此又不可不知也。

枫香 专入肝、脾。味辛苦气平，无毒。性最疏通，透毒外出。治吐血、衄血、咯血，齿痛，瘾疹风痒浮肿，一切痈疽疮疥，金疮，解毒止痛生肌。系枫膏脂所成，结而为香，故曰枫香，又名白胶香。外科取用甚多，金疮研末敷之即效，筋断即续。齿类肿痛，烧灰揩牙甚佳，永无牙疾。咳嗽脓血，同药服之即愈。皆取透发病气之意。时珍曰：枫香、松脂皆能乱乳香，但其色白微黄，功亦相近。以齑①水煮二十②沸，入冷水中，揉扯数十次，晒干用。

象牙 专入肌肉。味甘性寒，无毒。能拔毒外脱。主治邪魅精物，惊悸风痫，热气骨蒸，及诸恶疮内有毒未拔者并宜，生屑入药，立效。盖象性刚猛，牙则善脱，故能以脱引脱耳。痈肿不解，用牙磨水服之，并刲末蜜调，涂之即效。诸铁箭镞及竹木刺杂物入肉，刮牙屑和水敷之，立出。治痫病，刮牙屑，研末炒黄，饮服。诸物刺咽中，磨水服之亦出，旧梳尤佳。诸骨鲠入喉，刮下薄片频服即吐，不吐再服，以吐出为度。象皮味咸气温，专治金疮不合，用皮煅灰存性敷之，亦可熬膏入散。

蟾酥 专入胃。味辛气温，有毒。能拔一切风火热毒之邪，使之外出。治疗疮发背，阴疮阴蚀，疽疬恶疮，使

---

① 齑（jī 基）：调味用的姜、蒜、葱、韭等菜的碎末。
② 二十：原作"十二"，据《本草纲目》卷三十四乙转。

邪尽从汗发，不留内入而热自解。酥同牛酥，或吴茱萸苗汁调，摩腰眼、阴囊，治腰肾冷，并助阴气。又疗虫牙，治齿缝出血及牙痛，以纸纴①少许，按之立止。但性有毒，总皆外科夺命之功，然多用则恐烂人肌肉。即或入丸，亦止可三四厘，多则毒人。作丸亦宜杂他药，如牛黄、明矾、乳香、没药之内，勿单服也。即书载拔诸毒，只宜用酥一钱，白面二钱，朱砂少许作锭。谅病轻重酌与，不可尽服。治背发无名等毒，取酥三五分，广胶水化，米醋入铫②火化，乘热手刷不已，以散为度。刻玉取蟾酥肋涂之，软如刻蜡。蟾酥气味辛寒，凡癥瘕积块，风犬咬伤，小儿疳积，瘟疫发斑，疮疽发背，用之与酥略同。以其辛能发散，寒能逐热，外敷固见神功。若内服则宜除去头、足及腹内肠垢用。风狗咬伤，取蟾蜍后足捣汁生食，先于患人顶心上拔去血发三四茎，于小便内见沫，其毒即解。发背初肿未成者，用活蟾蜍系疮上，半日蟾必昏溃，置水中救其命，再易一个，三易则毒散矣。如势重，则剖蟾蜍合疮上，不久必臭不可闻，再易二三次即愈，慎勿轻为微物。酥以油草纸裹眉裂之，酥出纸上，阴干用。蟾蜍焙干，去皮、爪，酒浸用。

人牙 专入肾。味咸性温。入肾，推毒外出。功专治

---

① 纴：引。

② 铫（diào 吊）：煎药或烧水用的器具。形状像比较高的壶，口大有盖，旁边有柄。

痘倒靥，或出不快，及见黑陷，多因毒气深入，故须用此内发，并和酒、麝达之，痘自红活。盖劫剂也。若伏毒在心，昏冒不省人事，及气虚色白，痒塌不能作脓，热痱紫泡之症，止宜解毒补虚。苟误用此，则郁闷声哑，反成不救，可不慎哉？煅退火毒，研细，水飞用。

解　毒

景天　专入心。苦酸而寒，有小毒。泻热解毒。一名慎火草。治热狂头痛，赤眼寒热，大热火疮，身热烦，邪恶气，风痹风疹瘙痒，疗金疮止血，除诸蛊毒痂疕，女人带下。煎水浴小儿，去烦热惊。纯阴之品，独入离宫①，专清热毒，疗诸火丹及一切游风。捣敷毒伤蛇咬。但中寒人服之大有害，惟外涂不妨耳。

蚤休　专入肝、胆。味苦微寒，有毒。功专解毒，去疟疾寒热，惊痫，摇头弄舌，热气在腹中，胎风手足搐，能泄瘰疬，疗癫疾，痈疮阴②蚀，下三虫③，去蛇毒。一名重楼金线。歌云：七叶一枝花，深山是我家。痈疽如遇此，一似手拈拏。但苦寒不宜多用。

马鞭草　专入肝、肾。味苦微寒。破血，消胀，杀虫。治气血癥瘕，久疟，妇人血气肚胀，月候不调，通

---

①　离宫：指心。心与八卦相配为离卦。
②　阴：原作"除"，据《本草纲目》张绍棠本改。
③　虫：原作"蛊"，据《本草纲目》卷十七改。

月经，疗发背痈疽，下部䘌疮阴肿，杨梅结毒，金疮，行血活血，杀虫破坚积。捣烂煎取汁，熬如饴，每空心酒服一钱匕。但其性专以驱逐为长，若疮证久而虚者，须斟酌用之。茎方，叶似益母，穗如车前。取用苗叶。

露蜂房 专入肝、胃。味甘气平，有毒。功专攻毒。治惊痫瘛疭，寒热邪气，癫疾，鬼精蛊毒，肠痔，敷重舌。疗蜂毒、毒肿，附骨痈疽，根在脏腑，涂瘰疬成瘘。止风牙虫痛，煎水漱之。洗狐尿刺疮①，又洗乳痈、蜂疔、恶疮。其用以毒攻毒。取露天树上者佳。痈疽溃后禁之。洗疮煎用；治痈肿，醋调涂。

牛蒡子 专入肺。辛苦冷滑，无毒。除风，泻热，散结。一名鼠粘子，又名恶实。宣肺气，清咽喉，理痰嗽②，治痘证，消斑疹，明目补中，去皮肤风，利腰膝凝滞之气，利二便，通十二经，散疮疡痈肿，面目浮肿及一切臭毒痧闭。研末浸酒，每日服二三盏，除诸风，去丹石毒，利腰膝。食前熟挼三枚吞之，散诸结节筋骨烦热毒。吞一枚，出痈疽头。凡人毒结，多缘外感风寒，营气不从，逆于肉里，故生如上诸症。牛蒡既能降气下行，复能散风除热，洵为表里两解之剂。但性滑冷利，惟血热便闭者宜之，否则禁用。痘证虚寒泄泻，及脾虚泄泻均忌。实如葡

---

① 狐尿刺疮：一种毒疮，又称狐刺。
② 嗽：原作"漱"，据思贤书局刻本改。

萄而褐色，酒拌蒸，待有霜，拭去用。根和猪脂捣，贴疮肿及反花疮。

金银花 专入肺。味甘性微寒，无毒。清肺热，解痈毒。又名忍冬。除痢祛风，养血止渴，治寒热身肿，腹胀满，能止气下澼，疗疥癣，杨梅恶疮，痈疽痔漏，为外科治毒通行要剂，洵清热解毒之上品，力主通利。能治五肿尸疰。又治飞尸、遁尸、风尸、沉尸、尸注，鬼击及一切风湿气。久服轻身，延年益寿。热毒血痢水痢，浓煎服。禀春气以生，性极中和，故无禁忌。其藤叶名忍冬，以经冬不凋也。干者不及生者力速。酿酒代茶、熬膏并妙，须多用乃效。忍冬酒治一切痈疽，陋贫者遇药材难得，即用忍冬藤生取一把，以叶入砂盆研烂，入生饼子酒少许，稀稠得所，涂四围，中留一口泄气。其藤只用五两重之木锤捶碎，不可犯铁。再用大生甘草节一两，入沙锅内，以水二碗，文武火浸煎至一碗，入无灰好酒一大碗，再煎十数沸，去渣，分三服，一日一夜吃尽。病势重者，一日二剂。服至大小肠通利，则药力大到。花与叶同功，花尤妙。

山豆根 专入心，兼入肺大肠。苦寒无毒。功专泻心保肺，降阴经火逆，解咽喉肿痛第一要药。消肿止痛，治喉痛喉风，龈肿齿痛，含之咽汁。喘满热咳，腹痛下痢，五痔诸疮，敷秃疮、蛇、狗、蜘蛛伤，疗人马急黄，解诸药毒。缘少阴之脉上循咽喉，咽喉虽处肺上，而肺逼近于心，故凡咽喉肿痛，多因心火挟相火交炽，以致逼迫不宁耳。治当用此以降上逆之邪，俾火自上达下，而心气因而以宁。且能祛大肠风热，肺与大肠相表里，肺气清则大肠风热亦解。又解药毒，杀小虫①，并腹胀喘满，热厥心痛，火不上逆则心腹皆安。并疗人马急黄，磨汁以饮，盖热去则血行也。五痔诸疮，服之悉平。总赖苦以泄热，寒以胜热耳。但大苦大寒，脾胃所恶，食少而泄者，切勿沾唇。苗蔓如豆，经冬不凋。

荠苨　专入肺、脾。体虚无心，味甘性寒，无毒。和中明目，利肺气，止咳，消渴，强中。然力专主解毒，以毒性急迫，甘以和之故也。解百药毒，杀蛊毒，治蛇虫②咬，压丹石发动，疗疮毒疔肿。即甜桔梗也。《肘后方》云：一药而解众毒者，惟荠苨汁浓③饮一升，或煮烂嚼之，亦可作散服。此药在诸药中，毒皆自解也。虎中药箭，食清泥而解；野猪中药箭，豗④荠苨而食。观此洵为解毒之最。孙思邈治强中病，茎长兴盛，不交精出，消渴之后，发为痈疽，有荠苨丸、猪肾荠苨汤二方，亦皆取其清热解毒之功。似桔梗而味甘不苦，市多以乱人参，不可不察。荠苨丸：用荠苨、大豆、茯神、磁石、栝楼根、熟地黄、地骨皮、元参、石斛、鹿茸一两，人参、沉香各半两，为

---

① 虫：原作"蛊"，据《本草纲目》卷十八及《本草求真》卷八改。
② 虫：原作"蛊"，据《本草纲目》卷十二改。
③ 浓：原作"脓"，据思贤书局刻本改。
④ 豗（huī 挥）：猪嘴拱土。

末。以猪肚洗净煮烂，杵和为丸，空心盐汤下。猪肾荠苨汤：用猪肾一具，荠苨、石膏各三两，人参、茯苓、磁石、知母、葛根、黄芩、栝楼根、甘草各二两，黑大豆一升，水一斗半，先煮猪肾、大豆取汁一斗，去滓，下药再煮三升，分三服。后人名为石子荠苨汤。似人参而体虚无心，味甘又有伪作党参者，宜详辨之。

白头翁 专入肠、胃。味苦性寒，无毒。泻肠胃热毒。治温疟寒热及一切风气，明目，疗鼻衄，齿痛，骨痛，热毒血痛，腹痛，百节骨痛，暖腰膝，逐血，消赘疣，项下瘤疬，癥瘕积聚，疗金疮，血痔偏坠①。何书用此以治痢便脓血，经云：肾欲坚，急食苦以坚之。痢则下焦虚损，故以纯苦之剂以坚，如仲景治挟热下痢，用白头翁、黄连、黄柏、秦皮，名白头翁汤。邪结阳明，服此清热解毒，则肾不燥扰而骨固；齿属肾也，胃不受邪而齿安；龈属阳明也，毒不上浸而衄止。若热不内结，则疝与瘕皆却。小儿头秃得除，亦皆清热解毒之力。近根有白茸，头上有白毛者方真。得酒良。

漏芦 专入胃、肺，兼入大小肠。味苦而咸，气寒无毒。解胃腑热毒，并通乳汁。去风赤眼，皮肤热毒，恶疮疽痔，湿痹，止遗尿泄精，尿血肠风，通妇人经脉，解小儿壮热，痈疽瘰疬，金疮扑损，续筋骨，止血排脓，补血

---

① 偏坠：指阴疝偏坠。

长肉，清热解毒，俾邪尽从便出而愈。但诸症非由热毒而起，及气虚疮疡不起，与孕妇有病者均忌。出闽中，茎如油麻，枯黑似漆者真。甘草拌蒸。连翘为使。

山慈菇　专入胃。味苦微辛，气寒微毒。泻热，消结，解毒。治瘰疬结核，疮瘘痈疽，无名疔肿，瘾疹恶疮，蛇虺、狂犬伤，攻毒破皮，解诸毒，皆用醋磨汁外敷。因可解散，内服亦可调治。并剥人面皮，除皯𪒠①。但性寒凉，不可过服。根与慈葱、小蒜相类。去毛壳用。《普济方》治粉泽面默，用山慈菇夜涂旦洗。

绿豆　专入肠、胃。味甘气寒。清肠胃热毒，通行十二经，清热解毒。能厚肠胃，润皮肤，去浮风，和五脏，益元气，安精神，治头风头痛，除吐逆，寒热热中，泄痢卒澼，利小便，消肿胀，清痘毒，解一切药草、牛马、金石、砒霜等毒。煮食消肿下气，压热解毒。煮汁则止消渴。生研绞汁服，治丹毒烦热，风疹，药石发动，热气奔豚。磨粉合以乳香、丹砂，则能护心，使毒不入。护心膏用此。粉扑痘溃尤妙。筑枕夜卧，则能明目疏风。杖疮疼痛，用鸡子白调敷即愈。皮尤凉于绿豆，洗目并饮，退翳明目如神。与榧子同食杀人。有诵观音经者，出行折足，哀叫菩萨。梦僧授一方，绿豆粉新铫炒紫色，井水调，厚敷纸贴，杉木札定，其效如神。

---

①　皯𪒠（zèng 赠）：面黑气。

蚯蚓 专入脾，兼入经络。味咸性寒，无毒。蚓原土德而星应轸水，清热利水。治头风齿痛，风热赤眼，木舌喉痹，鼻瘜聍耳，中风痫疾，蛊毒，杀三虫及长虫，除伏尸鬼疰，伤寒伏热，温病大热狂言，饮汁皆瘥。疗小儿热病，癫痫急慢①惊风，血热痘疮，斑多紫黑，癥瘕，大腹黄疸，损伤乘危，瘰疬溃烂流串，肾风脚气，历节风痛，肾脏风注卵肿，脱肛。解射罔、蜘蛛毒及蚰蜒入耳。炒为末，主蛇伤毒。葱化为汁，疗耳聋。又涂丹毒，傅漆疮。盖此物伏处，钻土饮泉，是其本性，故伏热、停癥、蓄水，触着即消，能使尽从小便而出。时珍曰：其性寒而下行，故能解诸热病下行，且利小便，治足疾而通经络也。凡跌扑受伤，血瘀经络，亦宜用此消化。但审认不确，妄为投用，良非所宜。取老而白头者良。捣汁井水调下，入药或晒干为末，或微炙，或烧灰，或葱与盐化为水，各随本方用。宗奭曰：肾脏风下注病，不可阙也。颂曰：脚气药必须此物为使，然亦有毒。有人因脚病用此，果得奇效，病愈犹常服，至二十余日，燥渴②但欲饮水不已，遂至顿委。大抵攻病用毒药，中病即当止也。汪昂云：中其毒者，盐水解之。张将军病蚯蚓咬毒，每夕蚓鸣于体，浓煎盐水，洗身数过而愈。泥敷小儿阴囊热肿、腮肿。

---

① 慢：原作"漫"，据思贤书局刻本改。
② 燥渴：《本草纲目》卷四十二作"觉躁愦"，可参。

蜗牛 专入经络大肠胃。味咸性寒，有小毒。泻经络、肠胃风邪热毒。即带壳大蜒蚰也。生下湿地，阴雨即出，性禀至阴，止鼻衄，通耳聋，消喉痹，除贼风，定惊痫，治口眼㖞斜，筋脉挛拘，疗诸风热肿毒，脱肛痔疮，肿痛痈疽，发背疔肿，及小儿脐风撮口。制蜈蚣、蝎虿毒，研烂涂之。颂曰：入婴孩药最胜，总取其咸寒，解诸热之[①]性耳。取形圆大，缘桑木者佳。无壳名蜒蚰。

人中黄 专入肠胃。味甘性寒。泻肠胃实热。治天行热狂热疾，热毒湿毒，大解五脏实热，阳毒热狂，痘疮血热，黑陷不起。饭和作丸，清痰，消食积，降阴火。是用甘草末入竹于竹筒，塞孔，冬月置粪缸内，经春取出，悬[②]挂风处，阴干取用。入胃解毒，以味甘故也。解五脏实热，以气寒故也。又治温疫诸毒斑狂，及发痘疮黑陷不起，以其臭与不正相类，故能以毒攻毒也。倘遇急难得，可取坑垢以代。但非实热极盛者均忌。

毒　物

凤仙子 专入肾。味微苦气温，小毒。攻坚破硬拔毒。治产难，积块噎膈，下骨哽，透骨通窍。其性急猛异常，又名急性子，即俗呼金凤花子也。能于骨穴坚硬处所，极力搜治，是以胜金丹，用治狂痴，取其急领砒毒吐

---

① 之：原无，据《本草求真》卷八补。
② 悬：原作"点"，据《本草求真》卷八改。

泄。同砒霜点牙，即落。同独蒜捣汁，涂痞块即消，加麝香、阿魏尤捷。投子以煮硬肉，即烂。但此物不生①蛊蠹，蜂蝶不近，且多食则戟人喉。若无毒用之，当细审量。噎食不下，用凤仙花子酒浸三宿，晒干为末，酒丸绿豆大。每服八粒，温酒下，不可多用。即急性子也。

巴豆　专入肠、胃。辛而大热，大毒。生猛熟缓，可升可降，能行能止，开窍宣滞，去脏腑沉寒，通大便寒结，为斩关夺命之将。破痰癖血瘕，气痞食积，生冷硬物所伤，大腹，十种水肿②，泻痢惊痫，口喎耳聋，牙痛喉痹，除蛊毒鬼疰邪物，杀虫鱼，治瘘痹，落胎烂胎。既云能降能行，又云能升能止，何也？盖因沉寒痼冷，积聚于脏，深入不毛，故欲去不能，不去不得，若非辛热迅利斩关直入，扫除阴霾，推陈致新，亦安能荡涤如斯哉！是即书所谓能降能行者耳。至有久病溏泄，服升提涩药而泄反甚，脉滑而沉，是明肠胃久伤，冷积凝气所致，法当用以热下，则寒去利止，而脉始得上升，是即所谓能升能止也。夫医理玄③远，变化靡尽，在人引伸触类，毋为书执，则用药不歧。即如大黄，亦属开关通便之品，然惟腑病多热者最宜，若脏病多寒而用大黄通利，不亦自相悖谬乎？故曰误用有推墙倒壁之虞，善用有勘乱调中之妙。元素

---

① 不生：原作"生不"，据《本草纲目》卷十七乙转。

② 肿：原作"种"，据思贤书局刻本改。

③ 玄：原作"元"，据《本草求真》卷八》改。

曰：世治酒病膈气，而以巴豆辛热通开肠胃郁热，不知郁热虽开，血液随亡，其阴损伤，必致寒结胸膈。小儿疳积，用之不死亦危。奈何庸人畏大黄而不畏巴豆，以其性热剂小耳。试以少许擦皮肤，须臾发泡，况下肠能无溃灼熏烂之患乎？即有急症，不得已而用之，宜压去其油，取霜，少许入药。或用壳、用仁、用油，生用、炒用、醋煮、烧存性用。研去油，名巴霜。芫花为使。畏大黄、黄连、凉水。中其毒者，以此解之，或黑豆汁、绿豆汁亦佳。得火良。时珍曰：一妇年六十余，溏泄五载，犯生冷、油腻、肉食即作痛。服升涩药泄反甚，脉沉而滑，此乃脾胃久伤积冷凝滞，法当以热下之。用蜡匮巴豆丸五十粒，服一二日，不利而愈。自是每用治痢泄，愈者俟近百人。仲景治伤寒传里多热者，多用大黄。东垣治五积属脏者，多用巴豆，与大黄同服，反不泻人。汪昂曰：缠喉急痹，缓治则死，用解毒丸。雄黄一两，郁金一钱，巴豆十四粒，去皮油，为丸。每服五分，津咽下。雄黄破结气，郁金破恶气，巴豆下稠涎，然系厉剂，不可轻用；或用纸撚醮巴豆油，燃火刺喉；或捣巴豆绵裹，随左右纳鼻中，吐出恶涎紫血即宽。时珍曰：巴豆紧小者为雌，有棱两头尖者是雄，雄则更峻耳。用之得宜，皆有功力。但不去膜则伤胃，不去心则作呕。

砒石 专入肠、胃。辛苦而酸，大热大毒。专能燥痰，可作吐药，疗痰在胸膈，除哮截疟。外用蚀败肉，杀虫枯痔。出于信州，故名信石。即锡之苗，故锡亦云有毒。色白有黄晕者，名金脚砒。生者名砒石，炼过者曰砒霜，其色红性尤烈。炼砒霜时，人立上风十余丈，其下风所近草木皆死。毒鼠鼠死，猫犬食亦死，人服至一钱者立毙。烟火家用少许，则爆声更大，其性急烈可知。若酒服及烧酒服，则肠胃腐①烂，顷刻杀人，虽绿豆、冷水亦无解矣。奈何以必死之药，治不死之病。惟膈痰牢固，为哮为疟，果因寒结，万不得已，始借此酸苦②涌泄吐之，然须斟酌，偶用可耳。时珍曰：凡痰疟及齁喘③，用此真有劫病立起之效，但须冷水吞之，不可以饮食同投，静卧一日或一夜，亦不作吐；若稍以物引发，即作吐也。一妇病心痛，数年不愈，一医用人言④半分，茶叶一分，白汤调下，吐瘀血一块而愈。杀虫及恶疮，用砒石、铜绿等分为末，摊纸上贴之，其效如神。枯痔外敷。畏醋、绿豆、冷水、羊血。

硇砂 专入肠、胃。味苦咸与辛，性大热。五金八石，俱能消磨，故能消肉食不化。消食破瘀，去目翳弩肉，治噎膈癥瘕，积痢骨鲠，食肉饱胀，除痣靥疣赘，去恶肉，生好肌，除冷病，大益阳事。系卤液所结而成，秉

---

① 腐：原作"腑"，据《本草求真》卷八改。
② 苦：原作"寒"，据《本草求真》卷八改。
③ 齁（hōu 侯）喘：即哮喘。
④ 人言：原作"人信"，据《本草纲目》卷十改。即砒石。砒石出信州，又称信石，而又隐信字为人言。

阴毒之气，含阳毒之精，本草言能化人心为血，硬肉难化，入砂即烂，故治噎膈、癥瘕、肉积有殊功。其性猛烈，殆不堪言，况人脆肠薄胃，其堪用此消导乎？第或药与病对，有非峻迫投治不能奏效，如谷食不消，则必用以曲糵；鱼鳖不消，则必用以橘叶、紫苏、生姜；菜果不消，则必用以丁香、桂心；水饮不消，则必用以牵牛、芫花；至于肉食不消，又安能舍此阿魏、硇砂而不用乎？第当详其虚实，审其轻重缓急，以求药与病当耳。如其审症不明，妄为投治，祸犹反掌，不可不慎。出西羌，如牙硝光净者良。用水飞过，醋煮干如霜，刮下用之。忌羊血。时珍曰：硇砂大热有毒之物，噎膈反胃，积块肉瘕之病，用之则有神功。盖此疾皆起于七情饮食所致，痰气郁结，遂成有形，妨碍道路，吐食痛胀，非此消化，岂能去之？洁古云：食而有积，攻之尚不可过，况虚而有积者乎？但谓壮实之人，其在初时果有大积，攻之自便；若属虚人，纵有大积，或用攻补兼施，其宜多攻少补，宜多补少攻，是在临证斟酌耳。如其置虚不问，徒以实治，即属偏见，贻害不可胜言。

续　增

南天烛　专入肺，兼入肝肾。子酸甘平，无毒。强筋骨，益气力，固精驻颜。枝叶酸涩，功用相同，尤止泄除睡，久服轻身长年，变白却老，令人不饥。一名南烛，一名草木之王。时珍曰：吴楚深山中甚多，叶如苦楝而小，七月开小白花，结子成簇，生青，九月熟则红紫色，内有细子，其味甘酸。人家多植庭除间。按古今诗话①云：即杨桐也。叶似冬青而小，临水生者尤茂，凌冬不凋。今江东州郡亦有之，株高三五尺，寒食采其叶，渍水染饭，色青而光，能资阳气，谓之青精饭。此木最难长，初生三四年，状若崧菜②之属，亦颇似卮子③，二三十年乃成大株，故曰木而似草也。

冬虫夏草 专入肺肾。味甘性平。保肺益肾，止血化痰，止劳嗽。产云贵，冬在土中，身强如老蚕，有毛能动，至夏则毛出土上，连身俱化为草。若不取，至冬复化为虫。

新 增④

络石 入心肝肾胆胃。味苦微寒，无毒。主风热死肌痈伤，口干舌焦，痈肿不消，喉舌肿不通⑤，水浆不下。治大惊入腹，除邪气，养肾，主腰髋痛，坚筋骨，利关节。时珍曰：络石气味平和，神农列之上品，医家鲜知用

① 话：原无，据《本草纲目》卷三十六补。
② 菜：原作"叶"，据《本草纲目》卷三十六改。
③ 卮子：即栀子。思贤书局刻本作"栀子"。
④ 新增：以下从络石到鱼鳔十四味，原无，据思贤书局刻本及《中国医学大成续集》补。
⑤ 不通：《本草纲目》卷十八作"闭"，可参。

者，岂以其①贱而忽之耶？沈金鳌曰：络石为凉血退热之品，专于舒筋活络，凡筋脉拘挛不易伸屈者，服之无不获效，屡试屡验。阴脏人畏寒，易泄者忌。畏贝母、菖蒲。藤生石上者良。

大豆黄卷 专入胃。甘平，无毒。治湿痹拘挛膝痛，五脏不足，胃气结积，益气止痛，润肌肤皮毛。破妇人恶血，产中药多用之。宜肾。除胃中积热，消水病胀满。《宣明方》曰：水痹不痛，上下周身，名曰周痹，用此一味炒研，汤下半钱，日三服。黑大豆为蘖，芽生五寸长，便干之，名黄卷。

苎根 专入肝，味甘性寒，无毒。主天行热病，大渴大狂，诸淋血淋。治胸膈②热，漏胎下血，胎前产后心烦，及服金石药人心热。捣贴赤游丹，痈疽发背，金疮伤折，止血易痂。叶散瘀血，如瘀在腹，捣汁服，血皆化水，秋冬用干叶亦可。沤苎汁，治消渴。丹溪曰：苎根大能补阴而行滞血，方家恶其贱勿用，惜哉！胃弱泄泻及诸病，不由血热者忌。

紫荆皮 专入肝，兼入心包。味苦性平，无毒。破宿血，下五淋，活血行气，消肿解毒。治妇人血气痛，经水滞涩。

荆沥 气味甘平。除风热，化痰涎，开经络，行血气。治中风失音，惊痫痰迷，眩运烦闷，消渴，热痢，为

---

① 其：《本草纲目》卷十八此下有"近"字，可参。
② 膈：原作"㔟"，据《中国医学大成续集》改。

去风化痰妙药。丹溪曰：虚痰用竹沥，实痰用荆沥。宜姜汁送则不凝滞。用黄荆良。

水仙花根　味苦微辛，寒滑无毒。捣敷温毒外肿，并主一切痈疽。吴鞠通曰：水仙花苦能降火败毒，辛能散邪热之结，寒能胜热，滑能利痰。其汁胶黏，能拔毒外出，不致深入脏腑。用根，去老赤皮及须，捣成膏，敷肿处，中留一孔，干则易之，以肌肤上生黍米大小黄疮为度，过敷则痛甚而烂。用黄连、黄柏、大黄、乳香、没药，香油调敷解之。

芭蕉根　味甘大寒。治天行热狂，烦闷消渴。捣汁服，治产后血胀闷①。敷痈②肿结热。

山茶花　味甘微辛寒。色赤入血分。治吐衄肠风。麻油调敷汤火伤。用红色者。

蔷薇根　专入胃，兼入大肠。味苦涩而冷。除风热温热，生肌，杀虫。治泻痢，消渴遗尿，好眠，痈疽疮癣。牙痛口糜，煎汁含漱，神效。黄心白色、粉红色者入药。子名营实，酸温，主治同。

椿樗白皮　专入胃、大肠。味苦性寒，无毒。苦燥湿，寒胜热，涩收敛，治湿热为病，泻泄，赤白久痢。去口臭，止血崩，产后血不止，赤白带，肠风泻血不住，缩小便。治精滑梦遗。去肺③胃陈积之痰。杀疳䘌，樗皮尤

------

① 捣汁服……胀闷：思贤书局刻本作"后血胀"，《中国医学大成续集》无。据《本草纲目》卷十五补。

② 痈：此下原有"疽"字，据《本草纲目》卷十五删。

③ 肺：原作"脾"，据《本草纲目》卷三十五改。

良。脾胃虚寒者，崩带属真阴虚者忌。痢疾滞未尽者，亦忌。香者为椿，臭者为樗。去粗皮，醋炒或密炙用。

杉木　气味辛温。去恶气，散风毒。治脚气肿满，心腹胀痛，洗毒疮。柳子厚纂《救死方》云：得脚气，夜半痞绝，胁块如石，昏困且死，郑洵美传杉木汤①，食顷大下。杉木皮三两，生蚕豆二两，苡仁米一两，大枣十五枚，广糖四片，煎水频服，治脾虚水肿神效。久煎及过服，令人泄泻。去粗皮，取陈久无虫、无油者良。

棕榈　专入肝、脾。味苦涩性平，无毒。烧黑能止血，治吐衄，破癥，治肠风赤白痢，崩带。主金疮疥癣，能生肌止血。均烧存性用。与发灰同用更良，年久败棕尤妙。棕、侧柏、卷柏，烧存性，饭为丸，止远年下血，亦可煎服。血证初起，及瘀血未尽者忌。

黄明胶　即牛皮胶。气味甘平，功同阿胶。时珍曰：真阿胶难得，牛皮胶亦可用。性皆平补，宜于虚热之人。仲景治泻痢，阿胶、黄胶、黄蜡并用。藏器曰：诸胶皆能补虚止泄。同葱白煮食，通大便。

鱼膘②　专入肾。味甘性平，无毒。主女人产难，产后风搐，破伤风痉，止呕血，散瘀血，消肿毒。治折伤出血不止，烧灰敷阴疮、瘘疮、月蚀疮。

---

① 杉木汤：杉木节一大升，橘叶（切）一大升（无叶则以皮代之），大腹槟榔七枚（连子碎之），童子小便三大升，共煮一大升半，分为两服。

② 鱼膘：即鱼鳔。

附录：日食菜物

谷 部

糯米 味甘性平。功专缓中，虽兼补中益气，止虚寒泄泻，缩小便，收自汗，亦只因性黏①不利，留滞在中，上壅不下之故，非如参、芪性主温补，仍兼通活也。况服之使人多睡，身软无力，四肢不收，发风昏昏，更发痘疮。且猫食之则脚屈难行，马食之则足重难移，妊妇杂肉食之，令子不利。一切病人与小儿，及中满腹胀者皆忌之。本属阴物，阴即寒象，特酿酒熬饧②则热，饧即白糖之未扯者，色紫黑，能润肺和脾，化痰止嗽。张仲景建中汤用之，取甘以补脾缓中。然多食则发湿热，动痰火，损齿。凡糯米总不宜多食。

粟米 味咸气微寒。主益肾气，去脾胃中热，益气。此肾之谷也，治虚热消渴，止泄利，渗利小便，泄肾邪，降胃火，治反胃吐食及霍乱转筋，阴缩入腹。鼻衄不止者，煮水饮，陈者良。但不宜多食过食，恐致滞气。与雁食③，则足重难飞。与杏仁同食，则吐泻不止。粟泔汁，

---

① 黏：原作"糯"，据《本草求真》卷九改。
② 饧：糖稀。
③ 与雁食：《本草纲目》卷二十三作"雁食粟"。可参。

洗诸疮疡良。

稷米 味甘气平。缓脾润肺，主益气，补不足。稷与黍一类二种，糯者为黍，不糯者为稷。黍可酿酒，稷可作饭，犹稻之有粳与糯也。而稷又有芦稷、黍①稷之分。芦稷则形高于芦，实亦香美，性复中和，益气和中，宣脾利胃，煎汤治霍乱吐泻如神，烧酒治腹中沉疴啾唧②。若黍稷则形状如粟，但粟穗则<u>丛</u>聚攒簇，黍稷则疏散成枝，味甘性寒，作饭疏爽，香美可爱，服之可以清热凉血，解暑止渴，治痈疽背发瘟疫等证。孙真人云：稷，脾之谷也，脾病者宜食之。合羊肉煮粥食，能补中益气，肥身体，并解丹石、苦瓠毒。痈疽发背，熬黑涂之。但多食则冷气内发。

粱米 色黄味甘性平。益气和中，止泄，助精神。治客风顽痹，霍乱下痢，身烦热。若小儿脑热鼻无涕，以生磨水调贴囟门。赤丹小疮如火炙，研末蜜水调涂。白粱、青粱性皆微凉，白主除热益气，青主胃瘅热中消渴，止泄，利小便，益气补中，轻身延年。

黍米 味甘性温。益气补中。治咳嗽失音，霍乱吐泻，心腹疼痛，涩肠胃。生捣汁服，治鳖瘕；煮粥饮，治男子阴易；嚼汁擦小儿鹅口；用鸡卵清调敷汤火伤。孙真人曰：肺之谷也，肺病者宜食之，但多食则生烦热，缓

---

① 黍：原作"麦"，据下文及《本草求真》卷九改。
② 啾唧：犹小病。

筋骨。

大麦 味甘性平微寒。主渴除热，益气调中，补虚养血，久服悦颜色，令人白。除胀满，舒胸膈，滑肠下气，凉血，止下利，治缠喉风，食不能下。用此面作稀糊合咽，以助胃气而下。丹溪曰：大麦初熟，人多炒食，则生火热之病；若煮粥食则有益也。

谷芽 味甘苦性温，无毒。消食与麦芽同功，若温中则以谷芽为上。味甘气和，具生化之性，为消食健脾，开胃和中要药。

小麦 气微寒，味甘无毒。此心之谷也，能养心除烦热，利小便，止躁渴咽干，养肝气，止漏血唾血。仲景曰：妇人脏躁证，悲伤欲哭，壮若神灵，用大枣汤。以大枣十枚，小麦一升，甘草一两，每服一两。亦补脾气也。《圣惠方》用小麦饭治烦热，少睡多渴。青蒿散用小麦①百粒，治小儿骨蒸肌热，妇人劳热。

浮麦 即水淘浮起者。味咸性凉。能止虚汗盗汗，劳热骨蒸。汗为心液，麦为心谷，浮者无肉，故能凉心。

麦麸 醋拌蒸，能散血止痛，熨腰脚折伤，风湿痹痛，寒湿脚气。炒热以布包，互换之，至汗出为度最良。盖麦之凉全在皮，故麦去皮即热。凡疮疡痘

---

① 小麦饭治……青蒿散用小麦：思贤书局刻本无此十四字。

疮，溃烂不能着席者，用麦麸装褥卧，性凉而软，诚妙法也。

面 味甘气温，微毒。补虚养气，助五脏，厚肠胃。并敷痈肿损伤，散血止痛，止衄血吐血。食宜略同醋入，以其升发脾胃之气，得醋则稍敛。然能壅气作渴，助湿发热，脾虚有湿热者，服之最忌。

红曲 味甘性温。色赤入荣，破血活血和血，燥胃消食。治湿热内淫，赤白下痢，跌打损伤，心腹作痛，胎前产后恶露不净，小儿吐逆，不喜食乳，山岚①瘴气，血阻痹痛。时珍曰：人之水谷入胃，中焦湿热熏蒸，游溢精气，化为荣血，此造化自然之妙也。红曲以白米饭杂曲母，湿热蒸窨②，即变为真红，此人窥造化之巧者也。故治脾胃荣血，得同气相求之义也。

绿豆粉 清胃止热泻，治痘疮溃烂，用干粉扑。有市民素诵观音经甚诚，偶出行折一足，哀叫菩萨，梦僧授一方，绿豆粉新铫炒紫色，井水调，厚敷杉木皮扎定，其效如神。凡痈疽恶疮，用绿豆粉一两，乳香五钱，灯芯同研和匀，以甘草浓煎汤下一钱。若毒气攻心，有呕逆之证，大宜服此。盖绿豆压热下气，消肿解毒，乳香消诸痈肿毒，服至一两，则毒不致内攻也。磨粉，合以乳香、丹砂，则能护心使毒不入，护心膏用此。筑枕夜卧，则能明

---

① 岚：原作"疯"，据思贤书局刻本改。
② 窨：同"熏"。

目疏风。杖疮疼痛，用鸡子清调敷即愈。与榧子同食杀人。

黄豆 味甘性平，炒食则热。生则疏泄，熟则壅滞。通大肠，宽中下气，行水道，消水胀肿毒。误食毒物，须生捣研汁，水吐之。诸菌①毒，浓煎汁饮。内痈及臭毒腹毒腹痛，并与生黄豆嚼，甜而不生恶心者是，即上部结有痈脓，及中臭毒发痧之真候。痘后余毒发痈，炒黑研末，以清油搽之。痘后风癣，以豆壳煎汤洗。痘后生疮，以豆②烧黑研末，香油调涂。肿疡背疮等症③，以豆生浸细磨，和滓炒热以敷，或炒黑为末，以香油涂之。但多食则生痰动咳，壅气上冲。患黄水疥疮者不宜食。又忌同猪肉食。

豆腐 味甘而咸，气寒微毒。胃火冲击，内热郁蒸，症见消渴胀满，并休息久痢，用白豆腐煎食。赤眼肿痛，内服消风热药，外用盐收豆腐片，每夜贴之，酸浆者勿用。杖疮青肿，用豆腐切片贴之，频易。又或用烧酒煮腐以贴，色红即易。烧酒醉死④，心头热者，用热豆腐切片通身以贴，冷即频易。然多食则发肾气、疮疥头风。惟杏仁可解多食中毒者，莱菔汤亦可解。豆皮能除斑痘翳矇⑤。

---

① 菌：原作"囷"，据思贤书局刻本改。
② 豆：原作"痘"，据思贤书局刻本改。
③ 症：原作"痘"，据思贤书局刻本改。《本草求真》卷九作"证"。
④ 死：此下原有"者"字，据《本草纲目》卷二十五删。
⑤ 矇：同"蒙"。原作"朦"，据《本草求真》卷九改。

豆芽发疥动气。

豆酱油 味咸性冷。解肾热邪及诸食物毒气。小麦酱杀药力，不如豆酱。凡蛇、虫、蜂、虿、犬咬、汤火、砒霜、虫毒，皆当用此以解。手指掣痛。用酱清和蜜，温热浸之。疬疡风驳，用酱清和石硫黄细末，日日揩之。大便不通，用酱汁灌入孔中。飞虫入耳，用酱滴灌耳中即出。中轻粉毒，用三年陈酱，化水以漱。身上干燥，用豆酱入药以涂。妊娠下血，则用豆酱二升，去汁取豆，炒研，服方寸匕。尿血，则用豆酱煎干生地二两为末，每服一钱，米汤以下。但小儿过服，则恐生痰动气。妊娠合雀肉以食，则令儿面黑，所当避也。取陈久者佳。

白豆 气平味甘。一名饭豆。为肺肾之谷，导滞调中，益五脏，暖肠胃，助血脉，肺虚喘促，能下气，更能补脾益气。

黑豆 味甘性平，色黑体润。此肾之谷也，入肾祛风散热，利水下气，活血解毒，明目镇心，泽肌补骨，止渴生津。去水则治身面浮肿，水痢不止，痘疮湿烂；下气则治脚气攻心，胸胁卒痛；解热则治热毒攻眼，乳岩发热；活血则治便血赤痢，折伤堕坠；解毒则治风瘫疮疥，丹毒蛇蛊；益肾则治腰膝疼痛，妊娠腰痛，胎动不安，产后中风危笃等症。下产后余血，熬令烟尽，以酒淋服。又能解毒，同甘草则解百药毒。稀痘方以此煮食。治痘疮火毒发狂，同人中黄煮水饮，立平。生则性平，炒食极热，煮食甚寒。作豉极冷，造酱及生黄卷则平。牛食之温，马食之冷。但性壅多服，令人身重。忌厚朴，犯之则动气。畏五参、龙胆草、猪肉。得前胡、杏仁、牡蛎、石蜜、诸胆汁良。

蚕豆 味甘性温。疏和脾胃。多服壅气。治误吞铁针，积善堂方：一女子误吞针入腹，诸医不能治。有人教令煮蚕豆和韭菜食之，针自大便同出。误吞金银物者，用之皆效。可验其性疏利，已见一斑①。若中气素馁之人，稍服即作胀。

豌豆 味甘气平，无毒。调荣卫，补中气，利肠胃湿热。凡人病因湿热而见胀满消渴，尿闭寒热，热中吐逆泄澼者，服此最宜。治气虚病胀，同羊肉煮食，亦能奏功。治小儿痘中有疔，或紫黑而大，或黑坏而臭，或中有黑线者，证十死八九，惟四圣丹一方最妙，用豌豆四十九粒，烧存性，头发灰三分，真珍珠十四粒，研为末，油胭脂同杵成膏，先以针挑破痘疔，呷出恶血，以少许点之，即时变红活色。出胡地，大如杏仁者良。

豇豆 味甘而咸，性平无毒。安胃养肾，开胃理中，生精补髓，和五脏，益元气。此肾之谷也，补肾气虚损，入盐少许，食之甚效。治吐逆泄痢，小便频数，尿有余沥，生津止渴。饮汁解草莽毒。时珍曰：豇豆可菜、可

---

① 斑：原作"班"，据《中国医学大成续集》改。

果、可谷，益气补中，为豆中之上品。但功多补肾，惟水肿忌补肾气，余则诸疾无禁①。

菜　部②

白菜　味甘性微凉。和中，通利大小肠，解酒渴，除胸中烦闷，消食，治瘅清热。古名菘。治小儿赤游风，以菘菜捣敷即止。治飞丝入目，以白菜捣烂，帕包滴汁二三点，入目即出。治漆毒生疮，用白菘菜捣烂，涂之即退。但气虚胃冷人不宜食。仲景言药中有甘草，若食菘则病缠绵不愈。有足疾者不宜食，夏季尤不宜多食，多食则皮肤瘙痒，以生姜解之。

黑姜　辛苦大热。除胃冷而守中，去脏腑沉寒痼冷，去恶生新，凡血症可用此二三分以为向导，取水能制火之义也。

煨姜　用生姜惧其散，用干姜惧其燥，惟此略不燥散，凡和中止呕，及与大枣并用，取其行脾胃之津液而和营卫，最为平妥。老姜洗净，用湿粗草纸包，炭火内煨，令草纸纯焦，并姜外皮微焦，中心深黄色则透矣。切片用。

苋菜　甘冷利。白苋，补气除热，通九窍。赤苋，主

---

① 惟水肿忌……诸疾无禁：《本草求真》卷九作"诸疾无禁，惟水肿忌。补肾气，不宜多食耳"，可参。

② 菜部：原脱，据目录补。

赤痢，射工、沙虱。紫苋，杀虫毒，治气痢。六苋并利大小肠，治初痢、滑胎。忌与鳖同食。子祛肝风客热，明目，治青盲及眼见黑花。

马齿苋 酸寒无毒。散血消肿，利肠滑胎，解毒通淋，治产后虚汗，祛风杀虫，疗小儿丹毒，女人赤白带下，破瘀癖，止消渴。饮汁治反胃，诸淋金疮流血，破血癖癥瘕，紧唇面疱，解马汗、射工毒，涂之瘥。治脚气阴肿。煮粥止痢及疳痢。治痈疮，杀诸虫，捣汁生服，当利下恶物，去白虫。和梳垢，封丁肿。又烧灰，和陈醋滓先灸后封之，即根出。亦忌与鳖同食。子明目治青盲，及目中出泪或出脓。叶如马齿，有大小二种，小者入药。

芥菜 气味性烈。通肺开胃，顺气豁痰，通窍治咳嗽，利胸膈，聪耳明目。但有疮疡、痔疾、便血者勿食。同兔肉食成恶邪病，同鲫鱼食发水肿，多食反动气与风，生食发丹石。盐、菜无忌。河间云：辛走气，气病无多食辛，食则肉胝而唇塞①。凡食辛而泪堕者，盖泪为肝液，以金克木也。

芹菜 性平味甘，兼有辛苦。清风热，活血脉，利口齿，祛头风，治身热烦渴，开鼻齆壅塞。此有水旱二种，惟有毛者佳。须察其辛多于苦，则能除寒湿及女子赤沃；苦多于辛，则能治热湿及痈肿。但芹在水，须防有虫在叶

---

① 辛走气……肉胝而唇塞：语本《素问·宣明五气》与《素问·五脏生成》。

间，视之不见，令人为患面青手青，腹满如妊，痛不可忍，作蛟龙痛，须服硬①饧二三斤，吐出便瘥。且春夏之交，多有蜥蜴、虺蛇在此处遗精。其根白盈尺者，曰马靳。湿热之气最盛，食之发疮疥。和醋食之损齿，有鳖瘕人更不可食。

菠菜　味甘性冷且滑。通利肠胃热毒，清胃热，开胸膈，润燥止渴，解酒除烦，痔漏之人，尤为相宜。但凡蔬菜皆能疏利肠胃，而此则冷滑尤甚，多食则令人脚弱腰痛，与鲩②鱼同食，则发霍乱。北人宜食，南人不宜，而泄泻者尤不可食。

茼蒿　味甘气辛，性平兼燥。消痰利水，安脾和胃，养心安心气，于素禀火衰者最宜。冬食爽口快心，滑利肠垢，春深则不宜食。然相火内炽，证见诸般燥候，食之令人气满，头昏目眩，心烦舌强，且多食亦动风气。

油菜　味辛气温。一名芸薹。行血破气，治产后一切气痛血痛，并诸游风丹，热肿疮痔等症，用之皆宜。游风丹，取叶捣敷，随手即消，其验如神，亦可捣汁服。小儿惊风，贴其顶囟，引气上出，妇人难产亦用。歌云：黄金花结粟米实，细研酒下十五粒。灵丹功效妙如神，难产之时能救急。血痢肠风，产后血风及癥结乳痈，皆宜捣汁以

---

① 硬：原作“鞭”，据《本草纲目》卷二十六改。
② 鲩：同“鳝”。原作“鉏”，为“鲩”的讹字。

服。风热肿胀，腰脚肿痛，皆宜捣叶汁以涂。但泄泻及旧患脚气者不宜食，有痼疾及狐臭人，食之反剧。子打油，善治痈疽，及涂痔漏中虫。薰肉生虫，以此油涂即灭。

胡萝卜 甘辛微温，无毒。下气补中，利胸膈肠胃滞气[①]，安五脏，令人健食，有益无损。元时始自胡地来，气味微似莱菔，故名。有黄赤二种。子似莳萝[②]，可和食科。

竹笋 甘微寒，无毒。消渴，利水道，不可久食。利膈下气，化热消痰爽胃。竹能损气，古人以笋为刮肠篦。常见俗医治痘，往往劝饮笋尖汤，不知痘疮不宜。大肠滑利，阴受其害者，不知其若干人矣。小儿尤不宜食，最难化，干笋尤甚。

芋 辛平滑，有小毒。宜与姜同煮，宽肠胃，充肌肤，滑口。冷啖疗烦热，止渴。产妇食之破血，饮汁止血。破宿血，去死肌。和鱼煮食，则下气，调中补虚。多食难克化，滞气困脾，并动宿冷。梗，擦蜂螫良。和鲫鱼、鳢鱼作臛良。久食，治人虚劳无力。

土芋 味甘辛性寒，有小毒。煮熟食甘美不饥，厚肠胃，止热嗽。生研水服，解诸药毒，当吐出恶物止。

---

① 滞气：《本草纲目》卷二十六无。可参。

② 莳萝：又名洋茴香或刁草，是伞形科莳萝属中唯一的一种植物，为一年生草本植物，外形类似茴香，高度约为一至四英尺高，黄色小花呈伞状分布，叶为针状分针。

水蕨 甘苦寒，无毒。去暴热，利水道。腹中痞积，淡煮日食，一二日即下恶物。忌杂食一月余乃佳。作蔬味甘滑，亦可醋食。澄粉甚滑美。

鱼腥草① 味辛微寒，有小毒。散热毒痈肿，疮痔脱肛，断疝②痃疾，解砒毒，敷恶疮白秃。俱用淡竹筒内煨捣。

茄子 甘寒而利，无毒。主治寒热，五脏劳。治温疾传尸劳气。醋摩，傅肿毒。老裂者烧灰，治乳裂。大肠易动者忌之。性寒利女人，多食则伤子宫。时珍曰：段成式《酉阳杂俎》③ 言茄厚肠胃，动气发疾。盖不知茄之性滑，不厚肠胃也。散血广④肠，动风发病。茄根散血消肿，煮汁渍冻疮最良。

葫芦 甘平滑，无毒。治腹胀黄肿，消渴恶疮，鼻口中肉烂痛，利水道。消热，服丹石人宜之。除烦，治心热，利小肠，润心肺，治石淋。甘冷多食，令人吐利。但患脚气虚胀冷气者忌之。《名医录》云：浙人食匏瓜，多吐泻，谓之发暴。盖此物以暑气⑤壅成故也。惟与香菜同食则可免。《御药院方》云：此子治齿龂⑥或肿或露，齿摇

---

① 鱼腥草：原作"鱼鲤草"，据目录改。
② 疝（shān 扇）：指疟疾。原作"痦"，据《本草纲目》卷二十七改。
③ 《酉阳杂俎》：唐代笔记小说集，段成式撰。
④ 广：《本草纲目》卷二十八作"宽"。可参。
⑤ 气：原无，据思贤书局刻本补。《本草纲目》卷二十八作"月"。
⑥ 龂：同"龈"。

疼痛，用八两同牛膝四两，每服五钱，煎水含漱，日三四次。亚腰壶卢①连子烧存性，或酒下，或白汤下，消腹胀黄肿。叶甘平无毒，为茹耐饥。蔓、须、花预解小儿胎毒。亦名瓠瓜。苦壶卢治水肿。

冬瓜 性寒味甘，无毒。泻热益脾，利二便，消水肿，止消渴，散热毒痈肿。益气耐老，除心胸满，去头面热。切片摩痱子，甚良。压丹石毒。子补肝明目。治男子白浊，女子白带，除烦满不乐，可作面脂。去皮肤风及黑䵟，润肌肤，令人悦泽好颜色。皮烧存性，研末，酒调热服，治跌仆损伤，极效。叶杀蜂，疗蜂疔。又焙研，傅多年恶疮。藤烧灰，出绣黥②，并可淬铜、铁，伏砒石；煎汤，洗黑䵟并疮疥脱肛。捣汁服，解木耳毒。但性走而急，久病及阴虚者忌之。九月勿食，令人反胃，须被霜，食之乃佳。煮食炼五脏，为其下气故也。

南瓜 甘寒，无毒。补中益气。但伤脾败胃，多食发脚气、黄疸。不可同羊肉食，令人气壅。

越瓜 甘寒，无毒。利肠胃，止烦渴。一名菜瓜。利小便，去烦热，解酒毒，宣泄热气。烧灰，傅③口吻疮及

---

① 壶卢：即葫芦。

② 黥：古代在人脸上刺字并涂墨之刑，亦泛指纹身。原作"黰"，为"黥"之讹。据《本草纲目》卷二十八改。

③ 傅：思贤书局刻本作"敷"。

阴茎热疮。和饭作鲊①，久食益肠胃。生食多冷中动气，令人心痛，脐下癥结，发诸疮。又令人虚弱不能行，不益小儿。天行病后不可食。不可与牛乳酪及鲊同食。又暗人耳目。用酱、豉、糖、醋浸藏皆宜，亦可作菹②。

胡瓜 甘寒，有小毒。一名黄瓜。清热解渴，利水道。治小儿热痢及出汗，疗水病肚胀，咽喉肿痛，杖疮燉肿，火眼赤痛，汤火伤灼。叶苦平，有小毒。除小儿闪癖，一岁用一叶，生挼搅汁服，得吐下良。根捣傅狐刺毒肿。多食助寒热，多疟病，积瘀热，发痓气，令人虚热上逆少气，损阴血，发疮疥脚气，虚肿百病。天行病后尤戒食。滑中生疳虫，不可多用醋。小儿切忌。

丝瓜 甘平，无毒。煮食，除热利肠。老者烧存性服，去风化痰，凉血解毒杀虫，通经络，行血脉，下乳汁，治大小便下血，痔漏崩中，黄积，疝痛卵肿，血气作痛，痈疽疮肿，齿䘌，痘疹胎毒。暖胃补阳，固气和胎。痘疮不快，用枯者烧存性，入朱砂研末，蜜水调服，甚妙。兼治风热腮肿，肺热面疮，玉茎疮溃，坐板疮疥，天泡湿疮，手足冻疮，痔漏脱肛，酒痔酒痢，腰痛喉闭，化痰止嗽，风虫风气牙痛。除小儿浮肿，水蛊腹胀。叶治癣疮，频挼掺之。捣傅头疮，汤火伤，刀疮，鱼脐丁疮。根

---

① 鲊（zhǎ 拃）：用米粉、面粉等加盐和其他作料拌制的切碎的菜，可以贮存。

② 菹（zū 租）：同"菹"。酸菜，腌菜。

治齿䘌脑漏及腰痛不止。一名天丝瓜，亦有天罗布瓜、蛮瓜、鱼鰦各名。

茭白　味甘冷滑。利五脏，去烦热，除目黄，解酒毒，利二便，治酒皶面赤，白癞疬疡，风热目赤。根名菰根，冷利甚于芦根。实名凋胡米，岁饥可以当粮。但滑利而冷，甚不益人。

苦瓜　气味苦寒，无毒。除邪热，解劳乏，清心明目。子味苦甘，无毒。能益气壮阳。

石花菜　甘咸大寒滑。去上焦浮热，发下部虚寒。状如珊瑚，有红白二色，枝上有细齿。一种稍粗而似鸡爪，谓之鸡脚菜，菜味更佳。

龙须菜　甘寒无毒，微咸。清热，消瘿，利小便。

木耳　甘平，有小毒。益气不饥，轻身强志，利五脏，宣肠胃，治五痔及一切血症。治眼流冷泪，血注脚疮，崩中漏下，新久泄痢，血痢下血，一切牙痛。生古槐、桑树者良，柘树者次之。地耳甘寒，明目；石耳甘平，明目益精。但生树上①，多动风气，发痼疾，令人肋下急，损经络背膊，闷人。中其毒者，捣冬瓜蔓汁解之。赤色及仰生者，不可食。

香蕈　甘平，无毒。益气不饥，破血治风。松蕈治溲浊不禁，食之能有效。生桐、柳、枳椇，色紫者名香蕈，

① 但生树上：《本草纲目》卷二十八作“其余树上”，宜从。

色白者名肉蕈，皆因湿气薰蒸而成。生深山烂枫木上，小于菌而薄，黄黑色，味甚香美，最为佳品。

蘑菰①　甘寒，无毒。益肠胃，化痰理气。出山东、淮北诸处。埋桑、楮木于土中，浇以米泔，待菰生采之。长二三寸，本小末大，白色柔软，其中空虚，状如未开玉簪花。俗名鸡腿蘑菰，谓其味如鸡也。一种状如羊肚，有蜂窠眼者，名羊肚菜。土菌甘寒，有毒。烧灰，敷疮疥。动气发病，不可多食。

果　部②

栗子　咸温，无毒。益气，厚肠胃，补肾气，令人耐饥。生食，治腰脚不遂。疗筋骨断碎，肿痛③瘀血，生嚼涂之有效。一毬三颗，其中扁者为栗楔，治筋骨风痛，活血尤效。每日生食七枚，破冷痃癖。又生嚼，罯恶刺，出箭头，傅瘰疬肿毒痛。小儿疳疮口疮，衄血不止。疗金刀斧伤，熊、虎爪伤及马咬成疮，马汗入肉。栗内薄皮曰莍，捣散和蜜涂面，令光急去皱文④。烧存性，研末吹咽中，下骨鲠。壳治反胃消渴，止泻血、鼻血不止。外刺煮汁，洗火丹毒肿。树皮煮汁，洗沙虱、溪毒。根治偏坠肾

---

① 蘑菰：即蘑菇。此下原有"蕈"字，据目录删。
② 果部：原脱，据目录补。
③ 痛：原作"毒"，据《本草纲目》卷二十九改。
④ 文：同"纹"。

本草汇纂

二七〇

气①，酒煎服之。天师栗治久食已风挛。栗之大者为板栗，中心扁子为栗褙，稍小者为山栗，山栗之圆为末尖者为锥栗，圆小如橡子者为莘栗，小如脂顶者为茅栗。石栗圆如弹子，皮厚而味如胡桃，出蕲州。作粉食，胜于菱芡，但以饲孩儿，令齿不生。小儿不可多食，生则难化，熟则滞气，膈②食生虫，往往致病。

柿子　甘寒涩，无毒。润肺止咳嗽，清胃理焦烦。涩肠止泄而消宿血。治肺痿热咳，咯血反胃，肠风下血痔漏。柿霜乃其津液，生津化痰，清上焦心肺之热为尤佳，治咽喉口舌疮。通耳鼻气，治肠胃不足，解酒毒，压胃间热，止口干。续经脉气，补虚劳不足，消腹中宿血，涩中厚肠，健脾胃气。疗痘疮入目，敷臁胫烂疮。解桐油毒。乌柿味甘性温，即火薰干者。杀虫，疗金疮火疮③。生肉止痛。除狗啮疮，断下痢。服药口苦及呕逆者，食少许即止。柿饼及糕与小儿食，治秋痢。柿蒂治咳逆不止。皮晒焙研末，米饮服，止下血。汤火疮，烧灰，油调傅。俗作柿子，按柿音肺。冷痢滑泄者忌之。忌与蟹同食，令人腹痛作泻。

香橼　辛苦酸温。入肺、脾二经，理上焦之气而止④呕，进中州之食而健脾，除心头痰水，治痰气咳嗽，

---

① 偏坠肾气：即疝气偏坠。坠，原无，据《本草求真》卷九补。
② 膈：原作“隔”，据《本草纲目》卷二十九改。
③ 疮：原无，据《本草纲目》卷二十九补。
④ 止：原作“上”，据思贤书局刻本改。

心下气痛。性虽中和，单用多用亦损正气，须与参、术并行，乃有相成之益尔。陈久者良。根、叶功用略同。

杨梅 味酸甘温，无毒。盐藏食，去痰止呕，消食下气，生津，和利五脏，能涤肠胃，除烦愦①恶气。烧灰服，断下痢甚验。多食令人发热衄血，损齿及筋。忌生葱，同食能发疮致痰。杭州、苏州最美。青时酸，红后变紫，味如蜜。盐藏、蜜渍、糖收、火酒浸，俱佳。

橄榄 味酸甘温，无毒。清肺开胃，下气除烦，生津解酒，利咽喉，解河豚诸毒及鱼骨哽。核磨汁，急流水调服，亦解河豚毒。疗初生胎毒，唇裂生疮，牙齿风疳，下部疳疮。味涩而甘，醉饱宜之。然性热，多食能致上壅。过白露摘食，庶不病疳。

海松子 味甘而香，小温无毒。润肺开胃，散水气，治肺燥咳嗽。除骨节风，头眩，去死肌，变白，润五脏。逐风痹寒气，虚羸少气，补不足，泽皮肤。治小儿寒嗽。同柏子仁治大便虚秘。便溏精滑者勿与，有湿痰者亦禁。多食发热毒。

落花生 辛甘而香。润肺补脾，和平可贵。出闽广，藤生，花落地而结实，故名。炒用。

---

① 愦：原作"溃"，据《本草纲目》卷三十改。

甘蔗　甘平涩，无毒。和中助脾，除热润燥，消痰止渴，解酒毒，利二便，治呕哕，噎膈反胃，大便结燥。滓烧存性，研末，乌柏油调，涂小儿头疮白秃。烧烟勿令入①目，能使暗明。胃寒呕吐，中满滑泻勿食。

菱角②　甘平，无毒。安中止渴，补五脏，不饥轻身。蒸暴饵之，断谷长生。解丹石毒。解暑及伤寒积热，止消渴，解酒毒、射罔毒。捣烂澄粉食，补中延年。芰花及乌菱壳，入染须发方。生食性冷利。多食伤人脏腑，损阳气，痿茎。生蛟虫，水族中此物最不治病。若过食腹胀者，可暖姜酒服之即消。有两角、三角、四角之殊，三角、四角者为芰，两角者为菱。一名芰实。

荸荠　味甘微寒滑，无毒。治消渴痹热，温中益气。下丹石，消风毒，除胸中实热气。作粉食，明耳目，消黄疸，开胃下食，厚肠胃，不饥，能解毒，服金石人宜之。除五种膈气，消宿食。治误吞铜物，及血痢、下血、血崩，辟蛊毒。性极凉，泻泄有冷气人不可多食，致腹胀气满。小儿食多脐下结痛，孕妇尤忌。

慈菇　苦甘微寒，无毒。治百毒，产后血闷，攻心欲死，产难胞衣不出，捣汁服一升。又下石淋。叶治恶疮肿，小儿游瘤丹毒，捣烂涂之即消。疗蛇虫咬，捣烂封之。调蚌粉，涂瘑痱。多食干呕发虚热，及肠风痔漏，脚

---

① 入：原作"人人"。据思贤书局刻本改。
② 菱角：原作"菱角"，据目录改。

气瘫风，损齿失颜色，皮肉干燥。

禽兽部①

鹅 甘平，无毒。补中益气，利五脏，解五脏热，服丹石人宜之。煮汁止消渴。尾肉为膟，能涂手足皲裂，纳耳中，治聋及聤耳。血咸平，微毒，中射工毒者饮之，并涂其身，立愈。胆解热毒，及痔疮初起，频涂抹之自消。卵与肉性同。涎治咽喉谷贼。毛治射工、水毒及小儿惊痫。烧灰酒服，治噎疾。掌上黄皮烧研，搽脚趾缝湿烂，油调涂冻疮。屎绞汁服，治小儿鹅口疮。苍鹅屎，傅虫蛇咬毒。鹅口疮自内生出可治，自外生出不可治，用食草白鹅下清粪滤汁，入沙糖少许搽之，或用雄鹅粪眠倒者烧灰，入麝香少许搽并效。但肉性冷，多食令人霍乱，发痼疾。

斑鸠 甘平，无毒。明目，多食，益气，助阴阳，令人不噎。久病虚损人食之，补气。血热饮，解蛊良。屎治聤耳出脓疼痛，及耳中性耵聍，同夜明沙②末等分，吹之。性愨孝而拙于为巢。

雁 甘平，无毒。治风挛拘急偏枯，血气不通利。久服益气不饥，轻身耐老。长毛发须眉，杀诸石药毒。疗耳聋，和豆黄作丸，补劳瘦肥白人。涂痈肿耳疮。又治结热

---

① 禽兽部：原脱，据目录补。
② 夜明沙：即夜明砂。

胸痞呕吐及风麻痹。久食助①气壮筋骨，利脏腑。骨烧灰，和米泔沐头长发。毛治喉下白毛及小儿痫。自落翎毛，小儿佩之辟惊痫。屎治灸疮肿痛，和人精涂之。

　　雉　味酸微寒，无毒。补中益气力，止泄痢，除蚁瘘。治脾虚下痢，产后下痢，消渴饮水，心腹胀满。脑涂冻疮。尾烧灰，和麻油傅天火丹毒。屎治久疟不止。久食及食非其时，则生虫有毒。唯九、十、冬月稍有补，余月则发五痔诸疮疖。不与胡桃同食，发头风眩运及心痛。与菌蕈、木耳同食，发五痔立下血。同荞麦食，生肥虫。卵同葱食，生寸白虫。自死爪甲不伸②者杀人。即野鸡。

　　凫③　即野鸭也。甘凉，无毒。补中益气，平胃消食，除十二虫。身上有诸小热疮，年久不愈者，但多食之即瘥。治热毒风及恶疮疖，杀腹脏一切虫，消水。血治解挑生虫毒，饮探吐。不可合胡桃、木耳、豆豉食。九月以后，立春以前，即中食大益病人。

　　马　味辛苦冷，有毒。除热下气，长筋骨，强腰脊，壮健强志，轻身不饥。作脯，治寒热痿痹及伤中。煮汁，洗头疮白秃，并豌痘疮毒。鬐④膏甘平，有小毒。生发，除面䵟，手足皴粗。入脂泽，用疗偏风口㖞僻。乳甘冷，

---

　　①　助：原作“动”，据《本草求真》卷九改。
　　②　伸：原作“中”，据《本草纲目》卷四十八改。
　　③　凫：原位于鹿之后，鲤鱼之前，今据思贤书局刻本及《中国医学大成续集》移此。
　　④　鬐（qí 琦）：马鬃。

无毒。止渴治热，作酪性温，饮之消肉。心治喜忘。肺治寒热，茎痿。肝有大毒，炙研，每食前热酒服一钱，治心腹滞闷，四肢疼痛，月水不通。白马阴茎甘寒平，无毒。治伤中，绝脉阴不起，强志益气，长肌肉，肥健生子，助丈夫阴气，及小儿惊痫。驹胞衣治妇人天癸不通，煅存性为末，入麝香少许，空腹①新汲水下三钱，不过三服即通。眼平，无毒，治惊痫、腹满、疟疾。小儿魅病，与母带之。夜眼②治卒死尸厥，龋齿痛。牙齿甘平，有小毒。治小儿痫，水磨服。烧灰唾和，涂痈疽丁肿，出根效。

骨有毒，烧灰和醋，傅小儿头疮及身上疮，耳疮阴疮，瘭疽有浆如火灼。敷乳头饮儿，止夜啼。止③邪疟，辟瘟疫气。头骨甘微寒，有小毒。主治喜眠，令人不睡，或作枕亦良。烧灰，治齿痛，傅头、耳疮④，疗马汗气，臁疮溃烂。胫骨煅存性，降阴火，中气不足者用之，可代黄芩、黄连。悬蹄治惊邪瘈疭，乳难，辟恶气鬼毒，蛊疰不祥。止衄内漏，龋齿。赤马者治妇人赤崩，白马者治白崩。主癫痫、齿痛。疗肠痈，下瘀血，带下，杀虫。又烧灰入盐少许，掺走马疳蚀，甚良。赤马皮催生，良。并治小儿赤秃。骏⑤有毒，治小儿惊痫，女子崩中赤白。烧灰

---

①　腹：原作"服"，据《本草纲目》卷五十改。
②　夜眼：马膝上所生皮肤角质块。
③　止：原作"并"，据《本草纲目》卷五十改。
④　疮：原无，据《本草纲目》卷五十补。
⑤　骏：马鬃。

服止血，涂恶疮。尾治小儿客忤，腹内蛇瘕。脑有毒，断酒，腊月者温酒服之。血有大毒，入人肉中必死。汗有大毒，患疮人触之即加剧。白马尿辛微寒，有毒。治消渴，破癥坚积聚，男子伏梁积疝，妇人瘕积，铜器承饮之。洗头疮白秃，渍恶刺疮口，日十次，愈乃止。热饮治反胃，杀虫，反肉癥息肉，食发成瘕，伏梁心积，妇人乳肿，小儿赤疵，虫牙疼痛，利骨取牙，狐尿刺疮，痞块心痛。白马屎微温，无毒。止渴，止吐血、下血、鼻衄，金疮出血，妇人崩中。绞汁服，治产后诸血气，伤寒时疾当吐下者，及时行病起，合阴阳垂死者。又治杖疮，打损伤疮，中风作痛，炒热，包熨五十遍，极效。卒中恶死，酒服。产后寒热闷胀，烧灰水服。疗久痢赤白。马咬疮，马汗入疮，及剥死马骨刺伤人，毒攻欲死者，和猪脂涂之。屎中粟疗金疮，小儿寒热客忤不能食，除小儿胁痛及剥马中毒。马绊绳煎水，洗小儿痫。烧灰，掺鼻中生疮。马自死者不可食，能杀人。白马黑头不可食，食则令人癫。马鞍下肉色黑，及白马青蹄，或生角，或无夜眼，均不可食。患痢生疥，并妊妇乳母忌食。同仓米、苍耳食，必得恶病，十有九死；同姜食生气嗽；同猪肉食成霍乱。食马肉毒发心闷者，饮清酒则解，饮浊酒则反加。食马肉中毒者，饮芦菔①汁，或食杏仁可解。

---

① 芦菔：即萝卜。

驴　甘凉，无毒。解心烦，止风狂，酿酒治一切风。主忧愁不乐，能安心气，同五味煮食，或以汁作粥食。补血益气，治远年劳损，煮汁空心饮，疗痔引虫。野驴肉同功。头肉煮汁，服二三升，治多年消渴即瘥。又渍曲酝酒服，去大风动摇不伏者。亦洗头风风屑。同姜䖆①煮汁日服，治黄疸百药不治者，及中风头眩。脂敷恶疮疥癣及风肿。和酒服三升，治狂癫，不能语，不识人。和乌梅为丸，治多年疟，未发时二十丸。生脂和生椒捣熟，绵裹塞耳，治积年聋疾；又和酒服，治卒咳嗽。和盐，涂身体手足风肿。髓治耳聋。血咸凉，无毒。利大小肠，润结燥，下热气。乳甘冷利，无毒。治小儿热急黄，及惊邪赤痢，痫疾客忤，天吊风疾。疗大热，止消渴及心痛连腰脐者。蜘蛛咬疮，器盛浸之。蚰蜒及飞虫入耳，滴之当化成水。频热饮，治气郁，解小儿热毒，不生痘疹。浸黄连取汁，点风热赤眼。阴茎甘温，无毒，强阴壮筋。驹衣断酒，煅研，酒服方寸匕。皮煎胶食之，治一切风毒骨节痛，呻吟不止，和酒服更良。胶食，主鼻洪吐血，肠风血痢，崩中带下。其生皮，覆疟疾人良。兼治牛皮风癣。毛治骨头中一切风病，用一斤炒黄，投一斗酒中，渍三日，空心细饮②令醉，暖卧取汗，明日更饮如前。忌陈仓米、面。骨煮汤，浴历节风。头骨烧灰和油，涂小儿颅解。悬蹄烧

---

① 姜䖆：即姜末。
② 饮：此下原有"食"字，据《本草纲目》卷五十删。

灰，傅痈疽，散脓水及肾风下注，天疱毒疮，饮酒穿肠，鬼疟不止。尿辛寒，有小毒。浸蜘蛛咬疮，狂狗咬伤，癣疬恶疮，并多饮取瘥。风虫牙痛，频含漱。疗卒心气痛，经水不止，疔疮，中风，小儿眉疮。屎^①烧灰吹鼻，止衄；油调，涂恶疮湿癣。耳垢，刮取涂蝎螫。尾轴垢，治新久疟无定期者，以水洗汁，和面如弹丸二枚，作烧饼，未发前食一枚，发食一枚，效。驴槽，治小儿拗哭不止，令三姓妇人抱儿卧之，移时即止，勿令人知。食驴肉饮荆芥杀人，妊妇食之难产。同凫茈^②食，令人筋急。病死者有毒。

骡 辛苦温，有小毒。性顽劣，肉不益人，孕妇食之难产。蹄治难产，烧灰，入麝香少许，酒服一钱。屎治打损诸疮，破伤中风肿痛，炒焦裹熨之，冷即易。

狗宝 味甘咸平，有小毒。专攻翻胃，善理疔疽及噎食，痈疽疮疡。噎食病用狗宝为末，每服一分，以威灵仙二两、盐三钱，捣如泥，将水一钟搅匀，去滓调服。赤疔疮用狗宝八分，蟾酥二钱，龙脑二钱，麝香一钱，为末，好酒和丸麻子大，每服三丸，以生葱三寸同嚼细，用热葱酒送下，暖卧，汗出为度。后服流气追毒药，贴拔毒膏，取愈。生癞狗腹中，状如白石，带青色，其理层叠，亦难得之物。

---

① 屎：原无，据《本草纲目》卷五十补。
② 凫茈（fú cí 伏此）：即荸荠。又名乌芋。

熊　甘微寒，无毒。治风痹不仁筋急，五脏腹中积聚，寒热羸瘦，头疡①白秃，面上皯皰。久服强志不饥，轻身长年。疗饮食呕吐，补虚损，杀劳虫，酒炼服之。长发令黑，悦泽人面及面上皯黯。掌，食之可御风寒，益气力。

鹿　味甘温，无毒。补中，益气力，强五脏。生者疗中风口僻，割片薄之。补虚瘦弱，调血脉，养血生容，治产后风虚邪僻。凡药饵之人，久食鹿肉，服药必不得力，为其食解毒之草制诸药也。九月已后，正月已前，堪食。他月不可食，发冷痛。白臆者、豹文者，并不可食。鹿肉脯，炙之不动，及见水而动，或曝之不燥者，并杀人。不可同雉肉、蒲白、鲍鱼、虾食，发恶疮。

鳞　部②

鲤鱼　甘平，无毒。下水气，利小便。煮食，治咳逆上气，黄疸，水肿脚满，下气止渴及怀妊身肿，并胎气不安。作鲙，温补，去冷气，痃癖气块，横关伏梁，结在心腹，咳嗽喘促。烧末，能发汗，定气喘，下乳汁，消肿③。米饮调服，治暴痢。用童便浸煨，止反胃及恶风入腹。消一切肿毒，积年骨疽，小儿木舌。鲊杀虫，及聤耳有虫。

---

① 疡：原作"伤"，据《本草纲目》卷五十一改。
② 鳞部：原脱，据目录补。
③ 肿：原无，据《本草纲目》卷四十四补。

胆治目热赤痛，青盲，明目。久服强悍，益志气。点眼，治赤肿翳痛。涂小儿热肿。点雀目，燥痛即明。滴耳治聋。疗小儿咽肿，大人阴瘘，睛上生晕，赤眼肿痛。脂治小儿惊忤诸痫。脑髓治诸痫，煮粥食，治暴聋。和胆等分，频点目眦，治青盲。血治小儿火疮，丹肿疮毒，涂之立差①。肠治小儿肌疮，并痔瘘有虫，切断炙熟，帛裹坐之，俱以虫尽为度。目治刺疮，伤风、伤水作肿，烧灰敷之。齿治石淋。骨治女子赤白带，及阴疮，鱼鲠不出。皮治瘾疹。鱼鲠不出者六七日，烧灰水服，日二次，即愈。鳞治产妇滞血腹痛，烧灰酒服，亦治血气，吐血，崩中漏下，带下，痔瘘，鱼鲠。子合猪肝食，害人。鲤脊上两筋及黑血有毒，生溪涧中者毒在脑。凡炙鲤鱼，不可使烟入目，损目光，三日内必验。天行病后、下痢及宿癥，俱不可食。服天门冬、朱砂人不可食。忌同犬肉、葵菜食。

鲥鱼 甘平，无毒。补虚劳。蒸下油，以瓶盛埋土中，取涂汤火伤，效。初夏时有，余月则无，故名。形秀而扁，微似鲂而长，白色如银，肉中多细刺如毛，其子甚细腻。大者不过二尺，腹下有三角硬鳞如甲，自甚惜之。故渔人以丝网沉水数寸取之，一丝罣②鳞，即不复动，护其鳞也。但才出水即死，最易馁败。不宜烹煮，唯以笋、苋、芹、荻之属，连鳞蒸食乃佳。疳痼疾人忌食。

---

① 差：通"瘥"，病愈。
② 罣：同"挂"。

鳝鱼　味甘大温，无毒。补中益血及虚损妇人，产后恶露淋沥，血气不调，羸瘦。疗沈唇①止血，除腹中冷气肠鸣，湿痹气。补五脏，逐十二风邪，患湿风、恶气人，作臛②空腹饱食，暖卧取汗出如胶，从腰脚中出，候汗干，暖五枝汤浴之，避风。三五日一次，甚妙。专贴一切冷漏、痔瘘、臁疮引虫。血涂癣及瘘，疗口眼㖞斜，入麝香少许，右㖞涂左，左㖞涂右，正即洗去。治耳痛，滴数点入耳。鼻衄，滴数点入鼻。疹后生翳，点少许入目。赤疵，同蒜汁、墨汁频涂之，又涂赤游风。头烧服，止痢，主消渴，去冷气及痞癥，食不消。百虫入耳，烧研，绵裹塞之，立出。皮治妇人乳核硬疼，烧灰，空心温酒服。黑者有毒。时行病后忌食。多食动风气，令人霍乱，发诸疮。大者有毒杀人。不可合犬肉、犬血食之。

鳛鱼③　甘平，无毒。暖中益气，醒酒，解消渴。同米粉煮羹食，调中收痔。揩牙乌髭，治阳事不起及牛、狗羸瘦。不可同白犬血食。世俗名泥鳅。

海参　甘温。补肾益精，壮阳疗痿，清润五脏，益气养血。治吐血下血，平肝火及咳嗽烦热。滑利大肠，通便闭。辽海产者良。有刺者名刺参，无刺者名光参。脾胃不

---

① 沈唇：指唇生疮、微肿湿烂，经久不愈的病证。
② 臛（huò 霍）：肉羹。
③ 鳛鱼：即鳅鱼。鳛，同"鳅"。

和，不宜食。

蛏 甘温，无毒。补虚，主冷痢，煮食之。去胸中邪热，饭后食之，与丹石人相宜。治妇人产后虚损。天行病后不可食。

鱼翅 甘平，无毒。活血养气，舒筋，养肝经血及阴血。治崩血不止及血虚血冷。宽中健胃。即海内柔鱼、鲍鱼、银鱼之翅。柔鱼俗呼成油鱼。鲍鱼产于海，银鱼产于湖。古名鲙残鱼。

淡菜 甘温，无毒。补五脏，益阳事，理腰脚气，消宿食，除腹中冷气痃癖及瘿气。治虚劳伤惫，精血衰少，及吐血，久痢肠鸣，腰痛疝瘕，产后瘦瘠。疗产后血结，腹内冷痛并癥瘕，润毛发，治崩中带下。烧食令饱。其外多食发丹石，令人肠结，并脱发。

江珧柱 甘咸微温。下气调中，利五脏，疗消渴，消腹中宿食，令人能食易饥。产四明奉化者佳。

河豚 甘温，无毒。补虚，去湿气，理腰脚，去痔疾，杀虫，伏硇砂。肝及子有大毒。治疥癣虫疮，用子同蜈蚣烧研，香油调，搽之。

黄颡鱼 甘平，微毒。能醒酒，祛风。煮食，消水肿，利小便。烧灰，治瘰疬久溃不收敛，及诸恶疮。疗水气浮肿及臁疮。涎作生津丸，治消渴。颊骨治喉痹肿痛，烧研，茶服三钱。

鲍鱼 辛臭温，无毒。治坠堕骸①，蹶跄折，瘀血、血痹在四肢不散者，女子崩中血不止。煮汁，治女子血枯病伤肝，利肠。同麻仁、葱、豉煮羹，通乳汁。治妊娠感寒、腹痛。头治眯目。烧灰，疗疔肿瘟气。但妊妇食之，令子多疾。

青鱼 味甘性平。入肝通气，入脾利水，治湿热下注，脚气疼肿，及湿热上蒸，眼目不明。疗脚气，必同韭白食，始有温和之力。眼睛汁，点目能夜视。服术人忌之，服石人相反。

白鱼 味甘气平。入肺利水，开胃下气。治淋用白鱼同滑石，取其长以治水。但性滑利，同枣食则脾肾受泄，必致腰痛，且过食则脾胃不温，必致饱胀不快。唯有炙食，及或醡、或糟乃可。

鳊鱼 一名鲂鱼。诗云必河之鲂是也。气味甘温，无毒。补肺气，利五脏，调胃，去胃风，助脾令人多食。疳痢人勿食。

鲞鱼② 一名石首鱼，一名黄花鱼。干则为鲞。甘平无毒。开胃益气。炙食，能消瓜成水，治暴下痢及卒腹胀，消宿食。

---

① 骸：同"腿"。大腿。
② 鲞（xiǎng 响）鱼：剖开晾干的鱼。

脏腑主治药品

补肝气 杜仲 山茱萸 鸡肉 续断

补肝血 荔枝 阿胶 桑寄生 何首乌 狗脊 麋茸 獭肝 紫河车 菟丝子 人乳

疏肝气 木香 香附 柴胡 芎劳

平肝气 金银箔 青皮 铁粉 密陀僧 云母石 珍珠 龙骨 龙齿

破肝气 三棱 枳实

敛肝气 龙骨 酸枣仁 炒白芍 龙齿 乌梅 木瓜

散肝气 荆芥 钩藤 蛇蜕 蒺藜 蝉蜕 蜈蚣 川乌附 樟脑

散肝风湿 桑寄生 羌活 侧附子 狗脊 松脂 苍耳子 豨莶草 威灵仙 茵芋 海桐皮 秦艽 五加皮

散肝风热 木贼 蕤仁 冰片 决明子 炉甘石 青葙子

散肝风气 芎劳 麝香 薄荷 苏合香

散肝风痰 南星 皂角 乌尖附 白芥子 天麻

散肝风寒痰 蔓荆子 僵蚕 山甲

散肝血 谷精草 石灰

祛肝寒 肉桂 桂心 吴茱萸 艾叶 大茴香 小茴香

渗肝湿 茯苓 土茯苓 天仙藤

泻肝湿　龙胆草　连翘　珍珠　皂矾　白蔹

泻肝痰滞　前胡　鹤虱　磁石

温肝血　白虫蜡　肉桂　续断　芎䓖　香附　荆芥
伏龙肝　延胡索　炉甘石　苍耳子　海螵蛸　酒　百草霜
砂糖　兔屎　王不留行　泽兰　韭菜　墨　刘寄奴　大小
蓟　天仙藤　海狗肾　蒺藜　鹿茸　鹿角　艾叶

凉肝血　生地黄　代赭石　蒲公英　青鱼胆　红花
地榆　白芍　槐角　槐花　侧柏叶　卷柏　无名异　凌霄
花　猪尾血　紫草　夜明沙　兔肉　旱莲草　茅根　蜈蚣
山甲　琥珀　芙蓉花　赤芍　醋　熊胆

破肝血　莪术　紫贝　五灵脂　紫参　益母草　蒲黄
血竭　莲藕　古文钱　皂矾　归尾　鳖甲　贯众　茜草
桃仁

散肝血　干漆　三漆　虻虫　䗪虫　螃蟹　瓦楞子
水蛭　花蕊石

止肝血　炙卷柏　伏龙肝　墨　炒艾叶　炒蒲黄　花
蕊石　青黛　百草霜　炒侧柏　石灰　刘寄奴　王不留行

散肝热　决明子　野菊花　夏枯草　木贼

泻肝热　代赭石　石南叶　琥珀　车前子　牛黄　前
胡　秦皮　空青　铜青　蒙花　石决明　珍珠　凌霄花
生枣仁　芦荟

泻肝热痰　磁石　前胡　牛黄

吐肝热痰　胆矾

泻肝火　钩藤　熊胆　女贞子　羚羊角　青黛　熊胆
草　人中白　黄芩　大青　青蒿草

散肝毒　蜈蚣　蛇蜕　野菊花　王不留行

解肝毒　土茯苓　蒲公英　芙蓉花　皂矾　连翘　醋
蓝子

拔肝毒　青黛　轻粉

补心气　龙眼肉

补心血　当归　柏子仁　食盐　龟板

通心气　菖蒲　远志　桑螵蛸　薰香　安息香　雄黄
胡荽

却心寒　桂心

散心湿热　香薷

散心痰湿　半夏　菖蒲

渗心湿　茯神　灯心　萱草

泻心热　代赭石　木通　瞿麦　牛黄　天竺黄　连翘
西瓜　黄连　山栀子　辰砂　百合　郁金　莲须　贝母
钩藤　珍珠　土贝母　川楝子

泻心湿热　木通　黄连　连翘　栀子　珍珠　苦楝子
瞿麦

温心血　延胡索　安息香　骨碎补　桂心　乳香

凉心血　犀角　射干　童便　血余　红花　辰砂　紫
草　熊胆　生地黄

破心血　丹参　没药　郁金　桃仁　茜草　苏木　益

母草　莲藕

解心毒　射干　贝母　连翘　山豆根　黄连

泻心火　灯草　竹叶　熊胆　羚羊角　山豆根　童便
麦冬　萱草　生地　栀子　犀角　木通　黄连

镇心怯　禹余粮　铁粉　代赭石　珍珠　辰砂

泻心热痰　牛黄　贝母

补脾气　白术

缓脾气　炙甘草　合欢皮

健脾　白术　白蔻　砂仁　肉豆蔻　莲子

温脾　龙眼　大枣　荔枝　犬肉　牛肉　饴糖　熟蜜

润脾　山药　黄精　羊肉　人乳　猪肉

醒脾气　木香　甘松　藿香　菖蒲　大蒜　红豆蔻
胡荽

宽脾气　乌药　藿香　神曲

升脾气　苍术

消脾气　山楂　橘皮　郁李　神曲　姜黄

破脾气　枳实　郁李

敛脾气　木瓜

散脾湿　苍术　松脂　苍耳子　防风　厚朴　排草香

散脾湿痰　半夏　橘皮　神曲　石菖蒲

吐脾湿热痰　白矾　皂矾

燥脾湿　白术　蛇床子　密陀僧　松脂　石灰　橘皮
芜荑　伏龙肝　苍术　红豆蔻　川椒　鲤鱼

燥脾湿痰 乌尖附 附子 干姜

渗脾湿 茯苓 芡实 泽兰 扁豆 山药 浮萍 鸭肉 鲫鱼

清脾湿痰 白鲜皮 薏苡仁 木瓜 蚯蚓 紫贝 皂矾 白矾 商陆 郁李

清脾热 石斛 白芍 竹叶

泻脾火 石斛 白芍

降脾痰 白矾 皂矾 射干 密陀僧

消脾积 砂仁 木香 使君子 山楂 神曲 阿魏 橘皮

杀脾蛊 松脂 使君子 芜荑 雄黄 萹蓄 紫贝 蚯蚓 皂矾 白矾 阿魏 乌梅 百草霜 苍耳子 密陀僧 石灰

温脾血 白虫蜡 伏龙肝 百草霜 天仙藤

凉脾血 射干

破脾血 郁李仁 紫贝 姜黄 莲藕 皂矾 蚯蚓

止脾血 百草霜 石灰

解脾毒 蚯蚓 射干 白矾

补肺气 人参 黄芪

温肺 燕窝 饴糖 甘菊 胡桃肉

润肺 萎蕤 人乳 阿胶 胡麻 熟蜜 榧实

升肺气 桔梗

通肺气 薰香 安息香

泄肺气　丁香　冬花　牵牛　白前　橘皮　紫菀

降肺气　马兜铃　青木香　旋覆花　栝楼　天花粉
葶苈　苏子　枇杷叶　杏仁　莱菔子　补骨脂

破肺气　枳壳

敛肺气　粟壳　木瓜　乌梅　诃子　五味　蛤蜊粉

散肺寒　桔梗　麻黄　紫苏　青葱　杏仁　白豆蔻
生姜　薰香　马兜铃　白石英　紫石英　红豆蔻　川椒
款冬花　百部　丁香

宣肺风　甘菊　皂角

宣肺风湿　葳蕤　五倍子　百草煎　白前

宣肺风热　辛夷　牛子

燥肺湿　川椒

渗肺湿　茯苓　桑白皮　姜皮

泻肺湿热　牵牛　黄芩　石苇　车前子　通草　薏苡
仁　葶苈

散肺暑湿　紫苏

泻肺热　马兜铃　青木香　五倍子　百草煎　通草
车前子　贝母　牵牛　石苇　牛子　金银花　山栀子　白
薇　知母　沙参　薏苡仁　百部　百合　黄芩　芙蓉花
柿霜　柿干　土贝母　竹茹　梨　蛤蜊粉

泻肺火　黄芩　栝楼　花粉　竹茹　桑白皮　羚羊角
地骨皮　枇杷　沙参　麦冬　生地　天冬　栀子

凉肺血　生地　紫菀

涩肺血 白及

散肺毒 野菊花

解肺毒 金银花　芙蓉花　牛子　贝母　黄芩

降肺痰 栝楼　天花粉　贝母　生白果　旋覆花　杏仁　土贝母　诃子

滋肾 冬青子　燕窝　桑寄生　枸杞　龟板　龟胶　胡麻　冬葵子　榆白皮　黑铅　桑螵蛸　楮实　磁石　食盐　阿胶　火麻　生地黄

温肾 苁蓉　锁阳　巴戟天　续断　菟丝子　熟地黄　覆盆子　狗脊　鹿胶　紫河车　犬肉　獭肝　灵砂　海狗肾　山茱萸　葡萄　白蒺藜　海螵蛸　川椒　胡桃肉　麋茸

燥肾 附子　肉桂　鹿茸　沉香　阳起石　仙茅　胡巴　淫羊藿　蛇床子　硫黄　远志　石钟乳　蛤蚧　虾　雄蚕蛾　阿芙蓉　川椒　胡椒　益智　补骨脂　丁香

固肾 胡桃肉　菟丝子　覆盆子　补骨脂　莲须　金樱子　山茱萸　五味子　葡萄　阿芙蓉　没石子　龙骨　牡蛎　沉香　灵砂　秦皮　石斛　桑螵蛸　芡实　诃子　石钟乳

散肾寒 细辛　附子

燥肾寒 肉桂　阳起石　仙茅　胡巴　补骨脂　川椒　艾叶　胡椒

宽降肾气 沉香降 补骨脂降 黑铅降 硫黄降 灵砂降① 荔枝核宽 乌药宽

引肾气 川牛膝 五味子

祛肾风湿热 白花蛇 石南藤 川乌附 独活 桑寄生 蛇床子 巴戟天 冰片 淫羊藿 五加皮 天雄 蔓荆子 细辛

渗肾湿 茯苓 桑螵蛸 土茯苓 海螵蛸 鲤鱼

泻肾湿 防己 木瓜 苦参 海蛤 文蛤 琥珀 寒水石

伐肾邪 海藻 海带 昆布 茯苓

软肾坚 海狗肾 牡蛎 海藻 海带 昆布 食盐 青盐 蛤蜊粉 海石 白梅

泻肾热 琥珀 防己 青盐 秋石 寒水石 龙胆草 食盐 童便 地骨皮

泻肾火 玄参 黄柏 茶茗 丹皮 胡黄连 青蒿草

暖肾血 阳起石 续断 韭菜 骨碎补 海狗肾 墨鹿茸

凉肾血 童便 地骨皮 血余 银柴胡 蒲公英 生牛膝 旱莲草 赤石脂

破肾血 自然铜 古文钱

止肾血 墨 黑姜 炒黑艾 炙卷柏 炒栀子 象

---

① 灵砂降：原作"霍砂"，据思贤书局刻本及《本草求真》主治卷上改。

皮灰

消肾痰 海石

补肾火 附子　肉桂　鹿茸　沉香　阳起石　仙茅
胡巴　淫羊藿　蛇床子　硫黄　远志　石钟乳　蛤蚧　虾
雄蚕蛾　阿芙蓉　川椒　胡椒　益智　补骨脂　丁香

补脾火 白术　白蔻　缩砂密　肉豆蔻　使君子
莲子

补胃火 大枣　韭菜　肉豆蔻　草豆蔻　草果　白豆
蔻　缩砂密　丁香　檀香　益智　山奈　良姜　炮姜　使
君子　神曲　川椒　胡椒　大蒜　荜拨

补肺火 人参　黄芪　饴糖

补大肠火 韭菜

补心火 龙眼肉　桂心　菖蒲　远志　薰香　安息香
胡荽　雄黄

补小肠火 小茴　橘核

补肝火 杜仲　山茱萸　鸡肉　续断

泻肾火 玄参　黄柏　茶茗　丹皮　胡黄连　青蒿草

泻脾火 大黄　白芍

泻胃火 茶茗　茅根　石膏

泻肺火 黄芩　栝楼　花粉　竹茹　天冬　桑白皮
羚羊角　地骨皮　枇杷叶　沙参　麦冬　生地黄　栀子

泻心火 灯草　竹叶　熊胆　羚羊角　山豆根　童便
麦冬　萱草　生地黄　栀子　犀角　木通　黄连

泻肝火 钩藤 熊胆 女贞子 羚羊角 青黛 龙胆草 人中白 黄芩 大青 青蒿草

泻胆火 龙胆草 青黛 大青

泻膀胱火 人中白 童便

泻三焦火 青蒿草 栀子

散火 柴胡 升麻 葛根 薄荷 香附 羌活 白芷 水萍

暖火 甘草 麦冬 萎蕤 合欢皮

滋火 地黄 山茱萸 枸杞

引火 肉桂 附子 五味子

敛火 白芍 乌梅

用汗解热 麻黄① 柴胡 葛根 荆芥 升麻 薄荷 羌活 防风

用吐解热 瓜蒂 莱菔子 藜芦 食盐 栀子 豆豉

用下解热 大黄 芒硝

泻上火 连翘 栀子 黄连 黄芩 生地 知母

泻中火 龙胆草 青黛 白芍 石斛 石膏

泻下火 黄柏 知母 丹皮 青蒿草

补上虚 人参 黄芪 桂心 当归 龙眼肉

补中虚 白术 炙草 淮山药 首乌 山茱萸 阿胶

补下虚 附子 肉桂 硫黄 沉香 补骨脂 地黄

---

① 麻黄：原作"硫黄"，据《本草求真》主治卷上改。

枸杞　菟丝子

散胆热　柴胡

散胆风热　木贼

泻胆热　空青　绿青　铜青　熊胆　青鱼胆　胆矾
前胡

泻胆热痰　前胡

泻胆火　龙胆草　青黛　大青

温胆　枣仁　半夏

镇胆　龙骨

养胃　陈仓米　大枣　人乳

温胃　韭菜　炉甘石

固胃气　莲子　诃子　赤石脂　禹余粮　肉豆蔻　粟
壳　龙骨　粳米

敛胃气　木瓜

升胃气　干葛　升麻　檀香　白附

通胃气　烟草　通草　大蒜　雄黄

宽胃气　藿香　神曲　荞麦

破胃气　枳实　山甲　荞麦　续随子

消胃积　砂仁　使君子　山楂　神曲　麦芽　荞麦
雷丸　谷虫　阿魏　朴硝　硇砂　丁香　沙糖

杀胃蛊　使君子　干漆　五倍子　百草煎　阿魏　雷
丸　谷虫　厚朴

祛胃风湿　白芷　秦艽　防风

散胃风痰　白附

散胃湿^热_痰　香薷湿热　半夏湿痰

燥胃寒痰湿　肉豆蔻　草豆蔻　白豆蔻　砂仁　草果
丁香　檀香　益智　山柰　良姜　炮姜　使君子　神曲
川椒　胡椒　大蒜　荜茇　红豆蔻

渗胃湿　石钟乳　冬葵子　榆白皮　神曲　土茯苓
茅根　陈皮　鸭肉　鲤鱼　草薢

泻胃湿热　萹蓄　白鲜皮　木瓜　苦参　茵陈　刺猬
皮　白薇　寒水石　续随子　莞花

散胃热　干葛　升麻

泻胃热　雪水　柿蒂　大黄　竹茹　竹叶　玄明粉
漏芦　白头翁　人中黄　金汁　梨　西瓜　珍珠　白薇
芦根　犀角　蒲公英　粳米　石膏　柿干　雷丸　朴硝
绿豆　刺猬皮　贯众

凉胃血　地榆　槐角　槐花

破胃血　苏木　三七　干漆

吐胃痰毒　胡桐泪

解胃毒　土茯苓　漏芦　白头翁　金汁　绿豆　蜗牛
蒲公英　人中黄　茶茗　茅根　石膏

收涩　莲子　诃子　赤石脂　禹余粮　肉豆蔻　粟壳
乌梅　龙骨　粳米

温补　韭菜

润燥　胡麻　冬葵子　榆白皮　枸杞　花生　苁蓉

油当归　锁阳　蜂蜜

祛肠风　皂角

开肠寒结　硫黄　巴霜　大蒜　葱白　川椒　半夏

开肠热结　大黄　朴硝　食盐　猪胆汁

泻肠热　白头翁　人中黄　生地　朴硝　大黄　黄芩
绿豆　蜗牛　玄明粉

除肠湿　石钟乳

除肠湿热　白鲜皮　苦参　刺猬皮　防己　黄连　玄明粉

升肠气　升麻　干葛

宽肠气　荞麦

消肠积　荞麦气　雷丸热　谷虫食　硇砂食　厚朴湿

杀肠蛊　雷丸　谷虫　硇砂　厚朴　乌梅

凉肠血　石脂　地榆　槐角　槐花　刺蝟皮

破肠血　干漆

解大肠毒　白头翁　蜗牛　绿豆

宽小肠毒　小茴　橘核　荔枝核

渗小肠湿　冬葵子　榆白皮

泻小肠湿热　海金沙　赤小豆　木通　生地　赤苓
黄芩　川楝子　防己

补膀胱气　肉桂

散膀胱气　荔枝核

泻膀胱热　猪苓　泽泻　地肤子　茵陈　黄柏　黄芩

龙胆草　川楝子

　　泻膀胱湿热　猪苓　泽泻　地肤子　黄柏　田螺　川楝子　滑石

　　祛膀胱风　藁本　羌活　防风

　　表膀胱寒　麻黄

　　泻膀胱火　人中白　童便

　　祛风　荆芥肝　钩藤肝　蛇蜕肝　蒺藜肝　蝉蜕肝　浮萍肝　全蝎肝　王不留行肝　虎骨肝　蜈蚣肝　白花蛇肝、肾　川乌附肝、肾　石南藤肝、肾　甘菊肺、肾　藁本膀胱　桂枝卫

　　祛风湿　海桐皮肝　豨莶草肝　苍耳子肝、脾　松脂肝、脾　桑寄生肝、肾　狗脊肝、肾　巴戟天肾　独活肾　侧附子肾　蛇床子肾　萎蕤肺　白芷胃　萆薢胃　百草煎肺、胃　五倍子肺、胃　秦艽肝、胃　防风膀胱、胃　羌活膀胱、肝　茵芋关节　威灵仙十二经

　　祛风热　辛夷肺　牛蒡子肺　木贼肝、胆　决明子肝　蕤仁　水片骨髓　炉甘石肝、脾

　　祛风寒　杏仁肺　淫羊藿肾

　　祛风气　芎劳肝　麝香关窍

　　祛风痰　南星肝　天麻肝　白前肺　白附子胃　皂角肝、肺、大肠　白芥子肺①

---

　　①　肺：原脱，据思贤书局刻本补。《本草求真》主治卷下作"胁"，可参。

祛风热湿 芫荽肝 蜗牛经络、肠、胃

祛风热气 薄荷肝

祛风寒湿 细辛肾 天雄肾 五加皮肝、肾 僵蚕肝、肺、胃 蚕沙肝、肺、胃 蔓荆子筋骨、头面

通关诸药 皂角 山甲 蜈蚣 白花蛇 茵芋 苏合香 樟脑 细辛 蓖麻子 麝香 冰片 全蝎 川乌附

散寒 桔梗肺 紫苏肺 葱白肺 紫石英肺 白豆蔻肺 马兜铃肺 党参肺 白石英肺 红豆蔻肺 冬花肺 百部肺 麻黄膀胱 荜拨胸腹 良姜胃 薰香肺、心 干姜脾、胃

散寒风 杏仁肺 淫羊藿肾 荷叶胆

散寒风湿 五加皮肝、肾 天雄肾 细辛肾 蔓荆子筋骨、血脉 僵蚕肝、肺、胃 蚕沙肝、肺、胃

散寒痰 生姜肺

逐血寒 肉桂肝、肾 桂心心

逐寒 阳起石肾 胡巴肾 仙茅肾 补骨脂肾 川椒肾 巴豆肾 吴茱萸肝 大茴香肝 小茴香肝 艾叶脾、肝、肾 草果胃 白檀香胃 益智胃 丁香肺、胃、肾 大蒜诸窍 草豆蔻胃口上

逐寒痰 胡椒胃、肾 附子肾 砒石肠、胃

散暑湿 紫苏肺 厚朴胸腹 大蒜诸窍 苍术脾 扁豆脾

散暑湿热 木瓜脾 香薷肺、胃、心

散暑热 雪水胃 石膏胃 滑石中下 西瓜心包、胃

补气治暑 人参　黄芪　白术

清热治暑 黄柏　黄芩　黄连

利湿热除暑 猪苓　泽泻

祛寒治暑 干姜　附子

消滞治暑 草果　砂仁

升胃气治暑 干葛　升麻

养津治暑 乌梅　甘草

养血治暑 赤芍　生地　阿胶

散湿 苍术脾　厚朴胸腹　排草肌

散湿风 豨莶草肝　海桐皮肝　松脂肝、脾　苍耳子肝、脾①　桑寄生肝、肾　狗脊肝、肾　巴戟肾　独活肾　侧附子肾　蛇床子肾　萎蕤肺　白芷胃　草薢胃　百草煎肺、胃　五倍子肺、胃　秦艽肝、胃　防风膀胱、胃　羌活膀胱、肝　茵芋关节　威灵仙十二经

散湿风寒 细辛肾　天雄肾　五加皮肝、肾　僵蚕肝、肺、胃　蚕沙肝、肺、肾　蔓荆子骨、头面

散湿热风 芜荑肝

散湿热 香薷肺、胃、心

散湿痰 半夏脾、胃、胆、心

燥湿 白术脾　石灰脾　草豆蔻脾　伏龙肝肝、脾　橘皮肺、脾　川椒肺、胃　红豆蔻胃　草豆蔻胃

---

① 肝脾：原作"脾脾"，据《本草求真》主治卷下改。

燥湿风 蛇床子肾

燥湿热 密陀僧脾

渗湿 茯神心 萱草心 山药脾 浮萍脾 扁豆脾 泽兰脾 鲫鱼脾 芡实脾 鸭肉脾 海螵蛸肾 桑螵蛸肾 椒目肾 桑白皮肺 姜皮肺 石钟乳肠、胃 冬葵子肠、胃 榆白皮肠、胃 神曲肠、胃 土茯苓肝、肾 肉桂膀胱 天仙藤肝 鲤鱼胃、肾 通草肺、胃

泻湿热 白矾脾 蚯蚓脾 苦参肠、胃 茵陈肠、胃 刺猬皮肠、胃 萹蓄肠、胃 木瓜脾、胃、筋骨 石燕脾、胃、肝、小肠 瞿麦心 灯草心 黄连心 白鲜皮脾、胃、肠 黑牵牛肺 黄芩肺 石苇肺 车前子肺 海蛤肾 文蛤肾 琥珀肾 猪苓膀胱 泽泻膀胱 龙胆草肝 赤苓小肠 赤小豆小肠 白薇肺、胃 寒水石胃、肾 薏苡仁脾、肺 白蔹肝、脾 白矾肝、脾 连翘心、肝 珍珠心、肝 木通小肠、心 滑石中下 苦楝子心包、小肠、膀胱

伐水 海藻肾 海带肾 昆布肾 郁李脾 商陆脾 葶苈肺 田螺膀胱 紫贝肝、脾 甘遂经隧 大戟脏腑 芫花里外 蓖麻子经络 蝼蛄诸水 续随子胃腑湿滞

通燥 胡麻 冬葵子 榆白皮 苁蓉肉 锁阳 熟蜜

通寒燥 硫黄 巴豆 大蒜 葱白 半夏

通热燥 大黄 猪胆汁 食盐

软坚 海狗肾肾 牡蛎肾 海带肾 昆布肾 食盐肾 青盐肾 蛤蜊粉肾 海石肾 白梅肾 芒硝肠、胃 䗪虫肝

紫贝肝、脾　凤仙子骨穴硬处

　　散火　麻黄　桂枝　升麻　干葛　柴胡　香薷

　　滋火　地黄　枸杞　淮山　首乌　阿胶　菟丝子

　　补火　人参　黄芪　白术　附子　肉桂　干姜

　　缓火　甘草　合欢皮　人乳　黄精　麦冬　萎蕤

　　泻火　黄柏　黄芩　黄连　石膏　知母　胆草

　　引火　五味　补骨脂　附子　肉桂　熟地黄　牛膝

　　收火　人参　黄芪　白芍　龙骨　枣仁　牡蛎

　　散热　决明子肝　夏枯草肝　柴胡胆　干葛胃　升麻胃
秦艽肠、胃　野菊花肝、肺　淡豆豉隔上　香薷肺、胃、心

　　散风热　辛夷肺　蕤仁肝　决明子肝　薄荷肝、肺①
青葙子肝

　　散湿热　芜荑皮肤、骨筋

　　散热痰　海石肾

　　散血热　石灰骨筋、皮肤　谷精草肝

　　吐痰　木鳖热毒　栝楼肺、膈②热　胆矾肺、膈风热

　　泻脾热　石斛　白芍

　　泻胃热　雪水　柿蒂　大黄大肠、胃　竹茹胃、肺　竹
叶　玄明粉大肠、胃　漏芦　白头翁大肠、胃　人中黄大肠、
胃　金汁　梨胃、肺　西瓜胃、心　珍珠胃、肝、心　芦根
犀角　蒲公英　粳米　石膏　柿干胃、肺　柿霜胃、肺　雷

---

　　①　肝肺：原无，据思贤书局刻本补。
　　②　膈：原作"隔"，据思贤书局刻本改。

丸　朴硝大肠、胃　绿豆胃、大肠　刺猬皮　贯众

泻肺热　马兜铃　青木香　百草霜　通草　车前子肺、肝　贝母肺、心　牵牛　石韦　牛子　金银花　山栀子肺、心　白微　知母　沙参　薏苡仁　百部　百合肺、心　黄芩大肠、肺　芙蓉花　柿霜肺、胃　土贝母肺、心　竹茹肺、胃　梨肺、胃　蛤蜊粉　大行山党参

泻大肠热　白头翁大肠、胃　人中黄大肠、胃　生地　朴硝大肠、胃　大黄大肠、胃　黄芩大肠、肺①、膀胱　绿豆大肠、胃　蜗牛　玄明粉大肠、胃

泻心热　代赭石　木通　瞿麦　牛黄心、肝　天竺黄　连翘　山栀子心、肺　西瓜心、胃　黄连　辰砂　百合心、肺　郁金　莲须　贝母心、肺　钩藤　珍珠心、肝、胃　土贝母心、肺　川楝子心包、膀胱、心

泻心包热　川楝子心包、膀胱、心

泻肝热　代赭石　石南叶　琥珀肝、肾　车前子肝、肺　牛黄肝、心　前胡肝、胆　秦皮　空青肝、胆　铜青肝、胆、金部　蒙花　石决明　珍珠肝、心、胃　凌霄花　生枣仁　芦荟

泻胆热　空青肝、胆　绿青石部　铜青胆、肝、金部　熊胆　青鱼胆　胆矾　前胡

泻肾热　琥珀肾、肝、膀胱　防己　青盐　秋石　寒水

---

① 肺：原作"补"，据《本草求真》主治卷下改。

石　龙胆草胆、肝　食盐　童便　地骨皮

泻膀胱热　猪苓　泽泻　地肤子　茵陈　黄柏　黄芩
龙胆草膀胱、肾、肝　川楝子心包、膀胱

泻脾湿热　白鲜皮脾、胃、大肠　薏苡仁脾、肺　木瓜
脾、胃、肾　蚯蚓　紫贝　皂矾肝、脾　白矾　商陆　郁
李仁

泻胃湿热　萹蓄　白鲜皮大肠、胃、脾　木瓜胃、脾、肾
苦参胃、肾、大肠　茵陈　刺猬皮大肠、胃　白微　寒水石
胃、肾　续随子　荛花

泻肺湿热　黑牵牛　黄芩小肠　石韦　车前子　通草
薏苡仁肺、脾　葶苈

泻大肠湿热　防己大、小肠　白鲜皮大肠、胃　苦参大
肠、肾、胃　刺猬皮大肠、胃　黄连大肠、心　玄明粉

泻心湿热　木通小肠、心　黄连大肠、心　连翘心、肝
栀子　珍珠心、肝　瞿麦　苦楝子心包、膀胱、心、小肠

泻心包湿热　苦楝子心包、膀胱、心、小肠

泻小肠湿热　海金沙　赤小豆　木通小肠、心　生地黄
赤茯苓　黄芩小肠、心　防己大、小肠肾　川练子心、小肠、
心包、膀胱

泻肝湿热　龙胆草胆、肝、膀胱　连翘肝、心　珍珠肝、
心　皂矾肝、碑

泻胆湿热　龙胆草胆、肝、膀胱

泻肾湿热　防己大、小肠、肾　木瓜肾、脾、胃　苦参大

肠、肾、胃　海蛤　文蛤　琥珀　寒水石肾、胃　海藻　海带　昆布　茯苓

泻膀胱湿热　猪苓　泽泻　地肤子　黄柏　田螺　川练子心包络、心、小肠

泻脾血热　郁李仁　射干肝、心　紫贝肝、脾　姜黄藕脾、心、肝　皂矾肝、脾　蚯蚓

泻胃血热　地榆大肠、胃、肝　槐角大肠、胃、肝　槐花大肠、胃、肝　苏木胃、心　三七胃、肝　干漆胃、肝、大肠

泻肺血热　生地黄肺、心　紫菀

泻大肠血热　石脂大肠、胃、肝　槐角大肠、胃、肝　地榆大肠、胃、肝　刺猬皮　干漆

泻心血热　犀角　射干心、脾　童便心、肾　血余心、肾　红花心、肝　辰砂　紫草心包、心、肝　生地黄心、肺　熊胆　丹参　没药　郁金心包、心　桃仁心包、心、肝　茜草心包、心、肝　苏木心胃　益母草心包、心、肝　藕心、脾、肝

泻心包血热　紫草心包、心、肝　郁金心包、心　茜草心包、心、肝　益母草心包、心、肝　桃仁心包、心、肝

泻肝血热　白芍　代赭石　蒲公英肝、肾　青鱼胆　红花肝、心　地榆大肠、肝、胃　槐角大肠、肝、胃　槐花大肠、肝、胃　侧柏采　卷柏　无名异　凌霄花　猪尾血　紫草肝、心包、心　夜明沙　兔肉　旱莲草肝、肾　茅根　蜈蚣　山甲　琥珀　芙蓉花　赤芍　醋　熊胆　莪术　紫贝肝、脾　灵脂　紫参　益母草肝、心包、心　蒲黄　血竭

藕_{肝心、脾} 古文钱_{肝、肾} 皂矾_{肝、脾} 归尾 鳖甲 贯众 茜草_{肝、心包、心} 桃仁_{肝、心包、心} 干漆_{大肠、肝、胃} 三七_{肝、胃} 䗪虫 螃蟹 瓦楞子 水蛭 花蕊石

泻肾血热 童便_{肾、心} 地骨皮 血余 银柴胡 蒲公英_{肾、肝} 生牛膝 旱莲草_{肾、肝} 赤石脂_{大肠、肾} 自然铜 古文钱_{肾、肝} 青盐

泻肾热痰 海石

泻肺热痰 诃子 栝楼 花粉 白果 杏仁 旋覆花

泻脾热痰 密陀僧 白矾

泻肝膈热痰 礞石

泻胸膈热痰 蓬砂

泻心肝热痰 牛黄 射干

泻心肺热痰 贝母 土贝母

泻皮里膜外热痰 竹沥

泻肝胆热痰 前胡

泻肝脾热痰 皂矾

表痰宜散 生姜_{肺寒} 胡椒_{胃寒} 半夏_{脾、胃、胆湿} 神曲_{脾胃湿} 天南星_{肝、脾、肺风} 皂角_{肝、肺、大肠风} 白芥子_{肺风} 僵蚕_{肝风} 白附子_{胃风} 牙皂_{肝肺大肠风} 乌尖附_{肾风} 石菖蒲_{心湿} 天麻_{肝风} 橘皮_{脾、胃湿} 白前_{肺风}

膈痰宜吐 木鳖_{外治热毒} 生莱菔_{肺脾气} 瓜蒂_{脾、肺、胃热结} 藜芦_{肺胃风} 常山_{心下积食} 胆矾_{肝、胆、肺、脾} 白矾_{脾湿热} 蜀漆_{心下积食} 食盐_{心肾引水} 乌尖附_{肾风} 砒石

肠胃寒　青木香肺热毒　桔梗芦肺风　胡桐泪胃热结　皂矾肝
脾湿热　人参芦肺虚　栀子心肺热

　　实痰宜降　栝楼实肺　花粉肺　磁石肾　牛黄心、肝
贝母肺　竹沥经络　白矾脾　生白果肺　蓬砂肝　前胡肝、
胆　儿茶心、肺　射干心脾　旋覆花大肠、肺　杏仁肺　海石
肺、肾气　沉香肾气　土贝母心、肺　鹤虱肝　诃子大肠、肺
密陀僧脾　蒙石肝

　　寒痰宜燥①　干姜胃　附子命

　　气虚宜补　人参肺　黄芪肺　白术脾　杜仲脾　山茱萸
肝、肾　鸡肉肝　续断肝、肾　龙眼心、脾　附子肾　肉桂
肝、肾　鹿茸肾　沉香肾　阳起石②　仙茅肾　胡巴肾　硫
黄肾　远志肾　石钟乳肾、胃、大肠　蛤蚧肾、肺　益智心、
脾、肾　补骨脂肾　丁香肺、胃、肾

　　气陷宜升　桔梗肺　苍术脾　干葛胃　升麻脾、胃　柴
胡肝　檀香肺、胃、脾　白附胃　白党参肺　薄荷肝　荷叶胆

　　气塞宜通　薰香肺　安息香心、肝　烟草肺、胃　大蒜
肺、胃、诸窍　雄黄胃、肺　木香脾、肝　附子肾　芎䓖肝
甘松脾　木瓜脾、肺、肝　菖蒲心　胡荽心、肺　麝香诸窍
生姜胃、肺　红豆蔻脾　酒肝血　苏合香诸窍

　　气窄宜宽　乌药胃、肾　藿香脾、胃、肺　槟榔肠、胃
大腹皮肠、胃　神曲脾、胃　橘核小肠　荞麦肠、胃　荔枝核

---

①　寒痰宜燥：原无，据《本草求真》主治卷下补。
②　阳起石：原作"阳石起"，据思贤书局刻本乙转。

膀胱、肾　小茴肝、胃　艾叶肝、脾　吴萸①肝

　　气实宜泄　丁香肺、胃、肾　冬花肺　白牵牛肺　白前肺　山楂脾、胃　广皮脾、肺　郁李仁脾　青皮肝　女菀肺　鹤虱肝　姜黄脾　玄胡索心、肝

　　气升宜降　马兜铃肺　青木香肺　旋覆花肺、肠　栝楼实肺　花粉肺　葶苈肺　续随子胃　荞麦肠、胃　苏子肺　黑铅肾　杏仁肺　炒莱菔肺、脾　枇杷叶肺　沉香肾　补骨脂肾

　　气坚宜破　枳壳肺　枳实脾、胃　三棱肝　山甲肝、肺、胃

　　气散宜敛　栗壳大肠、肺　木瓜脾、肺、肝　乌梅肺、肠、肝　龙骨肝、肾、大肠　枣仁胆、肝　炒芍药肝、脾　蛤蜊粉肾

　　气脱宜固　胡桃肉肾　菟丝子肝、肾　覆盆子肾　补骨脂肾　莲须心、肾　五味子肺、肾　山茱萸肝、肾　金樱子脾、肝、肾　葡萄肾　阿芙蓉肾　没石子肾　龙骨肝、肾、大肠　牡蛎肾　沉香肾　灵砂肾　秦皮肝、胆、肾　石斛脾、胃　芡实脾、肾　诃子大肠、肺　桑螵蛸肝、肾、膀胱　石钟乳大肠、胃

　　气恶宜辟　良姜胃寒　生姜肺寒　蛇蜕肝毒　蜈蚣肝毒　樟脑关窍邪　甘松脾湿臭　山柰胃湿臭　排草脾臭　大蒜脾、胃暑　虎骨肝毒　胡荽心、脾臭　薰香肺臭　雄黄胃、肝邪

---

　　①　吴萸：原作"吴黄"，据思贤书局刻本改。

酒肝血诸恶　苍术脾湿　苏合香诸窍邪　草果胃瘴　烟草肺、胃瘴　槟榔肠、胃瘴　贯众肝、胃瘴

　　气浮宜镇　磁石肾　铁粉肝　金银薄肝　禹余粮大肠密陀僧脾　代赭石肝　云母石脾　珍珠心、肝　辰砂心　龙骨肝、肾、大肠　龙齿肝、肾、大肠

　　气急宜缓　甘草脾　合欢皮心、脾

　　血寒宜温　白虫蜡肝、脾　肉桂肝、肾　阳起石肾　续断肝、肾　荆芥肝　芎䓖肝　香附肝、胆　伏龙肝肝、脾　玄胡索心、肝　安息香心、肝　炉甘石胃　苍耳子肝、脾　桂心心　海螵蛸肝　乳香心　酒肝、脾、胃、肺　百草霜肝、肾沙糖肝　兔屎肝　王不留行肝、胃　韭菜肝、肠、肾、胃　天仙藤肝、脾　骨碎补肾　泽兰肝、脾　墨肝、肾　刘寄奴肝大小蓟肝　鸡苏肠、胃　海狗肾肝、肾　鹿茸肾　鹿角肾、督蒺藜肝、肾　赤石脂大肠

　　血热宜凉　白芍肝　代赭石心、肝　犀角胃　射干心、脾、肝　童便膀胱　地骨皮肺、肾　血余肝、心　银柴胡肾蒲公英胃、肝　青鱼胆肝、胆　红花心包、肝　地榆肝、肾、肠胃　生牛膝肝、肾　槐角大肠、胃、肝　槐花肝、胃　辰砂心　侧柏叶肺、肝　卷柏肝　无名异肝　凌霄花肝　猪尾血肝　紫草心包、肝　夜明砂肝　兔肉肝　旱莲草脾、肾　茅根胃、肝　蜈蚣肝　琥珀心、肝　刺猬皮肠、胃　生地肾　芙蓉花肺　赤芍药肝　鲤鱼鳞脾　醋肝　熊胆心、肝

　　血凝宜散　石灰肝、脾　谷精草肝

血积宜破　丹参心包　山甲肝、肺、胃　郁李仁脾　莪术肝　紫贝脾、肝　没药心　郁金心　桃仁心包、肝　五灵脂心、肝　茜草心包、肝　紫菀肺　紫参肝　苏木心、胃　姜黄脾　蒲黄肝　益母草心包、肝　血竭肝　生藕心、脾　自然铜骨　古文钱肝、肾　皂矾脾、肝　蚯蚓经络、脾　归尾肝　鳖甲肝　贯众肝、胃

血死宜败　斑蝥下部　干漆肝、脾　三七肝　水蛭肝　虻虫肝　䗪虫肝　螃蟹肝　瓦楞子肝　花蕊石肝

血出宜止　卷柏肝　伏龙肝①肝、脾　墨肝、肾　黑姜肾　炒黑艾肝、肾　炒蒲黄肝、肾　栀子心、肺　石脂大肠　白及肺　花蕊石肝　青黛肝　百草霜肝、肾　刘寄奴肝　石灰肝、脾　象皮灰肌肉　王不留行肝、胃　炒侧柏肝、肺、肾

消寒积　乌头　干姜　肉桂　吴茱萸　巴霜

消热积　朴硝　黄连　大黄

消气积　木香　沉香　厚朴　玄胡索②　荞麦　枳实　陈皮　枳壳　青皮　牵牛

消虫积　鹤虱　胡粉　阿魏　苦楝根　川椒　雷丸　槟榔　使君子　雄黄　榧实　乌梅

消痰积　茯苓　半夏　礞石　磁石　海石　白芥子

消血积　桃仁　干漆　虻虫　水蛭　瓦垄子③　花

---

① 伏龙肝：原作"伏龙胆"，据思贤书局刻本改。
② 玄胡索：原作"玄明索"，据思贤书局刻本改。
③ 瓦垄子：即瓦楞子。《本草求真》主治卷下作"瓦楞子"。

蕊石

消水积 大戟　芫花　商陆　甘遂

消食积 山楂脾、胃、肉　麦芽脾、胃、谷　神曲脾、胃、风寒气　谷虫肠、胃、食

消虚积 人参　黄芪　白术　甘草

杀虫蛊药附

黄连心湿热　苦参肾湿热　萹蓄脾湿热　白丑牛①肺湿热　白矾脾湿热　芜荑脾风湿热　大黄脾、胃热　朴硝肠、胃热　青黛肝热郁　蓝子肝热　苦楝根小肠、膀胱热郁　苦楝子心包、小肠、膀胱热郁　贯众肝、胃热毒　雷丸胃热积　芦荟肝冲热积　蚯蚓脾热积　青葙子肝风热　苍耳子肝、脾风湿　松脂肝、脾风热　密陀僧脾湿　川椒脾、肺、肾寒湿　椒目肾寒湿　干姜胃寒　附子命寒　硫黄命寒　巴豆寒　雄黄脾、肺、肝恶气　苏合香诸窍恶气　阿魏脾、胃臭恶　樟脑诸窍恶气　蛇蜕肝恶毒　犀角胃虫毒　山槿皮肝风癣　海桐皮肝风癣　水银外疥　轻粉筋骨疥　铅粉肾疥　黄丹血疥　大枫子肝、脾疥　石膏皮肤、骨肉血湿热　山茵陈膀胱、胃、口疮　五倍子肺、胃疥　百草煎肺、胃疥　紫贝肝、脾瘀　桃仁肝瘀　干漆肝、胃瘀　皂矾肝、胃瘀　百草霜肝瘀　厚朴肠、胃湿瘴　槟榔肝湿瘴　谷虫肠胃滞　鹤虱肝痰滞　使君子脾、胃积滞　榧实肺②燥　乌梅肺、

---

① 白丑牛：即白牵牛。思贤书局刻本作"牵牛"，《本草求真》主治卷下作"白牵牛"。
② 肺：此下原有"肺"字，据思贤书局刻本删。

脾、大肠酸收　百部肺，清热　甘蜜脾、肺、引蛊　藜芦肺、胃上涌　相思子上涌　芫花脾、肺水积　胡洞泪胃、齿虫

莨菪齿虫　韭子肝、肾、齿痛　蟾酥肌肉、齿虫　覆盆叶阴蚀虫　獭肝肝瘰疬　败鼓心瘰疬　桃符板大肠、瘰疬　鹳骨瘰疬　死人枕肝瘰疬　虎粪骨肝瘰疬

风痛　羌活　防风　桂枝　山甲　白花蛇　乌蛇　白附子　石南藤　川乌附　天雄　独活

寒痛　麻黄　细辛　附子　干姜　良姜　荜拨　吴茱萸　大茴　小茴　川椒　肉桂　艾叶

湿痛　苍术　半夏　南星　猪苓　泽泻　木通　车前　薏苡

热痛　石膏　栀子　知母　大黄　黄芩　朴硝

火痛　黄芩　黄柏　黄连　天冬　麦冬　沙参　玄参　白芍

气痛　厚朴　枳壳　槟榔　乌药　陈皮　青皮　香附　木香

血痛　姜黄　乳香　没药　玄胡索　五灵脂　益母草　桃仁　红花　三七　虻虫　水蛭　槐花

滞痛　木香　神曲　山楂　麦芽

虫痛　川椒　乌梅　榧实　雷丸　苦楝根　苦参

虚痛　人参气　白术气　黄芪气　当归血　地黄精　山药精　附片火

火渴　大黄　黄柏　黄芩　黄连　石膏　知母

热渴　大黄　朴硝　花粉　石膏　知母

寒渴　麻黄外寒　桂枝外风　升麻外寒　干葛外寒　干姜内寒　附子内寒　丁香内寒　肉桂内寒

滞渴　香附　川朴　枳壳　木香

虚渴　人参　白术　黄芪　当归　山药　熟地　附子　肉桂

校注后记

《本草汇纂》的内容既系统全面，又比较精炼，其学术特征如下。

1. 采用功效分类，重在临床实用

从中药功效理论的发展历史来看，尽管东汉时期定型的《神农本草经》三品分类，实际上是按药物益气延年、遏病补虚、除邪破积等功效，并参考药物毒性进行分类，但由于失之笼统，不能与复杂的临床实际有机地结合，没能起到功效分类的作用。其后以《本草纲目》为代表的历代本草著作，基本上都采用了部属分类法。黄宫琇的《本草求真》以功效分类并论述药物，实开以功效分类药物编写形式之先例。《本草汇纂》基本上沿用了《本草求真》的药物功效分类体例，所收载药物也大致相同，总数上多了40余味，但在分类上没有采用《本草求真》补剂、收涩剂、散剂、泻剂、血剂、杂剂总的分类，而直接分为平补、温补、补火、滋水、温肾、温涩、寒涩、收敛、镇虚、散寒、驱风、散湿、散热、吐散、温散、平散、渗湿、泻湿、泻水、降痰、泻热、泻火、下气、平泻、温血、凉血、下血、杀虫、发毒、解毒、毒物31类，每一小类的药物开头缺少原有的概述。这种分类法的优点，是便利读者对药物性能、主治、功用等的掌握和临床应用。

屠氏对药效的论述，其在凡例中说明论述原则谓："药宜功过兼详，所谓功者，药必于病有情而后能奏效，所谓过者，某病于某药不宜，某药于某体当禁，必于立方时知所避忌，而后不至伤人。"书中对于药物性味、归经、主治功效、药性宜忌等分别作了较详尽的阐述。例如黄芪（温补）"专入肺，兼入脾。味甘性温，质轻皮黄肉白。补肺气实腠理，益胃气去肌热，泻阴火去虚热……入肺补气，入表实卫，为补气诸药之最。"附子（补火）"专入命门。味辛大热纯阳，有毒。补命火，逐冷厥。其性走而不守，通行十二经，无所不至，为补先天命门真火第一要剂。凡一切沉寒痼冷之症，用此无不奏效。"金樱子（收敛）"专入肾脾肺，生者酸涩，熟者甘涩，收涩脾肾与肺之精气……且能安魂定魄，补精益气，壮筋健骨。然此虽收涩佳剂，若无故熬膏频服，而令经络隧道阻滞，非为无益，反致增害。"

2. 辨析功效异同，利于准确施用

《本草汇纂》既然以功效分类药物，自然会涉及药物功效的异同鉴别，因为比较是分类的前提与基础。但《本草汇纂》并不局限于此，而是在此基础上对药物功效异同有深入的分析，有利于临床准确使用。如同为温补的黄芪与人参，谓人参气味甘平，阳兼有阴，黄芪性秉纯阳，而阴气绝少。人参宜于中虚，黄芪宜于表虚；人参宜于水亏而气不宣发，黄芪宜于火衰而气不上达。再如同为下气药

物的枳实与枳壳，主治略同，但枳壳功专下气行痰，开胸利肺开胃，破胸膈以上之气而使之下行。枳实下气最迅，有推墙倒壁之功，不似枳壳体大气散，而仅为利肺开胸宽膈之味，"枳实利胸膈力猛，枳壳宽肠胃力缓。气在胸中则用枳壳，气在胸下则用枳实。虽古有云枳壳治气，枳实治血，然气行则血自通，究皆利气之品，而非通血之剂"。不仅明确了枳壳与枳实的功效异同，而且说明了二者的直接功效在于利气，古人所谓"枳实治血"只是利气的衍生作用，而非药物本身具有活血的功效。此外，如赤石脂与禹余粮、粟壳皆属收涩固脱之剂，但粟壳体轻微寒，止入气分敛肺；禹余粮甘平性涩，重过石脂；赤石脂则功专主涩，其镇坠终逊禹余之力。诸如此类，不胜枚举，往往寥寥数句，即点出药物间的主治异同，诚为真知灼见的临证指南。

3. 重视配伍炮制，着眼整体取效

《本草汇纂》对药物的介绍按名称、气味、形质、归经、功用、主治、禁忌、配伍和制法等先后次序分别论述，在详细论述药物功效的同时，十分重视药物的配伍及炮制方法等，通过配伍与炮制以取得整体及最佳的疗效。如论如白术专补脾阳，同参、芪能补气，同归、地能补血泻痿黄，同枳实能治痞，同黄芩能安胎，同泽泄能利水，同干姜、桂心能消饮除癖，同半夏、丁香治小儿久泻，同牡蛎、石斛、麦麸治脾虚盗汗。论香附的临床应用，从炮

制的角度而言，生则上行胸膈，外达皮肤；熟则下走肝肾，外彻腰足。炒黑则止血补虚，盐水浸炒则润燥，青盐炒则补肾气，酒浸炒则行经络，醋浸炒则消积聚，姜汁炒则化痰饮。从配伍的角度而言，香附得参、术则补气，得归、地则补血，得木香则疏滞和中，得檀香则理气醒脾，得沉香则升降诸气，得川芎、苍术则总解诸郁，得栀子、黄连则降火热，得茯苓则交济心肾，得茴香、补骨脂则引气归元，得三棱、莪术则消磨积块，得厚朴、半夏则决壅消胀，得紫苏、葱白则解散邪气，得艾叶则暖子宫，乃气病之总司。此外，如柿蒂止呃逆，与丁香同用，一辛热一苦平，得寒热兼济之妙。此配伍出自《济生方》柿蒂汤，其中丁香以升散为主，柿蒂以涩敛下行为要，二药伍用，一散一敛，一升一降，相互制约，相互为用，温中散寒、和胃降逆、止呃逆甚妙。又对咳嗽论治，指出大法治嗽当以化痰为主，而化痰必以顺气为先，盖气一顺而通身之津液皆顺矣。宜以半夏燥其湿，枳壳、橘红利其气，肺虚加温敛之药，肺热加凉泻之药。

4. 脏腑、六淫病证，辨证用药

《本草汇纂》沿用了《本草求真》"脏腑病证主药"和"六淫病证主药"专篇内容，附录"脏腑主治药品"，分别论述五脏六腑（包括命门）所呈现的风、寒、暑、湿、燥、火、热、痰、气、血、积、痛各种病症用药200余条。例如散肝风痰用南星、皂角、乌附、白芥子、天麻；补心血用当归、柏子仁、食盐、龟板；泻肺火用黄芩、栝蒌、天花粉、竹茹、桑白皮、羚羊角、地骨皮、枇杷叶、沙参、麦冬、生地、天冬、栀子等。此外，亦有风、寒、暑、湿、燥、火、气、血、痰各类病症通用药物，这对临床医生用药颇有指导作用。

综上所述，《本草汇纂》在《本草求真》的基础上，吸收《本草纲目》等药物学及临床著作的成果，进一步丰富和完善了中药功效学的理论，对药物性味、归经、功效、主治、配伍、炮制、禁忌等有较为系统而简明的阐述，虽然以现代的眼光审视，仍有瑕疵，但仍不失为较好的中药学专著。

总 书 目

I

本　草

药征
药鉴
药镜
本草汇
本草便
法古录
食品集
上医本草
山居本草
长沙药解
本经经释
本经疏证
本草分经
本草正义
本草汇笺
本草汇纂
本草发明
本草发挥
本草约言
本草求原
本草明览
本草详节
本草洞诠
本草真诠
本草通玄
本草集要
本草辑要
本草纂要
识病捷法
药性提要
药征续编
药性纂要
药品化义
药理近考
食物本草
食鉴本草
炮炙全书
分类草药性
本经序疏要
本经续疏证
本草经解要
青囊药性赋
分部本草妙用
本草二十四品
本草经疏辑要
本草乘雅半偈
生草药性备要
芷园臆草题药
类经证治本草
神农本草经赞
神农本经会通
神农本经校注
药性分类主治
艺林汇考饮食篇
本草纲目易知录
汤液本草经雅正
新刊药性要略大全

淑景堂改订注释寒热温平药性赋

方 书

医便

卫生编

袖珍方

仁术便览

古方汇精

圣济总录

众妙仙方

李氏医鉴

医方丛话

医方约说

医方便览

乾坤生意

悬袖便方

救急易方

程氏释方

集古良方

摄生总论

摄生秘剖

辨症良方

活人心法（朱权）

卫生家宝方

见心斋药录

寿世简便集

医方大成论

医方考绳愆

鸡峰普济方

饲鹤亭集方

临症经验方

思济堂方书

济世碎金方

揣摩有得集

亟斋急应奇方

乾坤生意秘韫

简易普济良方

内外验方秘传

名方类证医书大全

新编南北经验医方大成

临证综合

医级

医悟

丹台玉案

玉机辨症

古今医诗

本草权度

弄丸心法

医林绳墨

医学碎金

医学粹精

医宗备要

医宗宝镜

医宗撮精

医经小学

医垒元戎

证治要义

松厓医径

扁鹊心书

IV